U0207742

作 者 简 介

Laurence J. Street 于 1979 年毕业于加拿大不列颠哥伦比亚省(British Columbia，BC)温哥华市的不列颠哥伦比亚理工学院(British Columbia Institute of Technology)的生物医学工程技术专业。此后一直在各种医院工作，有 Shaughnessy 医院、BC 儿童医院、温哥华女子医院等大医院，以及 BC 省内的地区医院。1991～2010 年在 Chilliwack 总医院、温哥华郊外的一家中型社区医院及 Fraser 卫生局工作。在最后两家单位工作时，作者负责主持生物医学工程科的创建和运作。

作者在医院曾经从事过的工作有：维修和维护各种患者监护用的医疗电子设备，密切参与技术方面的未来规划，评估和采购设备。还给医护人员提供安全有效地使用患者监护设备的培训。曾经就职于一家急症监护医疗设备齐全的教学医院。曾经使用过种类极多的各种各样老式和新式的医疗设备，接受过大量的设备厂家培训。在该领域工作近 30 年，最近作者已退休。

生物医学工程技术导论

——医疗设备的应用与维护

（原书第三版）

Introduction to Biomedical Engineering Technology

〔加〕Laurence J. Street　著

封洲燕　译

科 学 出 版 社

北 京

图字：01-2018-8135 号

内 容 简 介

本书全面地介绍了常规医疗设备的原理、结构、功能和应用。内容主要分成五大部分：与医疗设备相关的人体解剖学和生理学知识、诊断设备、治疗设备、临床工程师的职责和日常工作及医疗技术管理。其中，诊断设备主要包括生理监护仪、心电图机、血压计、血氧计、血糖仪、呼吸监护仪、脑电图机、内窥镜、眼底镜、关节镜、胎儿监护仪、体温计等检测仪器，以及 X 射线、CT、磁共振、正电子发射断层扫描、超声等成像设备。治疗设备主要包括心脏除颤仪、起搏器、人工心肺机、静脉输液泵、呼吸机、麻醉机、透析机、碎石机、婴儿培养箱、手术激光器、神经电刺激器和各种理疗仪等。书中采用了许多图片和真实场景的照片，还穿插了小故事，生动描述医生和临床工程师的工作场景，给人以身临其境的感觉。

此书可以作为高等院校和职业学校的临床工程和生物医学工程等专业学生的教材、医院临床工程师的常备手册、医护人员和其他相关专业人士的参考书；而且，它是患者和家属了解医疗设备的指南，也是普通大众了解现代医疗技术的一本很好的科普书。

图书在版编目 (CIP) 数据

生物医学工程技术导论：医疗设备的应用与维护：原书第三版 /(加) 劳伦斯 J. 斯特里特 (Laurence J.Street) 著；封洲燕译. —北京：科学出版社，2020.10

书名原文：Introduction to Biomedical Engineering Technology

ISBN 978-7-03-066753-3

Ⅰ．①生… Ⅱ．①劳… ②封… Ⅲ．①生物医学工程-研究 ②医疗器械-研究 Ⅳ．①R318 ②TH77

中国版本图书馆CIP数据核字 (2020) 第218240号

责任编辑：姚庆爽 / 责任校对：杨 赛
责任印制：吴兆东 / 封面设计：陈 敬

科学出版社 出版
北京东黄城根北街 16 号
邮政编码：100717
http://www.sciencep.com

北京建宏印刷有限公司 印刷
科学出版社发行 各地新华书店经销

*

2020 年 10 月第 一 版 开本：720×1000 B5
2021 年 3 月第二次印刷 印张：21 3/4 插页：4
字数：420 000

定价：168.00 元
（如有印装质量问题，我社负责调换）

译 者 序

生物医学工程专业大约于 20 世纪 50 年代最早在美国出现，当时是为了解决临床上电子设备使用的安全性问题。经历了半个多世纪的发展，该专业所涉及的领域已包罗万象。但是，狭义的生物医学工程技术(Biomedical Engineering Technology)仍然是指医疗设备中所涉及的生物、医学和工程三大领域的理论知识和技术。这就是为什么本书主要介绍医疗设备而书名却是《生物医学工程技术导论》的缘由。医疗设备已成为现代医疗保健系统的支柱，其飞速发展给人类带来了无数福祉，在保障人类健康、提高人类的平均寿命等方面起着越来越重要的作用。

本书是一本难得的好书。原作者拥有数十年医疗设备相关工作经验，书中采用了大量实物照片。最后的第 14 章用照片逐个展示了医疗设备使用中出现的实际问题，针对照片讲解曾经遇到过的各个问题。图文并茂，生动有趣，避免了技术书籍常有的枯燥乏味之感。还通过虚拟的工程师人物，讲述工作场景的小故事，使得读者犹如身临其境。希望本书中文版的出版有助于我国临床工程师的培养，有助于推进临床医疗技术的正确运用，也有助于在普通大众中普及现代医疗技术知识。

郑吕漂、袁月、胡一凡、李亚丹等同学以及杭州海关技术中心的汪洋高工参与了本书的翻译工作。浙江省儿童医院的吴蕴蕴工程师仔细阅读书稿全文，提出了许多宝贵的修改意见，在此一并表示衷心感谢！

为尽量保持原书特色，书中部分图形和文字符号并未按照国家标准修改，请读者注意。

限于译者的水平，书中难免存在不妥之处，恳请广大读者批评指正。译者电子信箱：fengzhouyan@zju.edu.cn。

封洲燕

浙江大学 生物医学工程与仪器科学学院

2019 年 9 月

前　言

新的第三版《生物医学工程技术导论》中大多数章节都有更新和修改。根据读者的反映，补充了有关生物医学工程师(Biomedical Engineering Technologist，BMET)资格证、有关法规和各种标准等内容。新版仍然包含工程师 Joe 及其同事的工作故事。Joe 是虚构的人物，但有关他工作的描述却是真实的。Joe 有他的Facebook 主页，欢迎读者给他发送加好友的邀请。

书中没有加说明的照片都是我自己拍摄的。由于许多医院并不是仅使用最新、最好的医疗设备，书中也讲述了一些较老式的设备。

此外，各章末尾列有思考题。

本书内容

医疗设备通常很复杂，而且各厂家的设计有所不同，但是，设备的工作原理，尤其是它们所基于的生理学和解剖学等基础知识是通用的。本书侧重于医疗设备的共性而不是区别。医疗设备的许多细节与特定厂家的产品有关，书中不可能涵盖所有此类信息，只能作适当概述。

本书不能替代设备的维修和操作手册。医疗设备的操作都很复杂，并且各自具有特殊功能。每台设备的使用都需要经过厂家培训或自学，包括仔细研读各种手册。

书中没有具体的电子电路，因为各厂家产品的电路各不相同，而且随着产品的更新换代，电路变化很大：从真空管到晶体管，到集成电路，再到如今的微处理器系统。此外，对于技术服务岗位上的工作人员而言，需要了解的电子电路设计和功能方面的细节已经越来越少，而了解医疗设备的整体功能和装配变得越来越重要。

为了使读者清晰地了解各种医疗设备的功能及其应用，本书不过多讲述理论知识，以免干扰读者对于设备总体的认识。不过，理论知识与设备的功能和应用直接相关，因此，书中含有适当的介绍。

本书的主要部分是介绍临床上直接用于患者的诊断和治疗设备，共有 7 章，其中包括 3 章临床诊断设备、1 章诊断成像设备和 3 章治疗设备。有些诊断设备与治疗设备有重复。例如，支气管镜既可以用于诊断呼吸系统疾病，也可以与电外科手术设备联合使用，用于清理支气管通道内的损伤组织。对于此类情况，两种功能分别在相应章节介绍。

　　此外，医疗成像技术多种多样，很复杂，相关设备在许多书籍中都有详细介绍，本书仅作简要概述。许多检验用的设备也非常复杂，各厂家产品之间差别很大，而且它们不直接用于患者；因此，本书不介绍此类设备。

　　书中使用的照片，有些来自 ShutterStock 图库，有些由设备厂家馈赠，其余是我在所工作的医院里拍摄的。我拍的照片虽然达不到专业摄影的水平，但我觉得足够清楚。不过，由于是现场拍摄的，背景中可能包含杂乱的电缆线、纸巾盒或电话机等，我觉得这并不糟糕。在医院生物医学工程科的工作现场，常可看到医疗设备放在咖啡杯旁，或者盖在一摞纸下；较少见到它们放在宽敞整洁的工作台上。

致谢

　　我要再次感谢 Michael Slaughter，他为促进新版书的出版做了重要的工作。Michael，每次与你的合作总是感觉很棒！

　　感谢加拿大的飞利浦医疗公司一直慷慨地允许我使用他们设备的许多图片及各种说明书的摘录，使得新版书可以体现目前较新的、更为确切的医疗设备相关内容。公司人员的帮助超出了我的预期！

　　感谢美国福禄克(Fluke)公司生物医学部允许我使用他们的许多图片和文本，极大地丰富了本书的内容。

　　感谢北西雅图学院(North Seattle College)的 Dennis McMahon 提供了许多有价值的意见和建议。谢谢您，Dennis！

　　感谢 www.shutterstock.com 网站提供宝贵的免版税图片资源，使用很方便，非常有用！

　　最后，再次感谢我家人 Sheri、Jordan 和 Shannon 的支持。如果没有你们的支持，我不可能完成此书。

自由咨询师

Laurence J. Street

目　　录

彩图

第1章 绪　　论

本章要点
- 通过几个示例回顾医疗设备的发展历史。
- 简介临床工程师在现代医疗保健体系中的职能。
- 概述与医疗设备的设计及应用相关的解剖学和生理学知识，包括人体内的电信号、循环系统和呼吸系统的功能、化学平衡的作用及维持体温的重要性等。

1.1　医疗设备的发展历史

医学史是有关人类不断努力地认识和治疗自身及他人罹患的各种疾病和损伤的故事。早期的"医学"只能提供安慰和同情，后来发展的医疗保健可以提供越来越有效的疾病诊断和治疗技术。其中，服用药物可能是数千年前就发展起来的最早的医学方法。当时的巫师、女医师，还有养育婴儿的母亲都发现某些植物具有独特的功效。在1980年出版的小说《洞熊家族》(*The Clan of the Cave Bear*)一书中，作者琼•M•奥尔(Jean M. Auel)就描写了一位穴居女医师为一位克鲁马努孩子处理伤口时的场景(第21页)：

……伊莎指着鸢尾草根制作的消毒液道："这种药可以驱除引起感染的恶魔，草根的敷剂可以拔除毒素，使伤口愈合。"她拿起装消毒液的骨碗，用手指蘸了蘸，试了下碗内液体的温度。"苜蓿草能强心，刺激心脏来战胜恶魔。"……"桤木树皮能清洁和净化血液，驱除毒害血液的恶魔。"

虽然伊莎不懂得感染的真正原因，但她意识到可以利用某些方法来防止感染。例如，图 1.1 所示的芦荟就具有消炎杀菌的作用。尽管在医学发展史上出现过许多骗人的东西，但广大医务人员都在寻求越来越好的方法来诊断和治疗患者。他们认识到，疾病多种多样，引发的症状也各不相同。许多症状可以通过观察和检查来发现。例如，疼痛的敏感部位、类型和程度，局部或全身的发热(图 1.2)，浮肿，肤色，眼睛外观，人体排泄物的颜色、质地和气味，心、肺和消化系统发出的声音等，这些症状有助于诊断疾病并指导治疗。

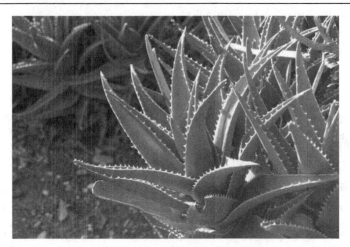

图 1.1　一种古老的药用植物——芦荟

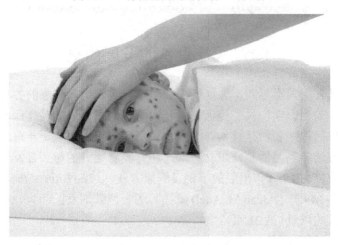

图 1.2　发热

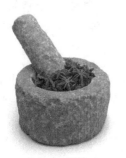

图 1.3　用于制备药物的研钵和杵

内行的医生都知道，症状识别越准确，患者治愈的可能性就越大。因此，他们冥思苦想寻求更好的方法来明确症状。

医疗技术的"硬件"在不断发展，药物就是如此。从直接利用各种食物来获得药效，到尝试加工自然物来提取有效成分（图 1.3），从"江湖医术"，到逐渐发展为现代制药公司利用科学研究、测试和分析等技术来开发药物，制药技术不断发展。

早期一位患者就医的故事[1]

Robert Smith 一走进 James Llewelyn 医生在伦敦开设的诊所，就瘫倒在椅子上，紧捂着肚子呻吟着。护士 Peabody 夫人赶紧过来，用力把他从椅子上扶起来，搀扶他走进医生的检查室。他躺在诊查台上，仍在不停地呻吟。

Llewelyn 医生走进来，立即开始检查。他看到患者脸色苍白，呼吸急促，大汗淋漓。

"先生，您怎么啦？"医生问道。

"医生，是肚子疼，太疼了！"患者痛苦地答道。

"好吧，让我看一看。来，解开背心的扣子，松开腰带。好了，现在我按压您肚子的不同部位，您告诉我哪儿最疼好吗？"

经过轻柔的腹部触诊，医生发现患者腹部右下侧的压痛很敏感，并看到此处有个刚愈合的伤口。

"Peabody 夫人，请拿阿片酊来。"医生叫道。护士拿来一瓶糖浆，医生倒出一匙，喂给患者喝下。

他随即拿起身旁桌上的听诊器，专注地探听患者的心、肺和腹部。然后，请护士帮忙，一起把患者扶到隔壁房间，让这位可怜的患者躺在另一张诊查台上。喝了阿片酊后，患者昏昏欲睡，呻吟不那么厉害了。

这张诊查台上方安装着一台神奇的机器，称为克鲁克斯管[2]（Crookes tube），它上面连接着许多装置。虽然患者此时已听不进什么了，这位和蔼的医生还是解释道"这是可爱的鲁姆科夫（Ruhmkorff）线圈"。护士拿来一块玻璃感光板，插进诊查台下面的缝隙内。医生叮嘱忍受痛苦的患者尽可能保持身体不动，然后打开机器的开关。

随即响起了轰鸣声，持续了好几分钟。不一会儿，房间里就弥漫着电器散热的味道。终于，机器被关掉了，护士从几乎昏睡的患者身下抽出那张玻璃感光板。

医生拿着感光板走进旁边的房间，将拍摄到的患者腹部像片冲洗出来。像片虽然模糊不清，但证实了这位经验丰富的医生的推测——患者肚子里有一颗铅珠。不用说，这很可能是酒吧里斗殴太过火的结果。

"好了，Peabody 夫人，我们把他扶到手术室去吧。"医生笑眯眯地说道，两人又用力把患者搀扶到第三个房间的手术台上。

虽然此时可能已没有必要，但医生还是用乙醚麻醉了患者，使他完全失去意识。然后，医生用苯酚擦洗腹部的伤口部位。戴上厚厚的橡胶手套和布口罩后，用苯酚浸泡过的手术刀（图 1.4）熟练地

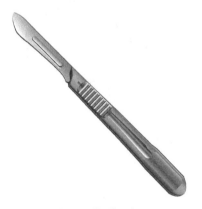

图 1.4　外科手术刀

1　此故事描述了 X 射线成像技术最初用于医疗诊断时的场景。——译者注

2　也就是阴极射线管。——译者注

切开伤口边上的一层层组织。护士也戴着口罩、穿着长袍，毫不畏惧地擦去患者身上流出来的血。最后，医生把手伸进切口内，随着一声欢呼，就把铅珠取了出来。接着又用苯酚擦洗手术部位，然后一层层地缝合切口。

> "伦琴射线，伦琴射线，多么疯狂！
> 它风靡城镇，开启了 X 射线的新纪元。
> 我很迷茫，震惊又好奇；
> 因为听说，从今往后，
> 人的视线可以穿透斗篷和长袍，甚至穿透内衣；
> 这种下流的、下流的伦琴射线。"[1]

1.1.1　听诊器

　　听诊器也许是最早的医疗诊断设备。医生们早就知道，患者心脏发出的声音、呼吸的声音和肠道的汩汩声都能够提供病情的线索。例如，心跳加速可能是感染的征兆，异常的心跳声可能意味着心脏结构的缺陷，而湿性吸气声可能意味着肺炎或肺结核。最初，医生用自己的一只耳朵紧贴患者体表来听取这些声音，但这种方法不方便、低效且不卫生。于是，用于听诊的各种器具应运而生。最早的一种听诊器是用树皮卷成的喇叭状扩音器。后来，有人发现木棒可以很好地传递声音，效果甚至比空心导管还要好。而导管末端装一只"杯子"则有助于收集更多的声音、提供更多信息。再后来，将传音导管分叉，变成"Y"形，分别连接到两只耳朵上；这样，既可以隔离外界声音，又可以放大收集到的来自人体内部的重要声音，可以更准确地识别和诊断患者体内的声音。

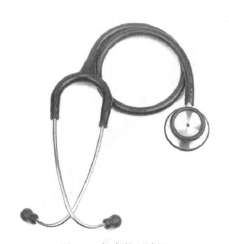

图 1.5　如今的听诊器

　　拾音用的"杯子"（或钟形物）的形状和尺寸被不断改进，并加上了膜片，制作的材料也越来越好，使得如今的听诊器成为医生和护士不可或缺的工具(图 1.5)。它不仅可用于听取心、肺和肠道的声音，还可以在利用血压计测量血压时听取血管产生的柯氏音(Korotkoff sounds)，也可以听取孕妇腹内胎儿的心音。

　　随着电子技术的迅速发展，听诊器发生了一次飞跃，它从机械式变成了电子式。拾

---

1 这首诗在 1896 年发表于《电气述评》(*Electrical Review*)，描述了 X 射线成像技术发明的初期，人们既惊喜又担忧的心情。——译者注

音器采用了灵敏的麦克风；应用特殊的胶质材料增强了拾音器与皮肤之间的声学耦合；采集的声音信号则由电子器件进行放大和滤波，再用耳机或较大的扬声器播放出来。

　　当然，这种电子听诊器比传统的机械听诊器要贵，而且比较容易损坏，还需要电池。因此，除非需要用到电子听诊器的其他附加功能，医生们最常用的仍然是老式的机械听诊器。

多普勒胎心仪

　　电子技术应用的产物中，有一种与听诊相关的仪器，那就是多普勒胎心仪。它利用了多普勒（Christian Andreas Doppler）早在 1842 年发现的"多普勒效应"，也就是，相对于静止的观察者而言，运动物体产生的辐射波会被压缩或者伸展。当波源接近观察者时是压缩；反之，当波源远离观察者时是伸展。多普勒效应的典型例子是火车迎面而来又逐渐远去时鸣笛声的变化。这种效应最早被用于雷达系统，雷达发射的无线电波遇到飞机等物体后会被反射回来。如果回波的频率变得高于发射波（即被压缩），那么，反射物体正在向雷达的方向移动；如果回波的频率变低，那么，物体正在远离。通过定量计算可以求得物体的运动速度。

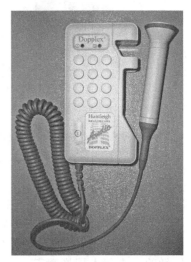

　　在医学上，多普勒原理被用于超声波探测。将声波射入人体内时，它被体内各种结构反射。如果反射物的表面在活动，例如，心脏搏动时心表面的活动，脉动的血液流过血管时血管扩张和收缩引起的管壁活动，流动的血液中血细胞本身的活动等；这些活动物体所产生的回波就具有

图 1.6　多普勒胎心仪

多普勒效应。利用多普勒效应可以测定体内各种结构的活动。这些活动再通过声音、图像，或者两者结合的方式呈现出来。图 1.6 所示的多普勒胎心仪可用于监测孕妇腹腔内胎儿心脏等的活动。

1.1.2　显微镜

　　医学在其发展过程中以各种各样的方式不断吸取和应用各种技术。玻璃透镜早在几千年前就发明了，但是，大约在 13 世纪的罗杰·培根时期，医生们才将透镜的放大功能用于医学。汉斯·詹森（Hans Jansen）、罗伯特·胡克（Robert Hooke）和安东尼奥·范·列文虎克（Antonie van Leeuwenhoek）等人为图 1.7 所示的早期显微镜的发明和应用都作出了贡献。

后来，玻璃质量的提高、光学涂层的应用、机械结构和性能的改善、双目镜设计等的发展，造就了如图 1.8 所示的现代化的显微镜。它更有效，还具有可变换的照明方式，包括偏振光和紫外光等。如今，借助于新发明的适配器，两个人还可以同时观察显微镜里物体的图像。或者将摄像机连接到显微镜上，然后在视频显示器或计算机上播放显微图像。

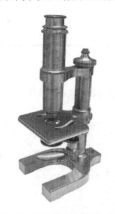
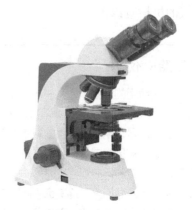

图 1.7　早期的单目显微镜　　　　图 1.8　现代的双目显微镜

20 世纪 30 年代，电子显微镜的发明标志着电子技术进入了显微镜领域。电子显微镜使用的是电子束而不是可见光，大大增加了图像的放大倍数。

1.1.3　外科手术

外科手术早在数千年之前就存在，如图 1.9 所示，考古发现的人类颅骨可以佐证这一点。这个颅骨曾经被打开过，而后还愈合了，说明手术是在人活着的时候做的。古代人用黑曜石制作的手术刀揭开头皮，然后在患者颅骨上环钻一个孔，取下一块颅骨，以便从人脑中释放所谓的"恶魔"（可能是硬脑膜下血肿造成的压力）。

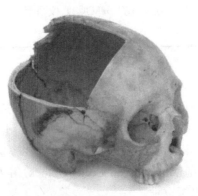

图 1.9　经历原始脑外科手术的颅骨

　　金属时代促进了手术刀的快速发展。金属比石头容易加工，而且还可以根据需要将金属手术刀做得很锋利。钢似乎成为手术刀的终极材料，但它的地位同样受到电子技术的"侵犯"。有研究发现，高频电信号不仅可以切割人体组织，还能够烧灼组织，有助于减少手术的出血和感染。这种电外科设备（electrosurgery units，ESU）最初只是简单地由电源和连接器构成。后来，Cushing 和 Bovie 做了改进，发明了一种"火花间隙放电"的电刀，并被广泛采用。以至于至今电刀还常被称为"Bovies"。

　　ESU 使用电流进行切割和烧灼，需要一个电路回路，使电流从切割点经过患者充满导电液的身体，再回到 ESU 端或公共接地端。这条回路必须安排好，使得电流在足够大的面积上流出人体，以避免因烧灼或过热造成人体非手术部位的损伤。同时要采取保护措施，以防止电流流过患者身体的其他部位或者流过操作人员的身体。如图 1.10 所示，先进的 ESU 输出的电流波形是经过最优化设计的，以提供最佳的切割和凝固效果，并使不必要的组织损伤最小化，实现对患者和操作人员的风险最小化。

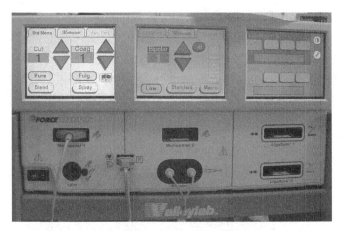

图 1.10　电外科设备

　　这种电外科技术今后的发展方向之一是，用电离气体束作为切割和凝固的接触媒介，以代替之前使用的金属刀片。ESU 常与腹腔镜联合使用，利用适当的配件，可以通过细管将电刀的电流输入患者体内，而不再需要大手术切口。

　　电外科技术的另一个发展方向是，用激光束代替电流。通过控制激光束的功率、波长和粗细，可以实现各种外科手术的效果，包括组织的切割和/或凝固、组织消融，以及将脱离的视网膜组织"焊接"到眼球的内表面等。

1.1.4　除颤仪

心脏骤停是导致死亡的主要原因之一。当科学家了解了心脏收缩的电学本质，特别是发现了致命的心脏纤维性颤动后，他们就开始研究重新启动和恢复心脏节律的方法。电击似乎是实现这一目标的合理方法，但是在某些情况下，电击可能反而会引起纤颤。这不禁让人联想到玛丽·雪莱(Mary Shelley)早在 1818 年创作的小说《科学怪人》里描写的如下场景：

在十一月一个沉闷的夜晚，我的工作终于完成了。

在极度的焦急不安中，我把激活生命所需要的各种仪器放在我的周围，给躺在我脚下的躯体注入生命。当时已经是凌晨一点了，雨滴狂乱地打在窗上，蜡烛也即将燃尽。突然，就在火苗临近熄灭的微光里，我看到那具躯体睁开了浑浊发黄的眼珠，呼吸急促，四肢痉挛地抽搐起来。

早在 1849 年人们就发现电击可以引起心脏的纤维性颤动。大约 50 年后，又发现再施加一次电击有时还可以重建正常心律。直到 1947 年克利夫兰某大学医院的克劳德·贝克(Claude S. Beck)医生首次使用简易除颤仪挽救了一位患者的生命。

此后，除颤仪变得越来越高级而有效。如图 1.11 所示，它们可以输出精确设计的电信号波形，以最小的电流获得最佳的除颤效果；还配有心电图(ECG)测量电路，可以监测患者的心电波形和异常节律。如图 1.12 所示，有些除颤仪还包含了心脏起搏器或脉搏血氧仪。还有一种微型除颤仪，可以植入患者体内，一旦有需求就可以直接电击心脏。另有一种自动化的简易除颤仪，放置在公共场所或者私人居所，没有受过专业培训的人员也可以使用。

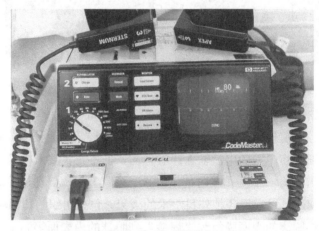

图 1.11　老式除颤仪

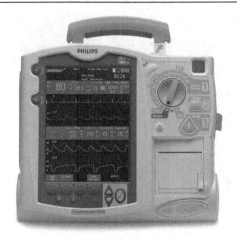

图 1.12 新型除颤仪
(加拿大飞利浦医疗公司提供)

1.2 临床工程师及其职责

随着医疗技术的发展，与医疗设备相关的工作越来越多。其中包括：设计和制造医疗设备、给用户演示和讲解设备的使用方法、定期检测并维护设备、维修发生故障的设备等。起初，这些工作大部分由设备生产厂家承担。后来，随着需求的增加，出现了专业人员，专门负责医疗设备的维修和维护。这些专业人员原来可能是电工，或者是会使用设备的技术人员，或者只是医疗机构中对设备感兴趣且有能力承担这类工作的人。

再后来，医疗设备发展得越来越复杂和多样，要求维护人员必须经过专业培训，具备一定的经验之后才能从业。而且，电子电路成为许多医疗设备的重要组成部分，医疗设备维护人员必须深入掌握电子学知识。

在第二次世界大战之后的某个时期，医疗设备维护人员的专业化已成熟。于是，这类人被冠以一个职业名称(图 1.13)：生物医学工程师(Biomedical Engineering Technologist)，英文缩写为"BMET"[1]。开始时，其中的"E"代表"电子"(electronics)，后来变成了代表"工程"(engineering)；"T"也从代表"技师"(technician)变为代表"技术专家"(technologist)。这些变化反映了 BMET 在医疗领域的角色和职责的变化。

如今，美国和加拿大的 BMET 通常都需要在社区大学、技术院校、普通大学或者军事培训学校接受 2～3 年的初始教育。表 1.1 列出了某个项目的课程安排。

---

1 书中多数所指的在医院工作的 BMET 常被称为临床工程师；因此，后面常将 BMET 译为临床工程师。——译者注

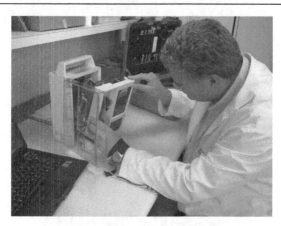

图 1.13　临床工程师在工作

表 1.1　典型的 BMET 项目课程[1]

第一学期		第五学期	
选修课 110	电子计算机基础	应用课 125	就业准备
选修课 111	直流电路	选修课 221	通信基础
选修课 112	直流电路实验	选修课 222	通信基础实验
选修课 113	直流/交流电路的数学分析	选修课 223	高级计算机系统
第二学期		选修课 224	高级计算机系统实验
应用课 121	实用写作	第六学期	
选修课 121	交流电路	生物医学设备 199	生物医学设备相关的医学术语
选修课 122	交流电路实验	生物医学设备 242	生物医学设备相关的生理学
选修课 123	高级直流/交流电路的数学分析	生物医学设备 251	生物医学仪器——患者监护设备及其临床应用
第三学期		生物医学设备 252	生物医学仪器实验
选修课 136	固态器件/电路	第七学期	
选修课 137	固态器件/电路实验	生物医学设备 271	生物医学技术的临床实习
选修课 138	线性器件/电路	生物医学设备 272	生物医学讨论课
选修课 139	线性器件/电路实验		
物理 100	物理学导论		
第四学期			
化学 121	化学导论		
选修课 211	数字电路基础		
选修课 212	数字电路基础实验		
选修课 213	计算机系统基础		
选修课 214	计算机系统基础实验		

1 此项目为一年 4 学期制(Quarter)。——译者注

　　医疗技术的发展永无止境，这意味着 BMET 在职业生涯中需要不断学习，包括积累工作经验、虚心请教、修读继续教育课程和特定设备的厂家培训课程等。

临床工程师 Joe 日常工作的一天

　　上午 7 时 30 分，Joe 上班了，他在美国俄亥俄州辛辛那提市的希波克拉底总医院（Hippocrates General Hospital）的生物医学工程科工作。辛辛那提是一个中等规模的半农业化城市，而 Joe 工作的医院属于中型社区医院。与他一起工作的还有另外两位临床工程师（BMET），其中一位是 Angela Jones，这天早上她已先到科室。Joe 与她打招呼后，就去查看电话记录。又在计算机上登录医院内网，查看电子邮件，以确认当天是否已有工作订单分配给他（图 1.14）。他看到，按照定期维护计划，心脏重症监护病房（cardiac intensive care unit，CICU）的一台除颤仪到了需要进行预防性维护（preventive maintenance，PM）的时间。然后，他与 Angela 讨论了前一天的情况，并一起安排了当天的工作。

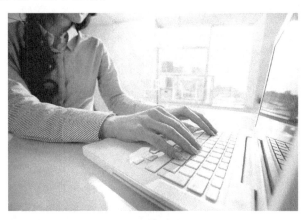

图 1.14　数据库查询

　　上午 7 时 45 分，Joe 看到前夜送来科室的一台静脉输液泵。上面贴了一张纸条，写着"坏了"。Joe 在数据库里找到了有关这台输液泵的记录，得知它是三楼护理部的。他在泵上标记了其所属，并到该部门的资料室里找来该型号输液泵的维修手册。由于医院里这种输液泵有 60 多台，Joe 很熟悉这种泵的维修。他把泵连接到静脉输液泵分析仪上，开启泵，使其以 125mL/h 的速度运行。几分钟后，泵停了下来，并发出报警声，液晶显示屏上显示出报警编号。Joe 在维修手册找到该编号的维修指南。手册上建议测量某个测试点的电压，Joe 照办了。测得的电压偏低。手册指出，这种情况需要更换泵的 CPU 板。Joe 问 Angela 是否还有库存的 CPU 板，被告知两周前已用完。于是，Joe 订购了几块 CPU 板，因为这种泵经常会出现类似问题。然后，Joe 将泵上拆出来的零件都装进一只盒子里，放到一旁，并贴上纸条，写明 CPU 板已订购，并注明了订单号。最后，他把维修手册还给资料室。

　　上午 8 时 15 分，Joe 与刚来上班的另一位同事 Mike Cho 打了招呼，就开始查阅那台除颤仪的工作订单，记下设备编号。然后拖着一辆小推车，穿过一条条走廊，上了电梯，来到 CICU。他看了有关感染控制流程后，就与中央监控台的护士沟通。告诉她们，他要取走那台除颤仪去作检查，希望正在使用的患者用完后就可以拿走。护士告诉他可以拿走除颤仪，但必须下午就送回。

Joe 拔掉除颤仪的插头，取下他不需要的打印纸等附件，然后把设备从 CICU 病房的急救推车上搬到自己带来的小推车上，并在急救推车上留下纸条，说明除颤仪已被取走，下午会返还。回到科室，Joe 彻底查看设备和附件的外观之后，将其连接到图 1.15 所示的除颤仪分析仪上，进行了一系列预先编程设定的性能测试。

将测试结果发送到部门的设备管理数据库里后，Joe 使用自动电气安全分析仪检查除颤仪是否符合接地和漏电的相关标准，并将这些测试结果也输入到设备管理数据库。全部测试完成后，Joe 在工作订单中键入必要的说明，而后就关闭工作订单。软件系统打印出一张检测标签，他把标签贴在除颤仪上。然后将除颤仪送回 CICU，放到急救推车上，重新连接好电源线，并开机快速检查一遍。特别查看了交流电指示灯，灯是亮的。他告诉护士，除颤仪已返还，可以使用了。之后他回到科室。

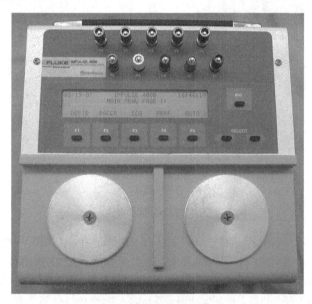

图 1.15　除颤仪分析仪

上午 9 时 30 分，茶歇时间，休息一会儿。

上午 9 时 45 分，Joe 接到一位供应商的电话，是有关婴儿复苏台(图 1.16)温度探头编号变动之事。他在数据库中记录了这些变动。

上午 9 时 55 分，又接到一个电话，是急诊室护士咨询如何改变床边监护仪上信号波形的显示顺序。Joe 告知临时改变顺序的方法，并问她们是否希望将此显示方式设置为默认方式。护士将电话转接到急诊室负责人那里，负责人同意修改。挂断电话后，Joe 在记事板上贴了张便条，提醒自己方便时去帮忙更改默认设置。

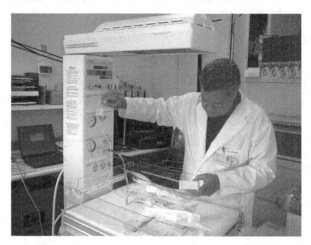

图 1.16 工程师在检测婴儿复苏台

上午 10 时 20 分，送货员送来几只箱子。其中一只装的是脉搏血氧仪的零件，是 Joe 上周接手的一台脉搏血氧仪维修所需的。Joe 将零件录入数据库后，就修好血氧仪，并完成了其性能测试，将测试结果录入数据库，在计算机上将其工作订单关闭。最后，在血氧仪上贴上维修完成的标签，将其送回病房。

上午 10 时 55 分，医院里突然响起了"紧急呼救，CICU"的呼叫声。想到本医院的除颤仪用得不太多，Joe 决定去参加救助。途中见到急救人员从他身边跑过，赶往 CICU。等他赶到时，救护人员刚把除颤仪推到病床边(图 1.17)。负责急救的住院医生认出了他，便问他除颤仪的电池能够提供多少电荷量。Joe 告诉他厂家提供的数据，并补充说明设备测试时已确认过该数据。

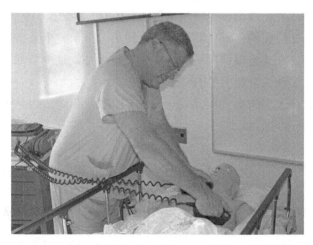

图 1.17 急救！除颤仪的使用(由飞利浦医疗公司提供)

患者抢救成功。Joe 回到科室，向 Angela 和 Mike 倾诉了激动的心情。

上午 11 时 50 分是午餐时间。

下午 12 时 30 分，Joe 作为医院设备采购委员会的成员参加了一个会议，讨论医院静脉输液泵的更换计划。Joe 要与采购组人员一起，向几个不同厂家索取样机进行评估。他向设备采购委员会的其他成员介绍了新型输液泵的一些特性。

下午 1 时 35 分，Joe 的呼机响了起来，是手术室的电话号码。他拨通电话，得知有位患者疑似电刀(ESU)手术时被灼伤。他要求手术室的工作人员将所用的电刀贴上标签，并把手术时用到的所有配件和电缆线都收好，一起送过来。他记下了参与手术的医生和护士的名字，要求他们尽快给他打电话。然后，他开始执行事故报告流程。不一会儿，电刀和配件都送到科室了。Joe 仔细检查外观后，作了详细的性能测试，特别留意那些可能造成患者灼伤的部分。他接到负责该患者的一名护士的来电，她说，患者的灼伤部位是在返回电极板处。Joe 没有发现设备有什么问题，于是就赶去术后恢复室，想去问护士电刀的返回电极板是否放在患者腿上。到了恢复室，查看患者腿部的"灼伤"处后，发现电极板下的皮肤明显发红。他与手术人员讨论，最后他们一致认为"灼伤"实际上是皮肤对于电极板胶水的过敏反应。Joe 回来后，完成事故报告，将报告的纸质文件和电子邮件都发送给手术室的主管、安全委员会和生物医学工程科。

下午 4 时，全天工作结束。

虽然临床工程师(BMET)多数都在医院工作，但他们还有许多其他就业途径。例如，医疗设备制造厂家和销售商(有时两者合在一起)需要有经验的专业人员来帮助设计、试验新产品，并将产品推向市场；厂家也需要聘用 BMET 来完成设备安装、用户培训和医院 BMET 人员的培训等工作；销售商/制造厂家还需要 BMET 到现场维护设备或者在咨询台提供技术服务；还有，科研机构可能需要 BMET 来设计、制造和维护特殊的科研仪器和设备；最后，由于整个医疗系统对于 BMET 的需求不断增加，相关培训课程的教师需求量也增加，这些教师通常都是有工作经验并有教学意愿和教学能力的 BMET。

美国医疗器械发展协会的网站对于 BMET 职业有详细的介绍，其网址是：http://www.aami.org/career/。

1.3　与医疗设备相关的人体解剖学和生理学知识

为了更清楚地显示人体的解剖结构图，下面的许多黑白图片在本书后面都有相应的彩图。

1.3.1　人体的电信号及其传导

人体的许多功能都有电信号的参与和控制。例如，神经通过化学反应和电脉冲在全身传递信号。这种电脉冲作用于肌肉组织时可以引起肌肉收缩，如激活参与人体运动的骨骼肌、控制括约肌、控制心跳等。在神经元中，电信号直接在离子溶液中传导。而电信号在神经元与神经元之间，或者在神经元与肌细胞之间的电信号传递，就必须涉及化学反应。这些知识与许多医疗设备息息相关。

参与细胞之间神经电脉冲信号(即动作电位)传递的化学物质称为神经递质，包括乙酰胆碱(acetylcholine)、肾上腺素(epinephrine)、多巴胺(dopamine)和一氧化氮等分子。当神经电脉冲沿着特定途径到达与下一个神经元之间的连接点(即突触)时，神经递质分子就释放到神经元之间的间隙处，并作用于突触后的接收神经元的受体上，导致该神经元产生电脉冲。这样，电信号就沿着神经元之间的"链接"一个接一个地传递下去，直至到达目标组织。图 1.18 所示是神经元的结构。由于神经递质的化学传递过程需要时间，神经信号的传递速度只有 200m/s，远比电传导速度(3×10^8m/s)慢得多。

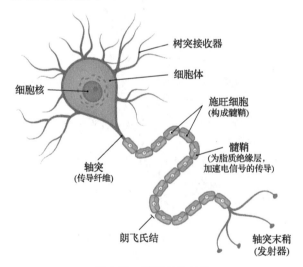

图 1.18　神经元的结构

神经电信号由钙离子、钠离子和钾离子进出细胞而产生。突触传递中这些离子的流动由神经递质及其受体调控。受体的特性会使持续刺激作用下的神经元失敏，从而导致神经信号的传递减弱或阻滞。

肌肉的活动也有"电"参与。当去极化"电波"沿某个方向传过肌肉组织时，肌肉组织就产生收缩，紧随其后的反方向复极化"电波"使肌肉重新放松。这种去极化和复极化涉及钙离子复杂的流动过程。利用生物医学仪器可以诱导肌肉收缩：仪器输出电流，在肌肉组织中产生不同大小的电压信号，按比例地引起不同程度的肌肉收缩。

许多因素会影响人体神经和肌肉的活动，例如，运动强度、血气水平(尤其是血液中氧气和二氧化碳的浓度)、电解质水平、激素、体温、身体创伤、毒素和疾病等。准确地测量人体的各种指标，然后进行有效的分析，可以直接或间接地评判影响这些指标的因素，从而有助于疾病的诊断。本书后面各个章节里讲述各种医疗设备时，将详细介绍这些指标的测量方法。

1.3.2　循环系统

心脏的功能是将血液输送到全身。血液从心脏流到肺再返回心脏被称为肺循环；从心脏流到身体其余部分再返回心脏被称为体循环。

如图 1.19 所示，心脏由 4 个腔室组成，每个腔室都包括肌肉组织、传导通路、连接的血管和瓣膜。这 4 个腔室(右心房和右心室、左心房和左心室)组成两个强有力的且同时收缩的泵，每个泵包含一个心房和一个心室。

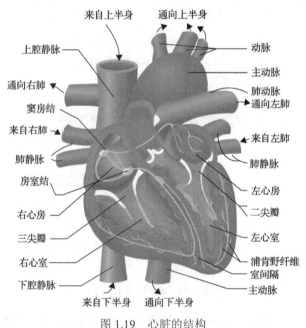

图 1.19　心脏的结构

血液从右心房被泵入右心室，再被泵入肺，在肺里清除多余的二氧化碳，获取新鲜的氧气。血液从肺流回心脏时，先经过左心房，再到左心室，然后流向全身其他部位，其中包括心脏本身。从全身其他部位返回的血液流回到右心房。心室执行心脏的主要功能，因此它比心房要大，而且心肌壁较厚。

　　心脏收缩的速度和强度会受到许多因素的影响，包括人体对氧气的需求量和血液中肾上腺素等各种激素的浓度等。

　　心脏收缩的协调性对于泵血的效率至关重要。这种协调由心脏内的一个控制系统完成，该系统启动电信号并将其传播至整个心脏的心肌。心脏内部的延迟机制使得心脏各部分能够在正确的时间产生收缩。

　　图 1.20 为心脏电信号的示意图。控制心脏收缩的电信号(即动作电位)起源于窦房结(sinoatrial node，SA node)，它先导致心房收缩，同时传导到房室结(atrioventricular node，AV node)。从房室结开始，动作电位沿着被称为房室束(又称希氏束)的纤维束传导。房室束再分成左右束支，然后又各自分成浦肯野纤维(即心内膜下纤维)，最终将动作电位信号传导至心室肌。

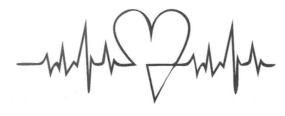

图 1.20　心脏电信号的示意图

　　心脏的电信号幅度较小，在 100mV 范围之内。由于人体由导电组织构成，心脏收缩的电信号有一部分会传导至皮肤表面，这就是体表检测到的心电图(ECG)。体表测得的 ECG 信号幅度远小于心脏上测得的信号，仅为 1mV 左右。不过，经过放大器的放大和滤波之后，ECG 信号可以清晰地反映源于心脏的信号。特殊设计的电极可以使皮肤与测量导线(即导联)之间形成最佳的接触。根据电极在人体上安放的位置不同，可以按照不同的取向考察源于心脏的电信号。例如，从左到右、从左下到右上等。早期的 ECG 仅利用左臂和右腿上的电极来测量，这是利用心脏的长轴来获取最大信号。如今 ECG 电极的放置已经标准化，以便于测量结果之间的比较。

　　如图 1.21 所示，基本的心电图电极放置在左肩膀和右肩膀(或左手臂(LA)和右手臂(RA))，左下腹和右下腹(或左腿(LL)和右腿(RL))。早期心电图记录时，电极确实放在腿上，甚至把脚浸在一大桶盐水里测量。各电极的导线有规定的彩色编码：LA 黑色，RA 白色，LL 红色，RL 绿色。测量时选用不同的成对电极，可以观察到极性不同的心电图信号。这种两种配对电极的测量被称为"导联"，常用罗马数字来标记。I 导联取左臂为正极，右臂为负极。由于该方向的轴线仅穿过心脏的一小部分，因此 I 导联的信号通常较小。II 导联取右腿为正极，右臂为负极。III 导联则取左腿为正极，左臂为负极。

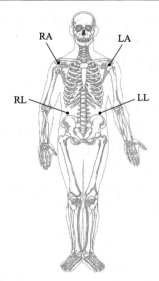

图 1.21　三导联心电图电极的位置

当心肌的极化波从心脏的顶部传向底部时，上述正极和负极的定义方式可以使记录的心电图波形大部分为正向波。

心电图波形

如图 1.22 所示，心电图的 P 波由右心房的收缩（P 波的上升支）和左心房的收缩（P 波的下降支）构成。如果 P 波的幅度大于正常值，可能是右心房增大；如果 P 波的宽度大于正常值，则可能是左心房增大。房室结或其附近发生信号传导阻滞时，P 波会变成多个波。

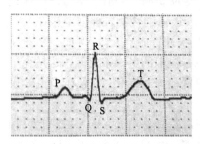

图 1.22　正常心电图波形

P 波之后是房室结造成的延时，这个延时使得血流有充分的时间从心房流入心室。当电信号下传到心室时，心室会强有力地收缩，产生 QRS 波群。其中，Q 波是隔膜去极化的结果，隔膜是分隔心脏左右两半的心肌壁。心脏病引起的心肌受损会增加 Q 波的深度。R 波和 S 波代表心室的去极化阶段。

最后，心室的复极化产生 T 波，而后下一个心动周期重新开始。许多问题会引起 T 波的变形。

除了上述三导联心电图以外，人们还开发了其他心电图导联。如图 1.23 所示，增加一个胸部电极"C"就形成了五导联系统。六导联和十二导联的心电图也很常用。图 1.24 所示的十二导联是用于诊断的完整 ECG 测量的标准模式。有些厂家开发的电极放置方法和信号分析系统只需使用 5 个电极就可以推算出接近十二导联记录质量的心电图波形，也可用于诊断。

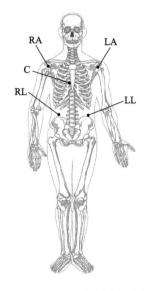
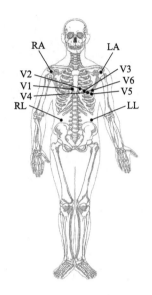

图 1.23　五导联心电图电极的位置　　　图 1.24　十二导联心电图电极的位置

本书第 2 章将更详细地介绍心电图导联系统。心电图的测量和分析可用于辅助心脏病的诊断，因此，了解疾病引起的心电图变化很重要。心电图的许多变化反映了心脏某些部位心肌供血的减少，或者心肌或传导通路的受损，这些现象可能是流向某区域心脏组织的血流被部分或完全堵塞而导致的。

人的心率通常由自主神经系统发出的信号调控，还会受到运动、激素水平、药物、非心脏疾病等其他因素的影响。心肌细胞是人体内一类独特的细胞，它们会节律性地自动收缩。这种自动收缩受到心脏传导系统的控制，使得正常情况下心肌组织的各个区域都能够正确且有效地搏动。但是，如果有部分传导通路被阻断(通常是由包含该传导通路的心脏组织供血不足或丧失供血引起)，那么，无论是短暂的还是永久的阻断，期间心脏的各阻断区域的心肌细胞就会开始彼此独立地搏动。如果阻断区域仅占心脏的小部分，那么就引起纤颤。出现在心房的纤颤被称为房颤(atrial fibrillation，a-fib)，出现在心室的纤颤则被称为室颤(ventricular fibrillation，v-fib)。利用电击可以使纤颤区域重新产生与心脏其他区域同步的搏动，这个过程被称为除颤。房颤发生时，心室通常或多或少会搏动，仍可以泵血，只是效率低于正常水平。在这种情况下，如果在错误的时间施加电击，就可能破坏心室的搏动节律。因此，心房除颤的电脉冲必须与心室的收缩信号同步，在心搏周期的正确时间点上输送除颤电击。这种除颤方式通常被称为同步电复律。室颤发生时(图 1.25)，心房很可能也发生纤颤，在这种情况下除颤电击任何时间都可以实施。

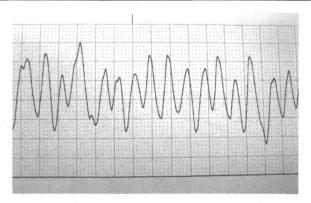

图 1.25　室颤时的心电图波形

　　除了心脏纤颤以外，心脏节律不正常(即心律失常)还有许多其他类型，它们都是心脏传导通路某些部分受阻引起的。利用高质量的心电图记录波形，医学专家可以了解许多心脏状况的信息。心电图机和生理参数监护仪中配备的计算机分析软件也能够对各种心律失常进行分类，这方面的内容将在本书后面结合相关医疗设备详细介绍。

　　心脏正常搏动时，心率受窦房结控制，其自然节律约为每分钟 70～80 次。如果房室结控制了心脏的收缩，那么心率就会降低，为每分钟 40～60 次。如果心率控制再转移至传导束时，心率就会变得更低，每分钟只有 15～40 次。

　　有些心律失常是由药物、冷热或电干扰引起的。这些诱因消除后，心律失常就会消失。如果心律失常持续发生，或者它是由心脏存在永久性的损伤引起的，那么就可能需要使用起搏器来人为地提供持续的心肌收缩同步信号。有三种方法可以将起搏器的电脉冲传递至心脏：通过放在患者胸部的体外电极施加强度比较大的电信号；通过导线将体外设备的电信号输送到直接连接在心肌上的电极；通过植入体内的心脏起搏器的导线输送至心肌。第 6 章将介绍相关设备。

　　除了心电图测量以外，还有许多其他技术可以用于帮助诊断心脏疾病。例如，在人体血管中注射一种 X 射线不能透过的染料，当染料随着血液流过心脏和动脉时拍下 X 线片，就可以显示心脏系统血流减少的部位。超声、计算机断层扫描 (computed tomography, CT) 和磁共振成像等技术都可以提供详细的二维或三维的心脏结构图像。利用压力传感器还可以精确测量心血管系统不同部位的血压，用于评估心脏功能。通过颈部、手臂或腹股沟的动脉将细导管插入心脏的腔室，连接传感器，就可以进行有创血压监测。导管远端装有气囊，根据需要充胀气囊，还可以将测量点与其他部位相隔离。此外，通过导管将染料或冷盐水注入心脏，并在稍后的血流下游某个位点测量稀释度，可以计算心输出量。

　　改善心脏功能的技术除了前面已讲到的除颤仪和起搏器以外，还有血管成形术。它可以利用球囊扩张堵塞的动脉血管，或者利用螺旋钻或激光切除血管内的堵塞物。此外，受损的心脏瓣膜可以用生物瓣膜或人工制造的机械瓣膜等植入体来替换，整个心脏也可以用供体心脏或人工泵替代。

1.3.3　血液

人体内的血液具有许多功能，包括气体和营养物质的输运、伤口愈合、疾病防御和体温维持等。生物医学工程领域比较重视其中某些功能，本节下面就讲述这些功能。

力学上，血液是一种黏稠度比水大的液体，它主要由水组成，含有各种化合物(如氯化钠、营养和废物分子、各种蛋白质等)及数种细胞。血细胞中数量最多的是图 1.26 所示的红细胞，其主要功能是在肺和其他人体组织之间运送氧气和二氧化碳。其他血细胞参与免疫反应、组织清理和修复等活动。此外，血液是包含离子的溶液，它具有较好的导电性能。

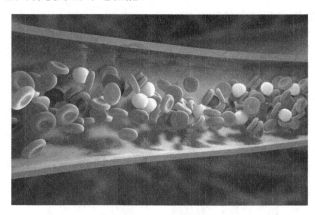

图 1.26　红细胞

红细胞的细胞膜上含有各种蛋白质和碳水化合物，这些物质的类型和排列方式因人而异。如果两人红细胞的细胞膜所含物质相似，那么他们的血型相同。应用最广泛且最常见的血型是 A 型、B 型、AB 型和 O 型。其中，每种血型还有 Rh 因子有无之分。如果有 Rh 因子，则称为 Rh 阳性，否则称为 Rh 阴性。如果这些主要血型相容，那么一个人就可以接受另一个人的献血。实际上，血型还要复杂得多，但对理解本书内容而言，这些基本知识就足够了。

基于血细胞在静脉和动脉内的流动，利用多普勒超声法可以测量血流，相关内容将在本书第 3 章介绍。

血液也参与凝血。凝血可以防止人体因创伤或疾病导致血管破裂后失血过度。纤维蛋白原是一种可溶性糖蛋白，它在血管破裂时被激活，转化为一种不溶性纤维蛋白，并聚合形成网状结构。血液中的血小板细胞与纤维蛋白结合形成血凝块，从而减少并最终阻止出血。凝血无疑是保护生命的关键，车祸或手术等造成重大创伤时，如果凝血不及时就会致命。但是，如果在错误的时间或错误的部位发生凝血，也会出问题。例如，血管壁上的血凝块从形成部位脱落后，可能移动到较细的血管中导致血管堵塞，这被称为血栓。

1.3.4　呼吸系统

人体通过呼吸把大气中的氧气吸入体内，然后运送至各个组织。组织吸收氧气并释放出二氧化碳。而后二氧化碳被运输出来，排至体外，从而完成呼吸循环。呼吸循环也清除人体的其他气体代谢物。通气是呼吸循环的一个环节，只涉及气体进出肺脏的过程。

人体的呼吸系统包括鼻、口、气管、支气管、细支气管等(图 1.27)组成的气道，以及肺脏和推动气体进出肺脏的肌肉，还有相关的神经控制系统。肺脏的肺泡是空气与血液的交界面，此处发生被动的气体交换。除了输送气体以外，气道还具有过滤、加热和润湿空气的功能。

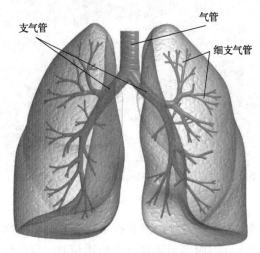

图 1.27　人体的呼吸系统

氧气不足和二氧化碳过量都有害，甚至可能致命，因此呼吸系统的功能至关重要。由于其具有机械通气的特性，如果呼吸系统出现功能不足或者衰竭，可以通过医疗干预来补偿通气。

吸气主要由横膈膜的膈肌和胸腔外的肋间肌完成。膈肌是位于胸腔底部的一块圆盘形的凸起肌肉。它收缩时变平，将空气吸入肺部。肋间肌的作用是扩大胸腔，增加胸腔的体积，也是将空气吸入肺部。在最大限度的吸气状态下，胸腔周围的其他肌肉也会协助膈肌和肋间肌一起扩张胸腔。

通常情况下，呼气大多是借助肺脏的弹性被动地产生，但腹肌和外肋间肌能够产生强制性呼气。

通常，每次平静呼吸时大约吸入 500mL 空气，每分钟呼吸约 10～20 次，每分钟约吸入 250mL 氧气并释放 200mL 二氧化碳。当然，这些数值会因体质差异、年龄、性别、劳累程度和健康状况等因素而发生较大变化。

人体内保持稳定的氧气和二氧化碳含量很重要，有各种技术用于测量吸入和呼出气体中的成分及血氧含量。第 3 章将介绍相关的测量仪器。

1.3.5 化学平衡

所有的生理功能都有化学物质参与，人体健康依赖于这些化学物质在全身保持平衡。人体内的化学物质种类繁多，包括钠、氯、钾和钙等元素的离子，二氧化碳、水和氧气等小分子，糖、碳水化合物和蛋白质等大分子，还有 RNA 和 DNA 等遗传物质。

气体平衡在前面已有论述，第 3 章还会详细介绍。多数蛋白质和遗传物质不在本书的论述范围内，本书主要介绍离子和某些小分子的平衡。

维持化学平衡最重要的人体系统之一是泌尿系统，它包括肾脏的血液供应、肾脏本身、输尿管、膀胱和尿道及相关的神经控制。肾脏是人体的重要器官，但它们会因疾病或有害化学物质而受损。人们设计了多种医疗设备来帮助诊断肾脏的功能，并在肾脏受损或衰竭时补偿部分或全部功能。第 7 章将介绍这些设备。

肾脏内的膜可以选择性地通透不同的分子和离子，从而保持它们的平衡。例如，人体的钠摄入量在正常量的 1/10 到 10 倍之间变化时，肾脏仍然可以维持血浆钠浓度的变化仅为百分之几。仅需要 10% 的肾功能就可以保持健康。

血液中的化学缓冲物可以维持 pH 值的平衡，这很重要。正常 pH 值为 7.4，如果降至 6.8 或者升至 7.8，都可能致命。这些缓冲物由肾脏和肺脏调控。第 3 章将介绍测量血液 pH 值和血液其他化学物质的仪器。

简单糖分子(即葡萄糖)给人体细胞提供能量。葡萄糖是由大多数食物的消化或人体脂肪的分解产生，其水平主要由胰腺合成的胰岛素控制。胰岛素可以控制进出细胞的葡萄糖。长期的胰岛素合成不足和/或胰岛素失控导致的疾病被称为糖尿病。

血液中葡萄糖的浓度通常维持在 4～8mmol/L(即 0.72～1.44g/L)。血糖浓度偏低时，人脑是最先出现低血糖症状的器官。如果血糖浓度低于 3.6mmol/L，智力就开始明显下降。而血糖浓度低于 2.2mmol/L 时会出现严重的判断失误和执行力下降。如果血糖浓度进一步下降，低于 0.55mmol/L 时会出现昏迷。如果不及时纠正血糖浓度，就会导致死亡。

糖尿病患者的高血糖也可能造成严重后果。例如，眼内压的变化会导致视力模糊。高血糖患者可能出现的症状还有：极度饥饿、口渴、疲劳、体重减轻、伤口愈合困难、皮肤和嘴唇干燥开裂、抗感染能力减弱等。最终会出现失明和四肢组织坏死。如图 1.28 所示，有多种仪器可用于测量血糖浓度(详见第 3 章)，还有胰岛素泵可用于维持人体胰岛素水平(详见第 6 章)。

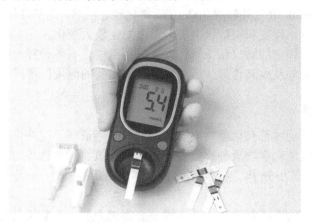

图 1.28　血糖计

1.3.6　组织和体液的密度

许多医疗设备的设计和应用会涉及人体组织和体液的密度。部分组织和体液的密度如表 1.2 所示。

表 1.2　人体部分组织和体液的密度

组织和体液	密度/(g/cm³)	组织和体液	密度/(g/cm³)
骨髓	1.81	肌肉	1.04
脂肪	0.92	血液	1.06
骨骼	1.81	脑脊液	1.01
白质	1.04	神经组织	1.04
灰质	1.04	软骨	1.10
皮肤	1.01	水	1.00
眼睛	1.17		

1.3.7　体温

人类是吸收热量的恒温生物,也就是,人体内的各种产热机制和降温机制使得体内温度维持在约 37℃的恒定水平。这意味着,外部温度明显高于或低于体温时,我们人类仍然可以生存,人体具有适应广泛居住环境的能力。这种保持体核温度的特性被称为恒温性。人体有一个"设定"温度,如果体核温度明显偏离该设定值,人体就会激活相应的机制来回归设定的体核温度。

不同个体之间及同一个体在不同时间的"正常"体温都存在微小的变化。其他物种的正常体温可能显著高于或低于人类。

保持体温恒定需要许多调控机制。其中，生理系统可以监视体温并根据体温变化发出信号，循环系统的调节机制可以减少或增加流向皮肤和四肢的血液，还有特定的生理结构来增加或减少人体向环境的散热（包括汗腺向皮肤表面排汗液时通过水分蒸发来冷却皮肤，身体的脂肪层和/或毛发具有隔热作用等，见图1.29）。此外，还可以采取各种措施来维持体温（如增加身体的活动和/或颤抖可以增加产热、寻找避所逃避极端温度的环境，或者多穿衣服）。

如果体核温度不能维持，就会出现严重的症状。第 4 章将介绍各种测量和监视体温的方法。

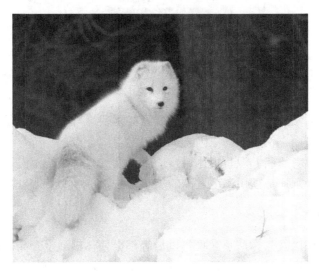

图 1.29　北极狐在严寒下可以保持体温

1. 体温过低

如果体核温度明显下降，就会导致低温症状，会引起下列生理反应。体温降至约 35℃时，人会开始颤抖（图 1.30），心跳和呼吸加速，血压升高。再下降时，心跳、呼吸和血压变得更糟，人脑的部分功能会受损，导致协调能力下降，方向感下降，交流困难。体温低于 32℃时，颤抖会停止，代谢的下降会导致耗氧量减少。心输出量下降，可能出现心律失常，人会处于昏迷状态。

如果体温进一步降到低于 28℃，会导致神经反射完全丧失和脑功能极度下降，同时导致心输出量极度减少和心律严重失常，患者濒临死亡。如果情况继续恶化或持续较长的时间，就会导致死亡。不过，也有一些极端情况下的存活案例。曾经有意外事故导致的低温患者成功地从体核温度低至 14℃的情况下恢复过来。而人为控制情况下诱导低温时，体核温度可以降至 9℃。在这种情况下，由于代谢率已降至很低的水平，心肺功能可以停止长达一个小时而不会造成永久损伤。

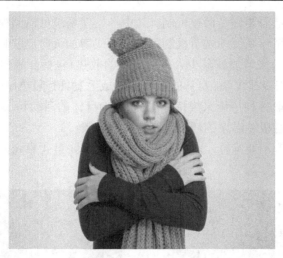

图 1.30 太冷了!

这种情况下存活下来的关键似乎是脑的温度必须快速降低，这就是幼儿能够经受长时间极低体温而存活下来的原因。

极低体温患者重新升温也很困难，所有重要的人体结构都必须迅速且几乎同时回暖，但又必须避免使用温度过高的加热方法。

2. 体温过高

发热等疾病以及人体产热或吸热过量等都会使体核温度升高。发热会使人体的温度设定值升高几度，从而诱发抬升体核温度至新设定值的一系列反应。这就是为什么发热的人会觉得冷，因为他们原本的体核温度低于新设定值。他们的身体会不由自主地打颤来升高体核温度。由此带来的好处是，较高的体温可能会增强免疫系统的反应，从而抑制病毒等病原体。但是，体温过高的发热是有害的，甚至是致命的，必须使用药物和/或体外降温的方法降低体温。

如果体内产热增加，或环境温度升高，或人体受到红外辐射等作用使得体温升高，那么，就会发生许多反应。首先是行为反应，任何生物都可能寻找遮阴和水，而人可以换上薄衣服或只需打开空调。还有生理反应，流向皮肤的血流会增加，可以将多余的热量通过皮肤发散出去；人体皮肤中的汗腺会产生汗液，其蒸发可以降低体温。

如果人的体核温度高于 39℃ 或 40℃，就会出现烦躁和困惑等情绪。同时，皮肤发红，血压下降，心跳和呼吸加快。进一步的温度升高会继续降低血压，皮肤上可能出现斑点，可能会产生抽搐、发冷和颤抖等症状。体温升至 41℃ 时，脑死亡开始。至 45℃ 时，几乎都会导致死亡。

人体从极度高温恢复的可能性要小于从极度低温恢复的可能性。因此，一旦发生体温升高，就必须尽快给患者降温，以防止体核温度过高，这很重要。降温的方法包括简单的皮肤湿润、冷水浴或冰水浴、使用专用冷却器械和设备等。

1.4　本 章 小 结

　　本章简要介绍了几种医疗设备的发展历史，概述了人体的重要解剖学和生理学特征，包括心脏的电信号、循环系统和血液、呼吸系统、化学平衡、组织密度和体温调节等。

1.5　思 　考 　题

1. 诊断患者病情的非科技方法有哪些，它们等同于哪些现代科技方法？
2. 多普勒效应如何用于检测胎儿心跳？
3. 利用电外科器械产生的电流做手术有哪些优点和缺点？
4. 哪些设备可以与心脏除颤仪结合使用？
5. 临床工程师(BMET)可以通过多种途径来积累专业知识，请举例说明有哪些途径。
6. 产生肌电信号的主要电解质是什么？
7. 请描述血液在人体内的流动路径，尤其是心脏内的流动路径。
8. 为什么整个心脏不会同时收缩？如果同时收缩，会发生什么情况？
9. 将心脏起搏器产生的电脉冲传送到心脏有哪三种方法？哪种方法需要的脉冲幅度最大，哪种最小？
10. 请描述气体进出肺脏的过程，包括需要经过的各种生理结构。
11. 为什么平均每次呼吸所吸入的氧气体积要大于呼出的二氧化碳体积？
12. 请阐述泌尿系统所具有的功能，至少两种。
13. 当人体受到感染时，体温升高的潜在好处是什么？

第 2 章　诊断设备之一

2.1　生理监护系统

2.1.1　概述

监测患者生命体征的许多方法都已经很成熟，心率、心电图(ECG)、血压、体温、呼吸频率、血氧含量等参数都可以准确测量。随着科学技术的不断发展，监测这些参数的仪器被集成在一起，成为一台设备。这样更便于监测，也便于各种数据之间的直接比较，并可整合数据的存储和图形显示功能。

这类设备的电子数据存储可以保存足够长时间的测量数值和信号波形，而且随着技术的发展，它们能够保存的数据时长也不断增加，就像图 2.1 所示的设备。数据的显示也更简明且全面。

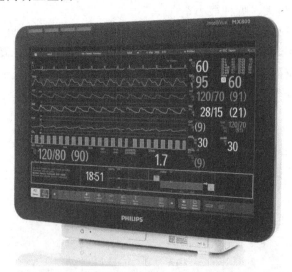

图 2.1　监护仪的显示屏(加拿大飞利浦医疗公司提供)

设备之间的数据通信功能使得一名患者使用的监护仪上可以显示另一名患者的信息，也可在中央控制台甚至在异地显示信息。随着这类设备功能的不断改进，设备的名称也发生了变化。最初称为心电监测仪，后来是床边监护仪、生命体征监护仪，再后来称为生理监护系统或多参数监护系统。

为了满足不同临床科室的不同需求，监护仪有多种不同的设计。重症监护病房、急诊室和手术室使用的监护仪需要显示患者数据的波形，并需要配备图 2.2 所示的各种扩展模块，用于详尽地监测各种参数。普通医疗或外科护理病房则需要图 2.3 所示的快速、小型、便携、可靠的设备，用于测量基本的生命体征参数，如心率、血压和体温等。

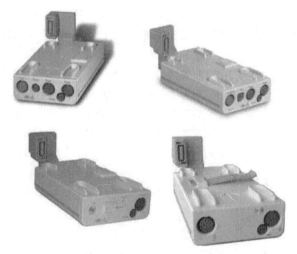

图 2.2　多参数监护仪的各种附加模块(加拿大飞利浦医疗公司提供)
注：图中包括 M3012A、M3014A、M3015A、M3016A MMS 扩展模块，有些模块可以增加数种功能，而有些模块仅有一种功能。

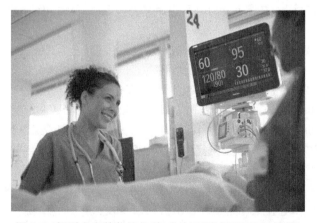

图 2.3　新型多参数监护仪(加拿大飞利浦医疗公司提供)

新购生命体征监护仪的安装和测试

Joe 一早上班时，看见房间中央放着两只大箱子，其中一只较小，而另一只则很大。先到的 Mike 已在工作，他从椅子上转过身，向 Joe 挥手道：

"这是早上送来的生命体征监护仪(VSM)，怕你没看到，提醒你一下。"

"谢谢 Mike！没你的提醒，我可能被绊倒。"

"不用谢！"

Joe 挂好外衣，登录网站，快速查看了电子邮件之后，转身走向两只箱子。取出贴在较小的箱子侧面的运单和采购订单。然后，他从工具箱里拿出开箱器，将箱子割开。较小的箱子里有一张装箱单，Joe 把它与其他纸张放在一起。随后转身去打开大箱子，从里面取出一只盒子后，下面是一根亮闪闪的金属管柱子，取出金属管后，再下面是嵌在泡沫塑料里的六轮底座。

Joe 从泡沫塑料中拽出底座，然后打开先前已取出的盒子。里面有一只铁丝篮和一只塑料袋，袋里装有五金配件。他从中找出一颗大六角螺栓和垫圈，然后将金属管插入六轮底座上的孔内。把装置倒转过来，将螺栓穿过底座上的孔插入金属管中，再用套筒扳手拧紧。然后放正安装好的支架，找出零件将铁丝篮固定在金属管柱子的中部。

他再回转身处理较小的那只箱子里的物件，核对了装箱单。里面装的最大物件就是生命体征监护仪，另外还有一根交流电源线、一节电池、一个测量血氧饱和度(SpO₂)的传感器探头和一根配套的导线、一支温度计和几盒探头套、一根无创血压计(non-invasive blood pressure, NIBP)的气管软管和三副尺寸不同的袖带、几卷记录纸、一张快速索引卡片、一本操作手册和一张指南光盘。

Joe 将监护仪固定在支架上，连接好几根电缆线。然后将电池插入电池盒，最后插上交流电源线。看到监护仪的交流电源指示灯和电池指示灯都亮了，监护仪成功完成了上电自检(图 2.4)。他知道监护仪还需数小时的充电才能确保电池充满电。在这段时间里他可以完成验货手续。

在开始测试之前，他先记录设备的序列号和型号，贴上设备编号标签，并将这些信息录入到设备数据库中。

他拔掉监护仪的电源插头，将它拖到测试台边上。启动放在测试台上的笔记本电脑里的设备测试软件。第一项测试的是电气安全。他将监护仪的交流电源线插入电气安全分析仪上的插座，并将测试导线夹在监护仪背面的接地引脚上。在笔记本电脑上选择基本测试项目(该电脑通过串行口与分析仪相连)，随即启动测试。随着继电器发出的"哒哒"声和交流电 LED 指示灯忽明忽暗的闪烁，分析仪依次测量几种不同情况下的线路电阻和交流漏电流(包括断开零线和互换零火线等)。测试结果自动传送至笔记本电脑，并通过网络发送至中央服务器上的设备管理数据库。等到安全性测试完毕，且没有出现任何报警之后，Joe 接着进行性能测试。

性能测试的第一项是测试监护仪配备的脉搏血氧探头。与其他测试仪器一样，血氧探头分析仪也连接在笔记本电脑上，由电脑控制并将测试结果发送至设备管理数据库。

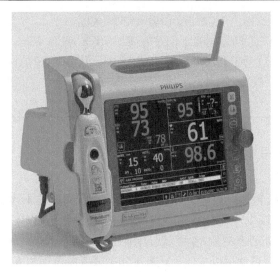

图 2.4　包含心电图、体温(左)、脉搏血氧仪和血压计的生命体征监护仪[1]
(加拿大飞利浦医疗公司提供)

血氧探头分析仪是一只小盒子，上面有液晶显示屏(liquid crystal display，LCD)，还有一个指状突起。Joe 将血氧探头的传感器套在指状突起上，在电脑上选择相应的生产厂家之后，启动测试。分析仪可模拟人体不同血流状态下的几种血氧饱和度(SpO_2)值，并人为制造移动干扰来检验血氧探头的稳定性。测试时，Joe 需要按照测试软件的提示，在电脑上输入监护仪上显示的 SpO_2 读数。

第二项是测试温度计。温度计测试仪是少数几个没有连接在电脑集成系统中的测试设备之一，它其实只是一个校准过的温控井，可以插入温度计探头。温控井有两种不同的温度可供选择，由于热惯性，变换温度时需要数分钟的稳定时间。为了确保测量的正确性，Joe 先将温度计装上探头套，再插入温控井。在等待温度读数稳定的时间里，他将血压计软管的一端连接到监护仪上，并拿出成人用的袖带。此时，温度读数出来了，他将读数键入测试软件，然后将温度计测试仪切换到另一个温度数值。在等待新温度稳定时继续进行血压计测试。

用 T 形接头将袖带与软管相连，T 形接头的第三端连接血压计测试仪。将袖带绑在一个代替人体手臂的塑料模型(即"模拟臂")上，并启动测试。测试仪的内置泵将袖带充气，直至气压达到预先设定的数值，随即气路模拟人体肱动脉的血液脉动变化，同时袖带缓慢放气，其内部压力逐渐下降。经历心脏收缩和舒张时的脉动模拟波形后，当袖带内气压下降至舒张压以下某个水平时，释放袖带内所有气压。监测仪计算并显示收缩压、舒张压、平均压和脉搏速率，Joe 将这些数值键入测试软件。设定不同的气压重复测试数次，检验在应报警的气压下是否正确地产生了高压或低压报警。

等到上述血压计的测试完毕之后，温度测试仪的新读数也已稳定，Joe 便将第二个温度数据键入测试软件。

---

1 第 9 章的 9.4 节重复此"新购生命体征监护仪的安装和测试"内容，但配图 9.2 为"安装在支架上的生命体征监护仪"，与本章图 2.4 不同。此外，9.4 节还有血压计测试仪的照片(图 9.3)。——译者注

Joe 生成测试记录文档，并作检查，以确保其清楚通顺。

测试完成后，Joe 关闭电脑里的测试软件，撤除所有的连接。然后，仔细整理监护仪，卷好电缆线和软管。并贴上标签，表明该设备已通过临床工程师的测试，可以投入使用。最后，他将监护仪拖到旁边，接通交流电源，让其充电过夜。第二天早上，充电完成，他就可以把监护仪推到所需的病房。

2.1.2　系统的集成与连接

将各种生命体征的监测集成在一台设备中有如下优势：

(1)只有一个机箱、一根电源线和一套支架，监测场地不再杂乱。不过，患者身上的连线并没有减少，但至少这些连线都来源于同一台设备。

(2)某些功能(如心率的测定)可以选择最佳信号源。例如，如果心电信号的噪声较大，心脏的脉动信息就可以从侵入式血压测量或者血氧饱和度测量的波形中获取。

(3)易于进行不同测量波形之间的相互比较。如图 2.5 所示，在相同的时间坐标下同时显示心电图和血压波形可以提供有用的信息。

(4)所有组件都在同一个机箱内，并配备通用的用户界面和标准的通信接口，使得监护系统与其他设备(如中央管理站、网络等)的连接更方便。

在早期，各种监护系统都采用专用接口，各个厂家的产品各不相同，并且采用笨重的多芯电缆线连接。如今，新型监护系统采用五类线(CAT-5)和光纤连接的标准串行通信接口，这样就可以使用标准的数据交换机、放大器和连接器等器件。各种监护系统实际上变成了计算机局域网上的设备，使得系统的某些设计更加标准化，可以利用现成的部件。与医院局域网、广域网和因特网等的连接都更方便。现在有些监护系统的部件之间已采用无线通信，这减少了许多连线上的麻烦，在已有设备的升级时更是方便。

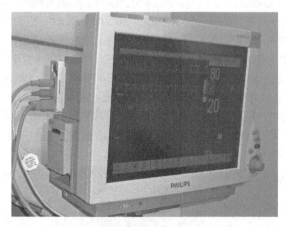

图 2.5　床边监护仪

从图 2.6 所示的框图中可见,与目前大多数电子产品一样,中央处理器(CPU)是监护系统的核心。图中的方框都表示独立的电路板或组件。电源板直接供电给 CPU 板,所有其他组件均从 CPU 板获取电源。图中右边是输入/输出组件,包括热敏打印机和触摸显示屏。左下方的两个可选模块:一是脉搏血氧测量(SpO_2),二是无创血压测量(NIBP)。

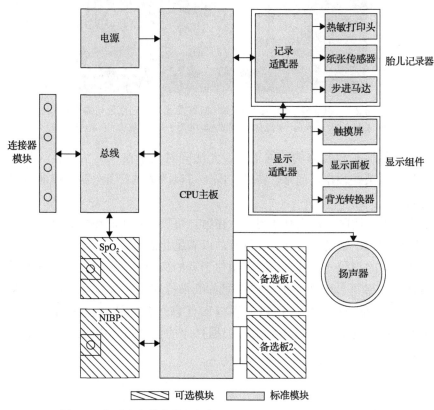

图 2.6　典型多参数监护仪的框图(加拿大飞利浦医疗公司提供)

2.1.3　中央工作站

医院里,需要接受监护的患者越来越多。根据他们的医疗需求,医院里形成了一些集中收治这类患者的专用病房,包括重症监护病房、心脏病房、特殊护理病房等。

这种集中监护使得护理人员难以时刻关注所有监护仪。事实上,大多数患者在相当长的时间内都不会出现严重的事件。于是,所谓的中央站(又称护理站)的系统被开发出来,如图 2.7 所示,它能够收集各个床边监护仪的数据,并显示在监视屏上。

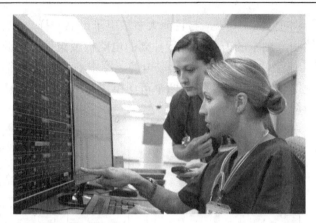

图 2.7   重症监护病房的中央站(加拿大飞利浦医疗公司提供)

注：其显示器为触摸屏，还配有键盘和鼠标，可用于患者数据输入和系统设置。

所有床边监护仪传来的数据很多，无法同时显示在中央站的显示器上，因此仅选择显示某些数据。通常，特殊情况下可以改成选择其他数据临时占用部分显示空间。

中央站设在病区，每当有新患者入住时，可以方便地将患者数据录入中央站系统，因此配备了键盘(也许还有鼠标)，以满足此需求。

纸质打印的记录便于分析，并常用作患者的病历记录。中央站的设置更便于纸质打印。如果每台床边监护仪独立配备纸带打印机，就必须到各个病床边收集打印资料；而中央站的打印机可以打印任意一台床边监护仪请求打印的资料。图 2.8 所示为心电图打印纸带。根据打印的需求量，中央站可以配备两台或更多打印机。

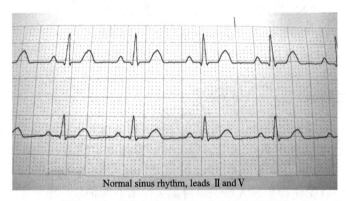

Normal sinus rhythm, leads Ⅱ and Ⅴ

图 2.8   包含两个不同导联心电图的打印纸带

大号纸的记录打印也很有用，这需要体积较大的打印机(如激光打印机)，通常放在中央站或其附近。如图 2.9 所示，多道心电图长时间的波形记录、测量数据表、患者数据，甚至设备故障检修信息等都可以方便地利用中央站的打印机打印出来。

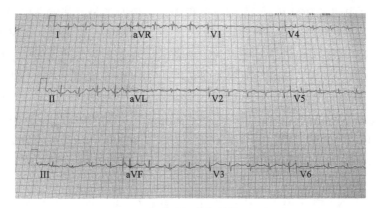

图 2.9　中央站打印机的输出示例

中央站配备多个显示屏，可以更详细地显示更多患者的信息。不过，每台中央站可以处理的患者数量是有限制的，大型病区需要分组配备中央站。

中央站还具有其他功能，例如：使用触摸屏，便于操作和信息选择；有护士呼叫(即传呼系统)的界面，发生紧急警报时，医护人员能够收到报警信息；能够在不同台床边监护仪之间传输数据，使得医护人员不必离开操作中的患者床边就可以分析数据；能够与医院其他特定监护系统或其他病区交换信息，以便医护人员查看其他病区的患者数据；能够集成入院、出院和转换病房等手续的办理系统，以协调患者信息的转移和收集；还能够远程传输信息，如传到其他医院、医生办公室或掌上电脑等手持设备上(图 2.10)。

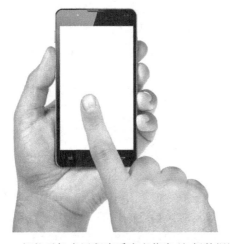

图 2.10　智能手机上远程查看患者信息(包括数据波形)

2.1.4　遥测系统

患者(尤其是心脏病患者)在康复过程中，有段时期最好能够起床稍加运动锻炼。但此时仍然需要监测生理参数，以防万一。这种情况就需要用到遥测技术。无线电技术和电子电路的不断微型化，成就了此类遥测设备的发展。它们将心电测量、滤波器、放大器和无线发射器集成在一起，用于检测患者的心电信号并将其发送到中央接收器和监护仪上。

这类设备的体积要很小，便于携带；要有足够大的电池容量，持续发射数据达数小时也无须更换电池；要有足够大的发射覆盖区域，以提供患者足够大的自由活动范围；能够向系统的监测终端提供临床有用的信号(要准确且无明显的噪声和漂移)。

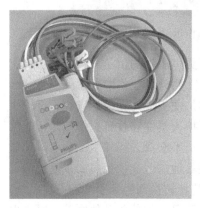

图 2.11　新型遥测设备的发射器

随着遥测设备的发展，它们的功能和质量不断提高，体积不断缩小(图 2.11)。新型系统还包括血氧饱和度的监测，甚至还有无创血压监测。当然，测量血压所需的气泵等设施会增加发射器的重量。

新型遥测系统的发射器通常包含：一组导联线(3~5 根)，心电图输入和放大电路，有时还包含心电图分析模块、血氧饱和度和无创血压测量等附加功能模块，一个电池盒和电源电路(能够产生电池电量过低的报警信号)，一个供患者使用的护士呼叫(即"事件")按钮，带天线的射频发射器，以及心电图检测电路与射频电路之间的接口电路。大多数新型遥测设备都是数字化的，也就是，其内部包含模拟/数字转换电路。许多遥测设备的发射器都配有接口，可以与计算机等其他设备直接通信，从而便于编程设置参数和排除故障。

数字化的遥测系统能够改变信道频率，使系统更加灵活，能够避开干扰过多的信道。

如图 2.12 所示，遥测系统的接收器通常安装在机架上，每个发射通道有一个接收模块。机架安装在机箱里，机箱里还有预处理电路和连接中央监护站网络等其他设施的接口电路。

有些遥测系统配有专用显示器，其中内置一个单通道的遥测接收器，还可能有红外通信接口等其他与发射器相连的接口，可用于直接显示遥测信号。

数字化遥测系统还可以在预定范围内改变信道分配和信道频率。在北美，下列射频波段已被分配用于医疗遥测：608~614MHz、1395~1400MHz 和 1427~

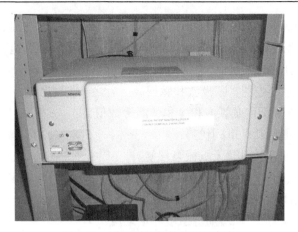

图 2.12　遥测系统的接收器及机架

1429.5MHz。早期的产品曾经使用 450～470MHz 波段，有些老式系统可能仍然使用这个波段，但是新型系统使用的波段都必须比这个波段高。

合适的天线设计对于遥测系统的有效性至关重要。由于发射器的功率较低，为了保证接收信号的完整性，天线的分布必须较为密集。如图 2.13 所示，在患者可能活动的区域都要安装天线。遥测系统各个点之间的阻抗匹配也很重要。此外，如果某些天线要安装在距离中央接收器较远的地方(例如，要在影像诊断科和理疗科安装天线，当患者去那些地方时也可以继续接受遥测系统的监测)，还需要配置足够大功率的射频信号放大器。

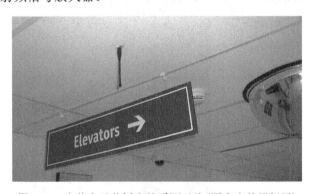

图 2.13　安装在天花板上的遥测天线(图中央的黑杆子)

新型的遥测系统和监护系统一般都使用 Wi-Fi 通信，利用行业标准协议和标准硬件就可以简单实现，但需要特别注意可靠性和安全性。

对监护系统而言，无线通信无须连接电缆线，可以减少安装时中断监测的时间，降低成本，并且还有整洁美观的好处，不再需要监护仪与墙板之间的杂乱连线(即中央站与监护仪之间的连接)。

功能较全的高集成度无线监护仪也已上市。例如，美国 Sotera Wireless 公司的 VISI 监护仪就是无线设备，它可以测量心电图、呼吸、血氧饱和度、皮肤温度，还具有无袖带血压测量[1]及体位和活动测量等功能。该监护仪配备有高分辨率显示器，可以选择显示心电图、呼吸波和脉搏波三者之一，同时显示心率、呼吸频率、收缩压/平均压/舒张压、血氧饱和度和体温等数值。

无袖带血压测量具有下列优势：

(1)电池的续航时间长(无机械泵耗能)；

(2)连续测量血压(而不是袖带测量那样的间隔一定时间的定时测量)，这样可以更迅速地反映血压的变化；

(3)减轻患者的负担，增加舒适度和活动度；

(4)减少对患者的干扰，尤其是在睡眠期间，这点很重要。

2.2　心脏的监测设备

前面第 1 章已介绍心脏生理学，图 2.14 为心脏解剖图[2]。

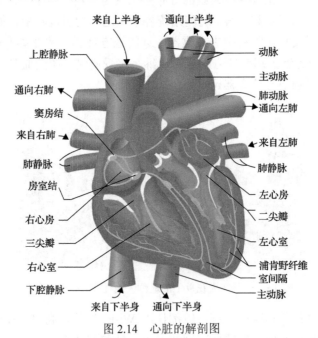

图 2.14　心脏的解剖图

---

1 无袖带血压测量利用脉搏传导时间(pulse transmit time，PTT)来推算血压值。PTT 根据心电图 R 波与血氧饱和度信号得到的容积脉搏波的峰值之间的时间差来计算；收缩压、舒张压和平均压的数值都可以根据 PTT 数据估算。这种血压测量方法需要经常校准。校准时，使用袖带血压测量获得校准数据，并人工输入校准数据。——原书注

2 图 2.14 与图 1.19 相同。——译者注

2.2.1　心电监护仪和心电图机

心脏是人体器官的重中之重。在诊断患者病情时，必须尽可能多地了解心脏的功能和状态。几个世纪以来，人工测量脉搏频率和听心音一直是医生诊断心脏的重要方法。随着对心脏系统生理学和解剖学的不断深入了解，人们认识到心脏产生的电信号可以提供非常有用的心脏信息。研究者发现，心脏内存在启动和协调收缩的电信号，以及心脏收缩产生的电信号。这些电信号可以在患者体表检测到，经过放大和滤波所得到的心电波形能够提供心脏的重要信息。在体表不同位置上测得的信号有所不同，因为信号中包含了源于心脏不同部位的成分，它们到达体表的途径各不相同。这意味着将电极放置在体表不同位置就可以测得反映心脏功能的不同信息。

心电系统是医务人员常用的强大工具，许多医疗设备中都配置了心电功能。其中，"心电监护仪"一般是指能够实时记录心电波形的设备，而"心电图机"则是在纸上打印一段心电波形。不过，随着床边生理监护仪和心电图机功能的不断增强，这两种设备之间的界限越来越模糊。

任何心电系统都包含以下基本组件：从人体的皮肤表面（有时也从其他部位）采集心电信号的电极，放大信号至可用水平并去除电子干扰的放大器和滤波器，显示心电波形（图 2.15）的显示器和电源。

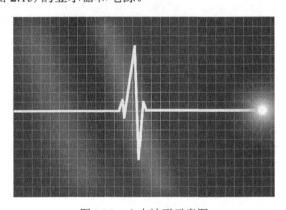

图 2.15　心电波形示意图

心电信号由导电的连接器从皮肤表面采集，因此，对于交流电供电的医疗设备而言，还必须包含确保患者安全的功能。也就是，防止潜在的有害电流流向人体，这种电流可能源于设备的电路故障。保证电气安全的措施有许多种，后面会详细介绍。

心电图的历史事件时间表

1838 年，意大利——Carlo Matteucci 发现，青蛙的心脏每次跳动时都会产生一个电信号。他当时利用一块蛙腿肌肉作为电信号的检测器。

1843 年，德国——Emil du Bois-Reymond 发现，心肌收缩时会产生一种"动作电位"。他当时使用的检测器是用 24000 匝线圈制作的电流计。他用字母 P、Q、R 和 S 标记观测到的波形的各个组成部分。

1856 年，德国——Rudolph von Koelliker 和 Heinrich Müller 发现，心脏不仅每次跳动时会产生电信号，而且心脏舒张和收缩时的电信号是不同的。

1869 年，英国——Alexander Muirhead 使用一种早期的喷墨打印机首次打印输出心电图记录。不过，此成就的认定仍有争议。

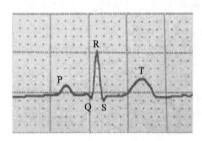

图 2.16　正常心电波形

1878 年，英国——John Burdon Sanderson 和 Frederick Page 首次记录了心电图（此成就的认定没有争议），并显示了图 2.16 所示的 QRS 波和 T 波等心电图的不同波段。

1887 年，英国——Augustus D. Waller 首次测得人体心电图。

1889 年，荷兰——Willem Einthoven 用几桶盐水作为电极，并用狗做实验，演示了心电信号的测量。

1891 年，英国——William Bayliss 和 Edward Starling 改进了心电图记录技术，识别出心电信号的 P、QRS 和 T 波段，并发现 PR 间期包含重要信息。

1893 年，荷兰——Einthoven 首次使用"心电图"一词。

1901 年，荷兰——Einthoven 发明了一台 600 磅[1]重的"弦线电流计"，它比此前的电流计要灵敏得多。

1905 年，英国——剑桥科学仪器公司（Cambridge Scientific Instruments Company）开始有兴趣生产心电图机产品。

1905～1906 年，英国和荷兰——利用心电图诊断心律失常。

1906 年，德国——首次测得胎儿心电图。

1912 年，英国——Einthoven 提出心电图的三角理论。

1928 年，美国——首次利用真空电子管放大心电信号。

1928 年，美国——Frank Sanborn 制造出首台便携式心电图机。

1938 年，美国和英国——定义了 V1～V6 胸导联。

1　1 磅=0.4536kg。

1942 年，美国——Emanuel Goldberger 开发了加压导联 aVR、aVL 和 aVF。这 3 个导联与 Einthoven 的 3 个肢体导联和 6 个胸导联一起构了现在的常规 12 导联心电图。

1949 年，美国——Norman Jeff Holter 发明了首台背包式的动态心电图记录器。但其重量达 75 磅，背上它足以使人心脏病发作！

1963 年，美国——Robert Bruce 首先制定了心电图运动负荷试验的标准方法，至今仍在使用。

为了使体表皮肤具有良好的电接触性能，最早测量心电图时，是将手脚浸泡在几桶盐水里，这显然很麻烦。于是，研究人员开发了银板电极，并使用导电膏确保其与皮肤具有良好的电接触。

如图 2.17 所示，心电信号引导的关键在人体皮肤与电极之间的接触界面上。若此处的阻抗过高，就会增加心电测量的干扰（图 2.18），产生基线漂移，减小心电波形的幅度，甚至导致检测不到心电信号。

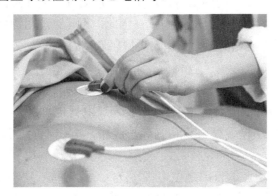

图 2.17　放在体表的心电电极

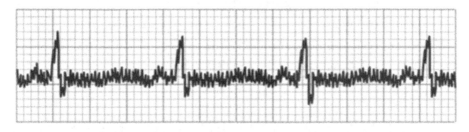

图 2.18　含 60 Hz[1]工频干扰的心电波形（加拿大飞利浦医疗公司提供）

可能原因：附近存在静脉输液泵、微波炉、手机等电气设备。

解决办法：检查周围可能引起干扰的电气设备，如果允许，

拔掉这些设备的电源插头，或者将心电图机切换成电池供电模式。

---

1 美国和加拿大的工频交流电频率是 60Hz，我国的是 50Hz。——译者注

人体皮肤的表层坚韧且不透水，因此，它的阻抗比内层组织要高。而且，有些人皮肤表层的阻抗还要比平均水平高得多。例如，干性或油性皮肤、涂了护肤霜的皮肤、工作中接触绝缘油的皮肤和较厚的皮肤等都会增加阻抗。

高阻抗的皮肤

我有一位同事的叔叔，常年做汽车维修工作。他手上的皮肤长期接触机油和润滑剂，以至于把手指插入通电的灯座里也没事，只有轻微的刺痛感。千万不要在家里做这种试验[1]！

电极的设计有助于克服皮肤的阻抗。但是，为了获得最佳的测量结果，在安放电极之前人体的皮肤仍然必须做些处理。包括剃除过多的毛发，清洁电极安放处，用纱布、刮擦器具或砂纸轻轻擦拭皮肤。有些心电图的电极套的上面附带小片细砂纸，或者附有专用的砂纸带，可用于皮肤处理。要注意，酒精会使皮肤表面干燥，反而增加阻抗而不是减小阻抗；因此，不建议使用酒精来做电极接触表面的皮肤处理。对于心电测量，医护人员抱怨最多的是"信号差"，这通常是皮肤处理不当引起的。

多数心电电极使用镀有氯化银的银端子，或者镀有银或氯化银的其他导电材料的端子。电极还可能配有导电膏/导电胶，导电膏也可以单独购买。多数一次性电极的封装袋中都包含导电胶和圆环形胶布，电极上的金属扣用于与心电导联连接。

使用导电膏/导电胶的目的是在电极与皮肤之间形成一层界面，其中通常含有氯离子。只要皮肤处理得当，导电膏中的氯离子与电极的氯化银镀层及银电极本身相互作用，会形成稳定的、低阻抗的连接，将心电信号传递至导联线上，再传到心电图设备的输入电路。

胶布和导电膏都选用非刺激性的材料制作。不过，有些患者仍然会对其一或两者有过敏反应。有时这种过敏反应会被误认为灼伤。

2.2.2　放大器

皮肤表面的心电信号的幅度通常小于1mV。要进行分析、操作和显示，这种信号必须放大1000倍以上。放大器本质上是一种电子反馈电路，其中有个电路元件的电导受输入信号调控，使得流过该元件的电流的大小正比于输入电压。此电流流入下一级电路后，产生的输出电压波形与输入信号相似，而幅度则要大得多。

1　美国和加拿大市电的电压只有110V，而我国为220V，因此更不能做这种试验。——译者注

早期的心电图放大电路采用真空电子管，它们体积大、功耗高、可靠性差；后来采用晶体管构成的固态放大器；再后来，集成电路放大器取代了分立元件的晶体管电路，不过部分电路仍然使用分立的晶体管。现代的心电系统采用微处理器来处理信号。不过，前端放大仍然要用分立晶体管和模拟集成电路放大器芯片，它们将心电信号放大到可以转换为数字信号的水平。心电系统里采用的任何放大器都必须具有高精度，且没有明显的内部噪声。

2.2.3　干扰

要从人体皮肤表面的微弱信号中获得临床上有用的心电信号，必须将所有其他干扰减小到远低于心电信号本身的水平。潜在的干扰(又称伪迹)有许多种，可以大致分为源于体内和源于体外两大类。

1. 源于体内的干扰

人体内生理系统产生的电干扰主要有两大来源：肌肉和皮肤。骨骼肌就像心肌一样，在收缩和舒张时都会产生电信号。这种电信号通过骨骼周围的组织传导至皮肤表面，如图 2.19 所示，会混入心电信号之中。幸运的是，肌电信号(即肌电图 EMG)的特征与心电信号不一样。肌电信号通常是频率较高的棘波。因此，利用滤波器就可以有效地将 EMG 滤除。不过，在安放心电电极时还是要尽量避免放在大肌肉群上面。

电极安放部位皮肤的牵拉会产生明显的低频电信号。当患者走动或变换体位时就会产生这种干扰。由于它是缓慢变化的信号，频率范围与心电信号重叠，很难用滤波器去除。仔细处理好皮肤表面，并将电极放在人体活动时皮肤牵拉最小的地方，有利于减小此类干扰。

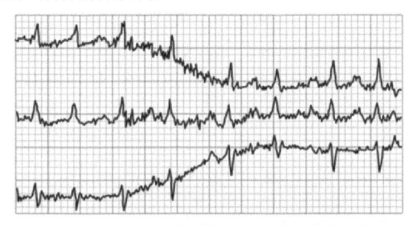

图 2.19　人体颤抖时记录的心电图中的肌电伪迹(加拿大飞利浦医疗公司提供)
可能原因：非自主的人体活动(如颤抖)。解决办法：给患者盖上被子保暖，并帮助患者止动。

2. 源于体外的干扰

有些早期设计的电极本质上是一个电池，电极与电解质溶液的相互作用会产生直流电压。这种电压被称为电位偏移。它会将心电信号偏移某个数值，有时甚至可能移出显示屏或打印纸的范围。它可能表现为心电图基线的快速漂移，也可能表现为较慢的漂移。如今采用的银/氯化银电极一般可以消除这种干扰。

医院里绝大多数仪器设备都使用 60Hz 交流电（有些国家使用 50Hz 交流电），包括患者监测和治疗设备，以及照明灯、电动升降机、电脑、传真机、地面清洁机等。这些设备及给它们供电的线路都会产生 60Hz 的辐射信号。这些信号在人体内会感应生成电压信号，其幅度可高达几伏特，远大于心电信号。去除干扰源有时可以减小 60Hz 的工频干扰。不过，有效去除工频干扰的关键是：心电系统测量的是体表不同位点之间的电位差，而不是电位的绝对值。如果人体上安放的所有心电电极与皮肤之间的接触都一样好，那么，这些电极检测到的 60Hz 信号应该相等。心电图放大器只放大电极之间的电位差，因此，60Hz 信号不会被放大，而心电信号则被放大。要达到此效果，必须处理好皮肤表面并使用新电极。

请注意，如果心电电极已经过期，或者保存不当（如受到高温和/或光照影响，或者包装破损等），或者电极贴在人体上的时间已很久；那么，电极会变干。电极厂家会在产品上标明电极需要更换的时间。

心电系统具有滤除 60Hz 工频干扰的选项；不过，如果选用此功能，心电信号中有些 60Hz 频率附近的有用信号也同样会被滤除而丢失。因此，有时需要在去除干扰与确保信号精度之间权衡。

电外科设备可能产生较高频率的干扰。这种设备使用时会发出高功率信号，在电切和电凝过程中电能直接作用于人体，干扰就会传入人体。特殊设计的滤波器可以减少这种干扰；此外，有些心电导联组件中增加了屏蔽措施，可以防止电外科设备的干扰。

通电的电缆线也是一种干扰源。如果传输信号的导线存在缺陷，或者测量系统中各连接点受到污染，又或者屏蔽线破损失效；那么，心电信号可能出现间歇性中断，外界干扰也更容易进入测量系统。

2.2.4　滤波器

心电放大系统中需要滤波器，用于尽可能多地滤除不利的信号，同时尽可能多地通过心电信号。如图 2.20 所示，临床的不同需求决定了所需的心电信号质量。简单的心率监测只需要获取基本 QRS 波就足够了，而心律失常的检测和分析及 ST 段分析等就需要尽可能高的心电信号质量。

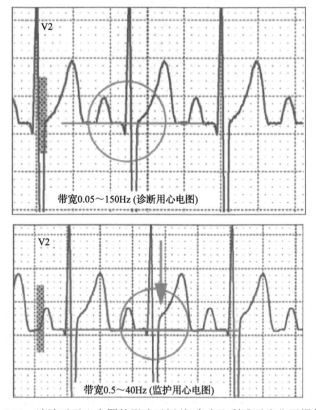

图 2.20　滤波对于心电图的影响示例(加拿大飞利浦医疗公司提供)

滤波器可以是简单 RC 电路，或者较复杂 RC 电路或 LRC 电路。随着数字滤波器的出现，数字化信号中的某些干扰还可以利用某些算法的计算机程序来去除。

2.2.5　心电导联

心电记录的原理是差动放大。心脏产生的电信号传导至皮肤表面形成心电图。心脏不同部位传出来的信号有所不同。在体表不同位点测量心电信号，可以获得有关心脏功能的不同信息。

最早的心电测量实验使用几桶盐水作为电极。受试者的四肢浸在水桶里进行测量，这种导联连接方式因此被称为"肢体导联"。后来，电极和测量设备改进之后，肢体安放电极被淘汰，采用了胸部的 4 个标准位点安放电极。如图 2.21 所示，4 个测量点被标记为右臂(RA)、左臂(LA)、右腿(RL)和左腿(LL)。

第一标准导联(即 I 导联)以 LA 为正极、RA 为负极构成，II 导联以 LL 为正极、RA 为负极，III 导联以 LL 为正极、LA 为负极。这 3 个导联一起构成了著名的 Einthoven 三角。

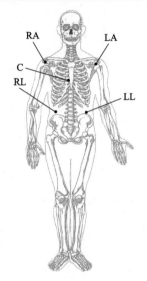

图 2.21　肢体导联的电极位置

　　为了获得更多的心电信息，设计了另外 3 个导联，被称为加压导联。它们测得的心电波形与 I、II 和 III 导联相似，只是偏移了 30°角。加压导联不是使用单个肢体作为负极参考点，而是使用一对肢体的导联作为参考点。加压右上肢导联（aVR）以右臂为正极，以 III 导联为负极。加压左上肢导联（aVL）以左臂为正极，以 II 导联为负极。而加压左下肢导联（aVF）以左腿为正极，以 I 导联为负极。

　　这 6 个导联（I、II、III、aVR、aVL 和 aVF）只需 4 个电极——RA、LA、RL 和 LL（图 2.22）。

　　还有一组导联可以提供更多心电信息，它们的电极放在胸部的心前区，被称为 V 导联（包括 V1～V6）。这种导联将 LA、RA 和 LL 连在一起作为参考点，需要增加 6 个胸部电极。

　　上述所有导联组成 12 导联心电图（如图 2.23 所示，共使用 10 个电极），长期以来一直被认为是心电测量的终结者。全导联心电图机至今仍指"十二导联"测量。通常，"十二导联"机同时测量 12 导联的数秒心电活动，然后在网格纸上打印出来。

　　由于各导联的连接方式不同，不同导联测得的心电波形具有不同的特征。例如，在 II、III 和 aVF 导联上，主 P 波为正（向上），而在 aVR 导联上 P 波为负（向下）。

2.2.6　电气隔离

　　心电电极必须与人体具有良好的电接触，才能获取质量足够高的心电波形。但是，这意味着一种风险，也就是，这种电气连接可能给危险的外部电流提供进入人体及心脏的通路，可能导致严重的后果，甚至致命。

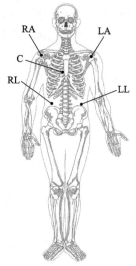
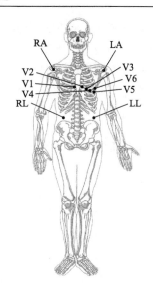

图 2.22　六导联 ECG 的电极位置[1]　　　　图 2.23　十二导联 ECG 的电极位置

　　这种危险电流的潜在来源有许多，例如：电视机、电脑或电动剃须刀等非医疗电子设备出现故障时，或者医院里线路供电的大量医疗设备之中只要有一台出故障时，还有电外科手术设备等医疗设备正常工作时，都可能产生这种电流。

　　虽然这种故障电流很罕见，而且现代新型设备的设计和维护都考虑了电气隔离的问题，但不能忽视，一旦发生，其后果非常严重，因此必须采取保护措施。

2.2.7　数字系统

　　如图 2.24 所示，如今大多数心电系统都利用模拟/数字转换器将放大的心电信

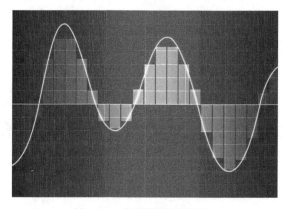

图 2.24　曲线波形的数字化

────────────

　　1　原书图 2.22 与图 2.21 相同，且与第 1 章的图重复，但正文中叙述不同，因此，仍然保留原图。书中重复出现的相同配图还有不少，后面不再逐一指出。——译者注

号转换成数字形式。这种转换器必须具有足够高的转换速率和精度，以保留心电信号所有重要的成分。典型的心电系统采用 250Hz 转换速率和 10bit 的转换精度，比音乐系统要低得多。这是因为，心电信号的带宽远比音乐信号窄得多，其动态范围也比音乐信号小很多。心电图的模拟信号转换为数字信号之后，就可用于分析，并保存备用。

2.2.8　心电波形的分析与测量

心电信号数字化之后就可以利用微处理器系统实现自动分析。这种分析包括简单的 QRS 波群识别，用于心跳计数；心电波形中特征点的识别，用于各种时间和电压幅值的测量；心律失常等异常波形的识别和标记，以及据此触发报警。本章后面 2.2.11 节将详细介绍心律失常的心电图分析。

图 2.25 所示是典型的心电波形。作为心电波形测量和分析的一个例子，经常测量的波段之一是 S 波终点与 T 波起点之间的这段信号，被称为 ST 段。这是心电波形中较平直的一段，通常它具有微小的上升趋势，持续时间约为 80ms。如图 2.26 所示，ST 段的分析包括波形和持续时间。如果它是平的或向下倾斜的，或者低于正常水平，可能意味着有部分心肌的血流受阻（即心肌缺血）。如果 ST 段抬高，可能意味着心肌梗死（即心脏病发作，当然心脏病还有其他病因），部分心肌由于失去供血而坏死。

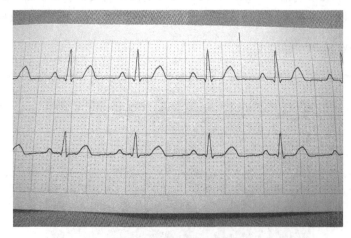

图 2.25　典型的心电波形

2.2.9　警报

心电系统的警报一般根据紧急程度的不同分为三个级别：危及生命的警报、不危及生命的警报和非紧急警报。每个级别警报的声响音调、指示灯颜色和系统响应都不同，有些可以根据需要由用户自行设置。

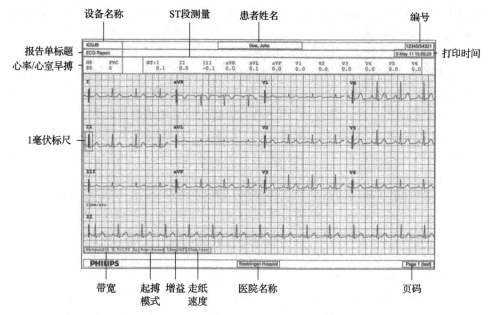

图 2.26　包括 ST 段测量的十二导联心电图打印输出示例(加拿大飞利浦医疗公司提供)

2.2.10　心电波形和事件的保存

数字信号很容易保存在硬盘等电子存储器里，能够保存的数据量仅受限于设备配置的存储器容量。目前的心电系统可以存储 72 小时以上的全导联心电信号。可以选择保存单导联或多导联的数据，当然，多导联所需的存储空间更大。

保存的心电信号可事后调取用于多种用途。例如：作统计分析；供其他医务人员查看，用于诊断或教学；判断药物等治疗的效果，判定患者的病情变化；还可能有司法用途，如对于患者的治疗存在质疑时可以作为凭据等。此外，保存的数据还可用于科学研究。保存的信号可以打印输出，打印纸是带网格的纸带，便于波形的测量和分析。打印时可以选择单次心搏的信号，也可以选择小段信号。

心电系统还可以将数字化存储的心电波形数据转换成图表输出，更清晰地显示药物治疗后的变化趋势和反应。

2.2.11　心律失常分析

任何与正常心律(即正常窦性心律)不同的心率变化都被称为心律失常，心律失常多种多样。有些偶尔出现的心搏变异不会影响人体的健康，可以持续数年；而有些心律失常却很凶险，如果不及时纠正会导致死亡。

心律失常可能只表现为心动过速和心动过缓，而心电波形却正常，只是患者安静时的心脏搏动太快或者太慢。心率变化的可能原因有许多种：与心脏功能相关的化学物质失衡；心脏的信号传导通路受损或中断；控制心脏活动的生理系统出问题；部分心肌缺血或完全丧失供血而引起心肌受损，即心肌梗死等。

多种方法联合使用可以诊断心律失常（更确切地说，是查明心律失常的原因）。其中包括：由心脏病专家查看和分析精确记录的患者安静时的心电波形；利用计算机的自动分析功能来辅助诊断；分析长时间记录的动态心电数据（参见本章后面2.4节介绍的动态心电记录仪）；利用运动负荷试验系统在锻炼过程的不同时间测量心电图；利用心导管测量心输出量或注入不透射线的造影剂用于X射线成像；心脏超声、CT、MRI和PET等成像技术也可以提供信息。最后，血样分析还可以提供其他线索。

房颤和室颤是两种较常见的心律失常，是心区收缩丧失协调引起的，属于纤维性颤动。房颤发生时，心房的收缩不协调，不同部位的心肌各自独立收缩，就像心脏里装满了扭动的蠕虫。虽然房颤会使患者感觉不舒服，并减少心输出量，但它通常不会危及生命。房颤可以是慢性的，在治愈之前会持续出现；也可以是间歇性的，自发产生、自行消失，可能与睡眠和运动等有关。外加适当的电流脉冲刺激可以消除房颤（即除颤），使心电图恢复正常。室颤会导致心脏血液的输出几乎完全停止，如果不立即纠正就会导致死亡。可以用药物或者除颤器治疗。猛击胸骨（即重击心前区）有时也能除颤，曾经有电视剧和电影利用这种手法来获得强烈的戏剧性效果。本书第7章在讲解除颤器时还将详细介绍心脏的纤维性颤动和除颤。

除了上述几种心律失常以外，还有许多种其他心律失常，分别属于几大类，各类别之间或同类中还有分级。命名各种各样，缩略词也有多种。本书不全面介绍心律失常的起因和治疗方法，但是了解下列有关心律失常分类的基本知识对于正确应用诊断设备很重要。

2.2.12　心律失常的类型

心律失常有多种类型，它们的定义和命名也有多种，简介如下（图2.27包含几种较为常见的心律失常的心电图）。

（1）心搏骤停（asystole）：心脏完全停止收缩，心电图呈现水平线，没有血液流动。显然，心搏骤停是致命的，必须立即治疗以防死亡的发生。它虽然不属于心脏的纤维性颤动，但通常采用除颤治疗。

（2）房颤（atrial fibrillation，a-fib）：前面已介绍过。房颤期间，心脏内可能形成血凝块，增加中风（即脑卒中）发生的风险。

（3）心房扑动（atrial flutter，AF），简称房扑：心房收缩非常快，但仅限于心房，不传向心室，心室仍然以正常的速率收缩。

（4）房性早搏（premature atrial contractions，PACs）：心房偶尔增加一次或几次收缩。给人一种错过一次心跳的感觉，但实际上是增加心跳而非减少。这是一种很常见的现象，尤其是年轻人中较常见。它是无害的，通常无须治疗，过一段时间就会自行消失。

（5）右束支传导阻滞（right bundle branch block，RBBB）：右心室不是通过右束支传导下来的信号正常触发收缩，而是由左心室的收缩触发右心室收缩。

（6）窦性心动过速（sinus tachycardia）：一种快速但正常的节律，可因运动和情绪激动等因素引起。

（7）病态窦房结综合征（sick sinus syndrome，SSS）：窦房结的信号发生功能异常，导致心动过缓，或者心动过缓和心动过速交替出现。

（8）室上性心动过速（supraventricular tachycardia，SVT），简称室上速：如果一系列房性早搏连续发生，就会导致整体心率的增加，称为室上性心动过速。这种情况一般不严重，常见于儿童，通常会随着年龄的增长而消失。

（9）心室纤颤（ventricular fibrillation，v-fib）：前面已介绍过。这是一种立即危及生命的状况，必须在数分钟之内救治。

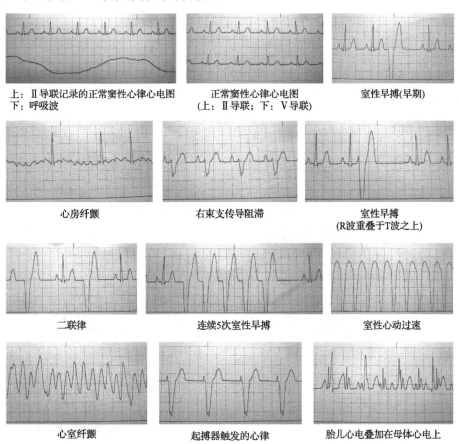

图 2.27　各种心电图记录示例（除了前面 2 张图之外，其余为心律失常心电图）

（10）室性心动过速（ventricular tachycardia，VT）：由心室触发的快速心搏，通常由严重的心脏病引起。可能危及生命，必须及时治疗。通常出现 5 个或更多个连续的室性早搏，就可认为是室性心动过速。

（11）室性早搏（premature ventricular contractions，PVCs）：由心室自发产生的跳动次数增加，就像房性早搏（PACs）一样，给人的感觉是心脏漏跳了一次。与 PACs 一样，PVCs 也较常见，尤其是年轻人，通常过一段时间就会消失。

（12）室性联结（ventricular couplet）：两个或多个室性早搏连续发生，其前后是正常的心搏。

（13）二联律（bigeminy）：正常心搏与室性早搏交替出现。

（14）三联律（trigeminy）：每两个正常心搏之后出现一个室性早搏，如此重复出现。

2.3　运动负荷试验

许多反映心脏病变的异常心电信号不会在安静状态下出现，因此，研发人员设计了如图 2.28 所示的系统来监测患者运动时的心电信号。该系统包括：运动器具（通常是跑步机或者是固定的踏车（图 2.29））、能够严密控制运动器具的用户界面、控制器、心电监护仪和打印机（图 2.30）。

有些系统还配备无创血压监测仪和脉搏血氧仪等，它们通常是独立的设备。呼吸分析仪等其他代谢测量仪器也可用于心脏的运动负荷试验。

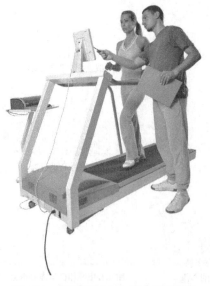

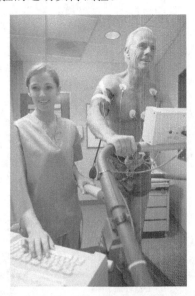

图 2.28　能够监测心电信号的跑步机　　图 2.29　患者在跑步机上进行运动负荷试验

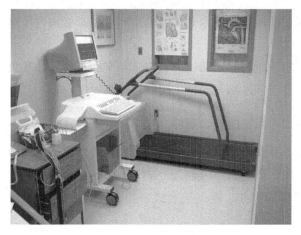

图 2.30 运动负荷试验系统

2.3.1 运动负荷试验系统的运动装置

试验系统的运动装置必须牢固可靠，频繁使用也不会损坏，而且能够承受体重偏重的肥胖患者。它必须能够提供较大范围的运动负荷，且负荷的准确度和重复性都很好。必须有一个伸手可及、易于操作的中止开关，以备患者或工作人员认为必须立即停止锻炼时使用。当中止开关被按下时，运动装置必须即刻停止，且仍然保持可控状态。最后，该装置必须有接口，可以接收控制器发送的操作命令。

与踏车相比，图 2.31 所示的跑步机更便于控制患者消耗的体力，但是它体积较大、较笨重，安全制动比踏车要困难。踏车和跑步机这两种运动装置都必须配备有效的措施，以防患者失去平衡时跌倒。

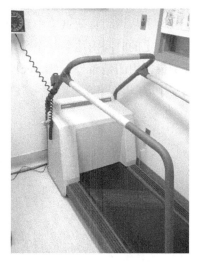

图 2.31 用于运动负荷试验的跑步机

跑步机有最大速度限制，通常约为 15mph（即 25km/h）；也有坡度升降范围，为水平至 15°。跑步机的速度取决于驱动跑带的电机的转速。而坡度则由一个小型电机控制，这个电机驱动一个齿轮垂直轴机构，可以升高或降低跑步机的前部。跑带的实际速度用转速计测量，并反馈给控制器。通常，控制器向主电机发送变速指令，当转速计测得的速度已达到指令速度时，变速指令即被取消。坡度的调节也采用类似的指令控制方式，抬升的高度可以监控，用简单的电位计测定角度。速度和坡度都必须有可靠的安全机制来防止过度的变动。

运动负荷试验使用的固定踏车有直立式和平躺式两种，其负荷通常用电磁刹车调控。与跑步机一样，踏车的速度用转速计测量。

2.3.2　运动负荷试验系统的接口器件

运动负荷试验系统控制器发出的指令信号是数字化的，运动装置反馈的数据也必须是数字化的。但是最终控制运动装置的信号和从运动装置测得的原始反馈信号都是模拟信号，因此，运动装置或者控制器内必须包含数/模(D/A)和模/数(A/D)转换器。

运动装置与控制器之间用一根结实可靠的屏蔽电缆连接，它根据所连接的数/模或者模/数转换器来传送模拟或数字信号。运动装置内的电机可能产生很大的噪声，因此，还需要有效可靠的噪声屏蔽和抑制措施。

2.3.3　运动负荷试验的方案

为了从运动负荷试验中获得最有用的信息，运动程序的设计必须使患者的心率在给定的时间内达到某个预定值。这些程序已经过研究并被定义为各种方案，其中最常用的是布鲁斯(Bruce)方案，以其开发者 Robert A. Bruce 的名字命名，发明于 1963 年。如今已有许多其他方案可以选用，但是 Bruce 方案仍然是最常用的(图 2.32)。

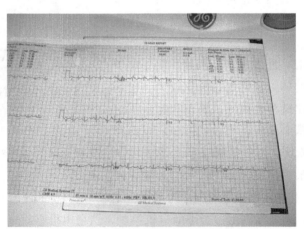

图 2.32　Bruce 方案负荷试验的心电图打印输出

Bruce 方案包含 7 个阶段，每个阶段 3 分钟。每个阶段都通过增加跑步机的速度和坡度来增加运动强度。第一阶段跑步机的坡度很小。只有适应性特别强的人才能完成所有 7 个阶段。接受试验的患者都受到严格的监测，一旦他们的心率达到某个预定值(或者心电图等出现明显异常)，就要结束试验。停止前通常要有一个低强度运动的过渡期。

其他常见的运动负荷试验方案有：

(1)改进型 Bruce 方案。与原始 Bruce 方案相似，只是跑步机在第一阶段是水平的，无坡度，而且在前几个阶段只增加坡度，不增加速度；在后几个阶段才两者都增加。

(2)Balke 或 Balke-Ware 方案。跑步机的速度恒定不变，坡度则不断地以很小的幅度增加，其增加几乎是线性的。

(3)Ellestad 方案。包括 6 个阶段，其中 5 个阶段增加速度，只有 1 个阶段增加坡度。

(4)Naughton 方案。此方案的每个阶段持续 2 分钟，速度始终保持不变，每个阶段都仅增加坡度。

负荷试验系统的控制器通常都有多种预先编程的方案可供选择，也允许用户自行设计方案。使用前面板上的按键或者显示屏上的菜单都可以选择试验方案，并控制跑步机。

2.3.4　运动负荷试验系统的心电监护仪

运动负荷试验系统的心电监护仪与前面讲过的其他心电监护仪相似。电缆线通常包含 12 个导联，连接到粘贴在人体上的电极。这种电极与用于长时间心电监测的电极有所不同。此处皮肤过敏不是重要问题，重要的是电极要在运动、出汗的人体上粘贴牢固。与任何心电图监测一样，要获得高质量心电信号的记录，必须重视皮肤预处理。但在人体活动的状态下要获得最佳记录数据，还必须始终保持电极位置准确，不移动。

系统的显示屏上会显示心电波形及试验方案、跑步机状态和患者信息。由于目标心率的设定与年龄和性别有关，此类信息(还有其他信息)都可以输入到系统中，用于负荷试验的设置和结果的解释。

如图 2.33 所示，系统配备较大规格的打印机，使用 8.5×11 英寸[1]的带孔连续打印纸。可以打印多种内容，包括 12 个导联的心搏间期波形、连续数秒钟的心电图等。如果配置了分析软件，还可以给出分析及结论。

1　1 英寸=2.54cm。

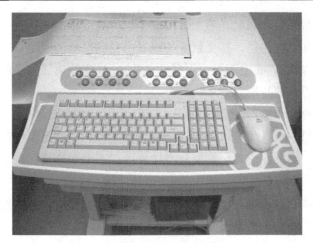

图 2.33　运动负荷试验系统的打印输出

2.4　动态心电记录和分析系统

有些早期心脏问题只是偶尔发生，但却是后期导致严重心脏病的关键信息，如果不及时开始治疗，可能发展成严重问题。其中某些早期问题可以通过运动诱导出来，就像前面所述的运动负荷试验。但是，其他有些问题是或多或少随机出现。如果这类问题已经发展到需要治疗的阶段，那么，它们通常会在 24 小时内出现一次或多次。

美国蒙大拿州(Montana)的 Jeff Holter 医生在 1949 年发明了一台可以长时间记录心电信号的设备。该设备确实可以使用，但却重达 75 磅，不是老人(或许不是任何人)能够背它 24 小时。以它的发明者命名，24 小时动态心电记录仪也被称为霍尔特(Holter)系统。

最早的动态心电系统能够记录 24 小时，但是重量限制了它们的推广应用。随着电子技术和电池技术的发展，这种设备的体积越来越小，且功能越来越强。

发展中期的动态心电系统使用标准的盒式磁带记录心电图，磁带以很慢的速度移动，记录的是心电图的模拟信号。而如今此类设备则将心电信号数字化后保存于闪存卡(图 2.34)。

大多数动态心电记录两个导联的心电图，一是为了提供较多的信息，二是为了提供后备。万一有一个电极脱落、或接触不良、或导联的连线断开，还有另一个导联的信号可以使用。也有些系统能够记录更多导联的信号。

在佩戴动态心电设备的过程中，如果患者感到心脏发生异样(可能是心律失常)，可以按下一个按钮，在记录信号中插入一个标记。同时他们还可以记录自己身体的活动、吃饭时间、服药时间及心律失常迹象等。

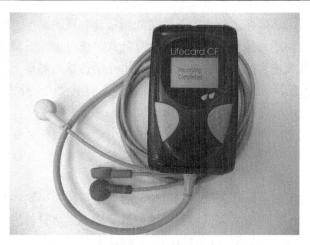

图 2.34　新型动态心电记录仪（Holter 系统）

动态心电记录系统的心电信号处理方式与其他心电系统基本相同，当然，它不需要显示器和打印机。为了确认心电信号检测的正确性，医护人员将记录仪佩戴到患者身上时，要将心电信号同时连到一台显示器上，确认记录正确无误后，再撤除显示器。

规定的记录时间结束后（通常为 24 小时，但可短可长。有时可达 48 或 72 小时），将患者身上的记录仪和电极取下。然后，将整个记录仪或者取出的闪存卡插入分析仪，分析仪将所有数据复制到内存中。运行软件程序，经过测量和计算，就可以获得总平均和瞬时心率的数据。并分析心律失常的波形，计算不同类型心律失常出现的次数，再标记出这些心律失常的心电波形，使医护人员能够关注这些记录片段。

分析仪通常就是个人计算机，配置良好，有读卡接口，安装了相关的分析软件。并配备高分辨率显示器，便于查看心电波形并显示其他数据，如患者信息、存档参数等。还配备打印机和高容量的存储系统，可以保存许多患者的数据。

2.5　心输出量

心脏搏动正常时，泵出的血液量是可以估算的。一旦出现异常，无论心脏哪个部位受损，也无论受损是由缺血、心肌梗死还是瓣膜功能障碍引起，都会导致心脏输出血液量的减少，因此，测量心输出量可提供有价值的临床信息。

心输出量的测量有多种方法。不久之前，这些方法还都是有创的（侵入式）、令人不适的。但如今的新技术已实现了无创测量。

侵入式测量是将导管插入心血管循环系统（通常是肺动脉），在动脉的某个位置注入一种物质，然后在注入点的下游某处测量该物质的浓度。将注入点和测量点的浓度及时间和距离等数据代入一个计算公式，就可以求得精确的心输出量数值。有的测量系统使用的注入物是染料，利用光学传感器测量下游浓度。也有的系统是团注低温的冷盐水，使用温度传感器测量下游温度的变化来推算心输出量。还有些系统采用放射性核素显像，使用同位素。

这些侵入式方法都有缺点，主要是有副作用：令人难受且存在风险。例如，有些患者对使用的染料有不良反应，插管可能对心血管造成物理性损伤，导管插入部位还可能发生感染。

最新技术的发展已经使无创测定精确的心输出量成为可能。利用磁共振成像或超声波等技术的专用设备可以拍摄心脏及其周围主要血管的图像，并测得某些特定位点的血流速度。根据图像测得的血管横截面的面积及测得的血流速度，就可以计算心输出量。

2.6　本　章　小　结

本章介绍了生理参数监护仪、中央站、心脏的生理功能、心电图的发展历史、心电信号各成分的发生机理和含意、各种心电导联系统、数字化心电图、心律失常、运动负荷试验、动态心电监测和心输出量测量等。

2.7　思　考　题

1. 生理参数监护系统中为什么要集成多种功能？
2. 生产厂家为什么要利用计算机行业的标准通信系统来实现生理监护系统之间的相互连接？
3. 将生理监护系统连接到医院局域网上有哪些好处？
4. 患者监护使用遥测系统有哪些好处？
5. 除了心电图以外，遥测系统中还可以包含哪些生理参数的监测？拥有这些参数监测功能的缺点是什么？
6. 为什么天线系统的设计是遥测系统的关键？
7. 心电监测系统有哪些基本组成部分？
8. Einthoven 三角是什么？
9. 为什么便携式(动态)心电记录仪很有用？
10. 人体皮肤阻抗过高时会引起心电测量的哪些问题？
11. 在放置心电图电极之前处理患者皮肤时为什么不建议使用酒精？

12. 心电信号有哪些干扰源？

13. 常用的心电信号的模/数转换器的采样率和分辨率(即位数)各是多少？

14. 心电图波形的 ST 段抬高意味着什么？

15. 保存心电图波形有哪些用处？

16. 描述房性早搏的术语是什么？

17. 为什么室颤比房颤要危险？

18. 心电图的运动负荷试验系统包括哪些基本组成部分？

第3章　诊断设备之二

本章要点

● 讲述血液循环系统，包括血液的特性，以及血压、血氧、血气和血流等生理参数的测量。

● 介绍呼吸系统及其监测方式，包括各种呼吸容量的测量、吸气和呼气中二氧化碳的分析(二氧化碳图)、吸气和呼气中氧气的监测，以及支气管镜检查等。

● 讲述神经系统，包括神经信号的特性、麻醉剂的作用机制和麻醉的监测方法、脑电信号的生理含意和测量、肌肉和神经刺激器的应用等。

3.1　血液循环系统

3.1.1　概述

血压是生命体征之一，可以给医护人员提供重要信息，是最常测量的生理参数之一。简而言之，血压是血液施加在循环系统血管壁上的压力。基于循环系统结构和功能的特点，血压随时间和测量位置的不同而变化。

血液自身受重力作用会产生静水压，因此，身体高位的血压往往较低。由于心脏的周期性泵送，血压也周期性变化。在心输出量最大的时刻血压达到最高值(称为收缩压)；在每两次心脏收缩之间血压降至最低值(称为舒张压)。此外，当主动脉瓣刚关闭时，会出现一个重搏波，称为重搏切迹。收缩压、舒张压和一个心动周期的平均血压，都可以提供个体状态的有用信息。

血管具有一定的弹性且会对血流产生阻力，这意味着在远离心脏的位置血压会减小，其收缩压和舒张压都会降低，两者之差也减小。而毛细血管中的血压几乎保持恒定。循环系统静脉任何部位的血压也相对稳定。由于重力的影响，体位较高处的静脉血压较低。静脉血压必须足够高，足以使血液流回心脏。许多正常和异常的生理活动都会影响血压。

3.1.2 高血压

人体运动时血压会升高,因为心脏会更有力且更快速地泵血,以满足人体肌肉所需供血量的增加。通常,与肾脏系统有关的多种疾病会导致血容量的增加,进而增加血压,由此产生高血压。自主神经系统的异常反应也可引起高血压。

注意:动脉硬化和动脉粥样硬化这两个术语有时可以互换使用。动脉硬化通常指血管壁失去弹性;动脉粥样硬化是指血管壁上沉积斑块,因而血管弹性降低,且血管变得狭窄。如图 3.1 所示,当血管壁产生动脉粥样硬化时,管壁变厚、失去弹性,血管内径减小。长期高血压,或血液中胆固醇含量过高,或这些因素的综合,还有其他因素,都会引起动脉粥样硬化。

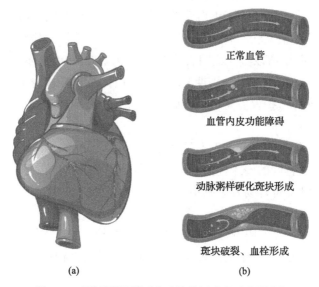

正常血管

血管内皮功能障碍

动脉粥样硬化斑块形成

斑块破裂、血栓形成

(a) (b)

图 3.1 动脉粥样硬化(a)及其发展阶段示意图(b)

动脉硬化引起血管弹性变化时,血压波形也会改变。收缩压与舒张压之差会变大;同时,动脉狭窄导致血流减少。这两者相结合,会导致心肌的血流灌注明显减少(因为心肌灌注主要发生在心脏舒张期)。心肌灌注不足会导致心绞痛(即胸痛),最终导致心脏病发作。长期高血压还会引起脑卒中、动脉瘤和肾衰竭等疾病。

3.1.3 低血压

低血压可能由自主神经系统反应失常或失血引起。血压低于"正常"值时有些人仍然行动正常,而且,这种情况还可能有利于健康。不过,异常的低血压会导致人体所有器官的血液灌注减少,而且最严重的是脑缺血。脑缺血使人的认知功能减退，出现头晕、失去意识等症状，最终导致死亡。严重的感染、毒素和激素失衡等其他因素也会导致低血压。

3.2　血　压　测　量

3.2.1　有创血压监护仪

最准确、最实时的测量血压的方法是将一根细长的灌满生理盐水的导管插入需要测量血压的血管等目标区域。这根导管的外端与压力传感器相连。或者，可以在导管内端安装微型压力传感器，再将其插入目标区域；这样，传感器直接位于测血压的位置，它的响应比通过盐水导管传递后再接传感器要好。不过，由于传感器的直径较大，无法用于细血管的测量，而盐水导管则可用于细血管。

使用这两种测量方法的有创血压监护仪都可以根据压力传感器产生的信号来计算血压，并将血压值以数字或图表的形式打印出来，或者显示在视频显示器上。监护仪系统的响应比生理血压周期波上的有用时间特性要快得多。只要设计合理并经过校准，这种监护仪完全可以准确地测量血压周期波上最小的有意义的幅度变化。

但是，这类测量技术有如下不足之处：

(1)它是一种有创的侵入性方法，操作有难度，患者会感觉难受。

(2)导管穿刺部位容易发生感染。

(3)会引起出血。

(4)在血管内，导管周围可能形成血凝块或血栓。如果它们破碎，碎块可能堵塞较细的血管。因此，如果测量时间较长，必须不断冲洗导管[1]，以减少血凝块的形成。

3.2.2　压力传感器

根据制造技术的不同，压力传感器有如下几种类型：

(1)电阻式压力传感器：压力作用直接改变其阻抗值。

(2)应变式压力传感器：受力变形时引起阻抗变化。

(3)压电式压力传感器：受力变形时产生电动势。大多数医疗设备采用压电式传感器。

为了满足医用要求，压力传感器必须具备如下特性：

---

1 注入肝素盐水冲洗。——译者注

　　(1)传感器的灵敏度必须适合人体内所需测量压力的要求。灵敏度定义为产生特定数值的传感器输出变化所需的压力改变量。例如，传感器的灵敏度为20mV/mmHg，就是指传感器受到 1mmHg 的压力变化时，其输出电压就会产生20mV 的变化。

　　(2)传感器必须有足够大的量程，以便在测量对象的整个压力变化范围内能够产生准确的输出。

　　(3)传感器必须具有足够的精度，能够测出对于测量对象有意义的最小压力变化量。

　　(4)传感器的精度必须长时间一直保持在额定限值内，该指标又称为分辨率，也就是传感器能够检测到的最小压力变化。

　　(5)传感器的输出在预期的测量范围内必须具有足够好的线性度，以获得精确的测量值。传感器的原始信号可以经过某种计算转变成线性输出，但这些信号必须是光滑的且数学上可预测的曲线。

　　(6)传感器跟随由小到大(正行程)和由大到小(反行程)的输入压力变化时的2 条输出曲线要重合，描述此特性的指标称为迟滞。

　　(7)传感器的响应必须足够快，能够捕获所测压力的快速变化。

3.2.3　无创血压监测

　　精确的无创血压测量方法是必不可少的。我们知道，如果在手臂上施加外压，将手臂内的血管压扁，血管内的血流就会被完全阻断，手臂肱动脉的脉搏也就消失。如果在逐渐释放外加压力的同时监测脉搏和压力，那么，就可以测得脉搏重新出现时的压力。此压力数值就是血压的收缩压。

　　如果外加压力处于收缩压与舒张压之间，那么，在每个心搏周期中，当血压升到超过外加压力时血管就会被撑开，而血压降到低于外加压力时，血管又会闭合。血管的开闭会产生一种特殊的声音，将听诊器置于肘内侧的肱动脉/肘动脉处，就可以听到这种声音。如果外加压力高于收缩压(血管一直闭合，没有血流)或者低于舒张压(血管一直敞开)时都听不到这种声音。这种声音称为科氏音(Korotkoff)，是以早期研究者之一的名字命名。

　　根据上述原理，大约在 1900 年代，人们发明了在手臂上无创测量血压的技术(图 3.2)。将含有气囊内胆的袖带缠绕于手臂的肘部上方。气囊内胆与压力表相连，其中的压力用一种气压泵控制。先将气压升高至某个水平，然后再缓慢释放空气来降压。在气压缓慢下降的过程中，一边关注压力表的读数，一边监听科氏音。科氏音刚开始出现时的压力数值就是血压的收缩压，科氏音刚消失时的压力数值则为舒张压。

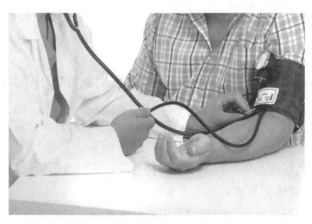

图 3.2　人工测量血压的听诊法

　　这种听诊法测血压的设备价廉又可靠，测量准确，至今仍被广泛使用。它的缺点是需要人工操作，频繁的测量很耗时间，而且每个人测量技术上的差异还会导致测量数据存在误差。

　　于是，自动测量血压的设备应运而生，它可以机械地复制人工测血压的过程。这类设备的加压和降压原理与上述相同，仍然使用气压泵来加压，然后释放空气来降压。不过，检测血流状态的方法却有两种选择。

　　第一种方法就是上述听诊法。在肱动脉/肘动脉部位放置一只拾音器，直接拾取科氏音，用于分析血流信号以确定收缩压和舒张压的数值。这种方法与人工测血压相似，但拾音器的安放位置必须准确。在血压监测期间，拾音器必须一直保持在可靠的位置上。拾音器通常安装在袖带内，不过有些产品的拾音器会伸出袖带。这两种设计中都有连接拾音器的导线沿着气管从袖带连接到主机。

　　第二种方法是示波法（也称振荡法），它是一种更可靠、更方便的自动检测血流变化的方法。其原理是：手臂动脉内的血压变化会传播到皮肤外，特别是当手臂被袖带勒紧时，更有利于血压波的传播。这种血压波还会传播至袖带，并通过气管传入主机。再由主机检测压力变化并作分析处理，用于确定收缩压和舒张压的数值。这种振荡法测量技术准确可靠、重复性好，测量的血压数值与有创测量吻合得很好。该方法与听诊法的测量原理不同，因此，两者的测量数值会有所不同，但并非不正确。如图 3.3 所示，这两种方法的测量数值都与有创测量略有不同。由于舒张压的信号较小，它比收缩压更难确定；因此，不同测量方法获得的舒张压数值变异更大。

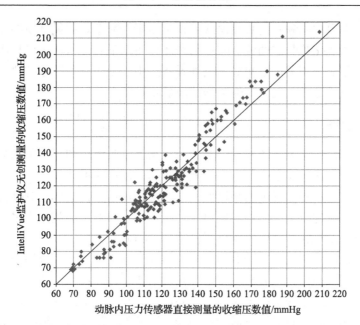

图 3.3　IntelliVue 监护仪的无创血压测量值与动脉内压力传感器直接测量的
血压值之间的相关性(加拿大飞利浦医疗公司提供)

3.2.4　血压测量的周期

无创血压监测时，将袖带绑在手臂上(通常是手臂，但也可以绑在腿部测量)的正确位置之后，袖带内气压就会增加至某个特定值，该值高于正常收缩压。如果此时仍然能够检测到血压的振荡波，则气压会逐步增加，直到不再检测到振荡波为止。不过，如果所需的气压超过预定的极限值，那么，就会产生报警声，同时气压会被释放。这种情况要么是设备故障引起，要么是患者的血压高得有危险了。

袖带的加压稳定后就会缓慢释放气压。如果气压线性下降，到达收缩压和舒张压的压力点时设备就自动读取压力数值。或者气压阶梯式逐步下降，如果这样，血压的振荡波可能在 2 个阶梯压力值之间的某个压力上开始出现或消失，应用插值算法仍然可以获得足够精确的血压值。

当袖带气压降至低于舒张压时，袖带压力就会彻底释放。注意，第一次测量时，袖带与手臂之间的贴合可能不那么好，需要"适应"过程。这可能会影响测量结果，因此第二次及之后的测量值通常更准确。

监护系统可以设为按照一定的时间间隔自动测量血压，也可以在需要时人工启动测量。还可以给收缩压、舒张压和平均压设置报警限值。大多数系统都能够在血压测量过程中计数脉搏，从而测定心率。

测量数据通常用独立的数显器或者视频显示器显示。如果是视频显示器，可能会画出数据变化趋势的曲线。有些系统还配备纸质打印机，可以打印输出数据和图表。无创血压测量可以集成于其他设备之中，如生理参数监护仪、除颤器和麻醉机等。如果这样，就与其他数据共用显示设备。

3.2.5　其他说明

所有自动血压测量系统都利用数学公式来计算收缩压和舒张压的数值，并计算平均血压值；而且，都必须考虑血液受重力作用产生的静水压。标准血压值指的是与心脏相同水平位置上的测量值。如果测量部位高于心脏，则血压值会偏低；反之，如果测量部位低于心脏，则血压值会偏高。相对于心脏的水平位置，在垂直距离上每改变 5cm，血压值就会变化约 3～4mmHg。

使用合适尺寸的袖带对于血压测量的准确性很重要。大多数袖带产品会给出适用的肢体周长范围，或者有标记指明尺寸是否正确，或者两者都有。袖带过大或过小都会导致血压测量产生误差。此外，如果袖带过小，泵气时可能会崩开。

血压监测系统具有估计所需施加的最大气压的算法。通常根据之前已测得的收缩压来调整最大加压值。将袖带气压升至足够高的值后，即开始放气并进行血压读数。

如果血压监测的同时还在使用其他医学测量和治疗(图 3.4)，那么不要将袖带

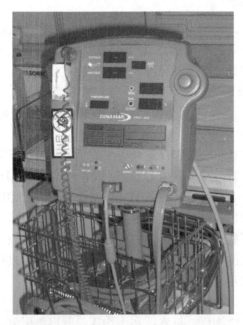

图 3.4　无创血压监测(此监护仪可以同时监测体温和血氧饱和度)

绑在进行其他治疗的手臂上，因为血压测量时频繁的血流阻塞会影响其他测量和治疗。例如，如果袖带绑在静脉输液的注入部位附近，那么，输液就会被袖带加压所中断，使得输液不流畅。此外，如果血流被无创血压测量频繁地阻断，脉搏血氧的测量值也会受到影响。

最后还要注意，有些人可能具有"白大褂高血压"症。每当医生或护士测血压时，或接受其他医疗检查时，他们会紧张或焦虑，从而导致血压偏高。但这种血压偏高通常是暂时的，放松后再测量就会得到较为真实的血压值。

3.2.6　无创血压测量的新发展

虽然传统的无创血压测量比有创测量有优势，它无须将压力传感器插入人体动脉，但它也有缺点。袖带和气管等配件是累赘，会限制人体的活动，而且测量频率最高只能一、二分钟一次，某些突发性的、临床上较为关键的血压变化可能无法及时测得。

利用脉搏波传输时间(pulse transmit time，PTT)可间接地计算出血压值，从而实现无袖带血压测量。其中，收缩压是根据心电图信号 R 波与血氧饱和度信号波峰之间的时间差来计算；而舒张压和平均压也根据相关数据计算得出。这种血压测量方法每隔一段时间就需要利用人工听诊测血压进行校准。无袖带血压测量具有以下好处：

(1)没有机械泵的耗能，电池的续航时间更长，是便携式设备的理想测量方法；

(2)是连续的血压测量(而不是袖带测量法那样间隔一定时间的测量)，这样可以更迅速地反映血压的变化；

(3)减轻患者的累赘和负担；

(4)减少血压测量对患者生活的干扰，尤其是对睡眠的干扰。

3.3　脉搏血氧仪

在生命体征测量技术的发展历史上，有些指标(如脉搏、呼吸和温度等)不需仪器设备就可以探测。血压测量则要困难些，但发明了简单的血压测量装置后也能准确地测定。不过，还有一个基本的生命体征指标却等到先进的电子设备出现之后才实现了有效的监测，那就是血氧饱和度。即便人体呼吸和心跳都存在，如果没有足够的氧气进入血液，也会导致严重的问题。肤色可以稍作参考，用于定性判断血氧饱和度指标，但是该指标的准确数值只能通过血样分析或使用脉搏血氧仪来测定。

脉搏血氧仪是根据血红蛋白的物理特性设计的。如图 3.5 所示，血液红细胞中的血红蛋白分子吸收特定波长光的能力取决于它是否与氧结合。血液中与氧结合的氧合血红蛋白(oxyhemoglobin, HbO_2)的容量占全部可结合氧的血红蛋白(hemoglobin, Hb)容量的百分比就是血氧饱和度(SpO_2)，它可以反映人体通气和肺内气体交换是否正常有效。

利用两束波长分别为650nm(红光)和805～940nm(红外光)的精确光束，就可以测定血氧饱和度。氧合血红蛋白吸收红光比不含氧的血红蛋白要少，但对于红外光的吸收却是前者多于后者。

图 3.6 所示是测量血氧饱和度的探头，它可以夹在成人的指尖或耳垂上，或夹在婴儿和新生儿的脚趾、脚跟上使用。它发射的红光和红外光穿过这些具有良好血流灌注且厚度较小的人体部位。夹子内侧一面射出的光束由另一面的传感器接收(图 3.7)。利用计算机算法分析传感器接收的信号，调整校准常数、非线性度等因素，就可以得到血氧饱和度的数值。这个数值表示为血氧饱和度最大值的百分比。

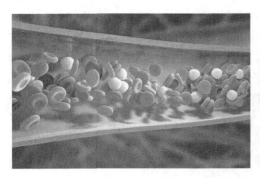

图 3.5 红细胞

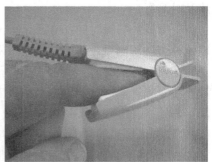

图 3.6 夹在手指上的脉搏血氧仪探头

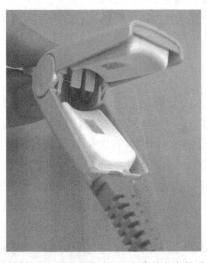

图 3.7 打开的脉搏血氧仪探头内侧可以看到光束的发射和接收小窗

许多因素会影响血氧饱和度测量的精度，如：

(1)有些指甲油对于这两种波长光的吸收有差别，尤其是蓝色、绿色或黑色的指甲油(图 3.8)，会引起测量出错。因此，不要在涂指甲油的手指上测量血氧饱和度。

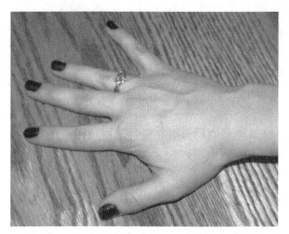

图 3.8　指甲油会干扰脉搏血氧仪的测量

(2)一氧化碳与血红蛋白结合也会产生错误的测量值。

(3)某些毒素或疾病状况会改变正常血红蛋白，变成高铁血红蛋白，这会大大降低脉搏血氧测定仪的精度。

(4)低血流灌注也会降低测量的精度。测量时，传感器要始终放在血流灌注良好的部位。有些血氧仪具备血流灌注的测量功能，这个测量本身对诊断也很有用。

(5)有些医用染料(如亚甲基蓝等)会暂时降低血氧饱和度的显示值，但不影响其实际值。

(6)高亮度的环境光会影响测量值。

如果以直接采血测量作为标准，血氧饱和度数值较高时，电流脉冲式血氧仪的精度通常为 1%～2%；血氧饱和度较低时，测量精度会下降。不过，如果患者的血氧降到如此低的水平，他们通常会受到严密的监护，血氧也直接采血测定。血氧仪用数字或条形图来显示血氧饱和度。

有些新式的血氧仪，如 Masimo 公司的脉搏血氧仪(图 3.9)，采用高端的算法来减少噪声干扰，提高低血氧时的测量精度。

脉搏血氧仪有小型手持式的便携型，也有较大型的台式或立柱式安装的类型，还有集成于其他设备之中的，如生理参数监护仪、除颤器、胎儿监护仪、麻醉机和遥测设备等都有血氧饱和度测量功能。这些设备中集成的血氧测量电路有的是主机生产厂家自行设计的，有的则采用其他专门生产血氧仪的厂家的专利产品。

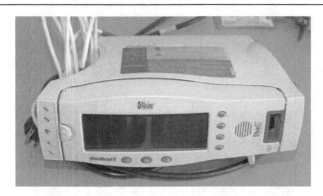

图 3.9　新型脉搏血氧仪

脉动的血流经过血氧监测位点时，它对于光束的吸收/透射在心动周期内略有不同。收缩期监测位点的血流量增加，而舒张期则减少。于是，血氧仪传感器接收到的瞬时光强会跟随血压波形有所变化。据此可以计算脉搏频率，有些功能较强的血氧仪还可以显示脉搏波的波形。通常，脉搏波的显示会自动将幅度调整到全尺度范围，因此，其波幅不体现血液灌注水平。

如图 3.10 所示，脉搏血氧仪的探头有许多种类型。短时间测量时使用指夹式的探头，可以夹在手指、脚趾或耳朵上。指夹是一种弹簧施压机构，夹上、取下都很方便。长时间血氧监测，或者患者太幼小无法使用普通指夹式探头时，可以使用软质探头环绕手指，并用胶带固定。有些厂家提供一次性探头，仅供一人使用，以减少交叉感染。

老式脉搏血氧仪只能测量动脉的血氧饱和度（图 3.11）。而新型的脉搏血氧

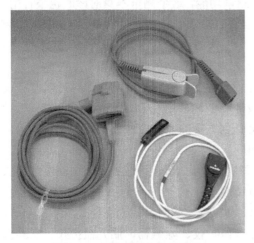

图 3.10　各种脉搏血氧仪探头

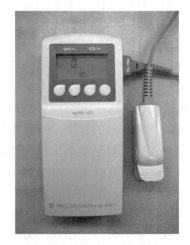

图 3.11　老式脉搏血氧仪

仪可以区分动脉血氧饱和度(SaO_2)和静脉血氧饱和度(SvO_2)。SvO_2 也具有重要的临床应用价值。

除了常规血氧饱和度测量以外，Masimo 公司的 Rainbow™系列产品还可以测量总血红蛋白($SpHb$™)、血氧含量($SpOC$™)、碳氧血红蛋白($SpCO$®)和高铁血红蛋白($SpMet$®)等其他参数，更全面地提供患者的医学信息。

3.4 经皮二氧化碳分压监测仪

有时即便血液中的氧含量正常，但是二氧化碳的排除不及时，致使血液的二氧化碳含量偏高，导致高碳酸血症，就会发生酸中毒和心动过速，甚至昏迷死亡。

使用经皮二氧化碳分压监测仪可以测量血液的二氧化碳含量。其原理是：通过放置在皮肤表面的电极进行加热，以增加血流灌注，同时增强皮肤的渗透性，使血液中的部分二氧化碳透过皮肤扩散出来。电极内含有薄膜盖住的充满电解液的小池。自皮肤扩散出来的二氧化碳可以透过薄膜进入电极内的小池，与电解液发生化学反应，产生与血液二氧化碳浓度成正比的电压。这个电压信号经过处理后显示出来的数值就是二氧化碳分压。

3.5 血液生化分析

测定血液中各种化学物质的含量是否正常对于诊断和治疗都很重要。化学物质失衡可能导致某些症状，甚至可能危及生命。因此，快速准确地分析血液生化成分很重要。

通常，血液生化分析需要抽取人体的血液样本，拿到化验室，经过一台或多台复杂的计算机控制的分析仪器的测试，才能获得化验结果的报告单，发送给负责患者的医护人员。本书不介绍化验类仪器。

这种化验需要细致的文档记录、专门的样本处理和大量的运送工作，都需要时间，再加上分析仪器测试所需花费的时间。因此，从血液的取样到拿到报告单，需要很长一段时间。

如今，有一种逐渐普及的血液分析技术称为即时检验(point-of-care testing，POCT)，又称床边检验。这类设备所需抽取的血样很少，且在患者身旁就能完成血液分析，名副其实。这样，获得化验结果的速度就要快得多。配备合适的接口，化验数据可以复制到正在使用的监护系统中，成为患者记录的一部分。

旁观即时检验（POCT）的使用

Joe 在重症监护室的中央站完成了一个记录仪模块的更换。刚想离开时，他看到有个病床旁医护人员正要使用新的即时血液分析设备（POCT）。Joe 以前还从未看到过它的使用，就停下来，凑过去，站在一位也在旁观的住院医生身后张望。

通常，这种设备只要一位医护人员就能完成检验。不过，人人都有好奇心，此时已聚集了一小群人。

一位护士在患者手指上扎了一针，挤出几滴血，用毛细管吸取后，将血样移至一只小盒内，盖上盒盖。

"Sam，这能检测什么？"一位旁观的全科医生问道。

"这是最基本的一种，"Sam 答道，"它能检测钠离子和钾离子、红细胞压积和血红蛋白。"

Sam 将小盒插入 POCT 分析仪中，几分钟后，分析仪的液晶显示屏上出现了 4 个指标的数值。

Sam 将分析仪递给周围人看，每个人都飞快地看了一眼。然后 Sam 按下几个按键，将测得的数据传送到患者的监护仪上，再从监护仪传到中央监护系统。这样，数据就可以在医院内网上共享，被许可的话，还可以通过互联网在全世界共享。

Sam 从分析仪上取下小盒，丢到安全的废物收集箱内，检验就完成了。

即时血液分析仪产品有许多种，它们的功能和检验技术各不相同，可以分析各种血液生化指标。表 3.1 列出了部分指标。与其他用于医疗诊断的测量设备一样，即时分析仪测量的准确性很重要。要保证测量的准确性，必须按照厂家的建议进行设备的各种校准和检查，并做好记录。

表 3.1 各种即时血液分析设备可以检验的部分生化指标

生化八项（CHEM8+）	血红蛋白（Hgb）
B 型利钠肽（BNP）	pH 值
肌酸激酶同工酶（CK-MB）	二氧化碳分压（pCO$_2$）
肌钙蛋白 I（Troponin I）	氧分压（pO$_2$）
肌酐（Creatinine）	二氧化碳总量（TCO$_2$）
尿素氮（BUN）	碳酸氢根（HCO$_3$）
血糖（Glu）	剩余碱（BEecf）
氯离子（Cl）	血氧饱和度（SpO$_2$）
钠离子（Na）	乳酸盐（Lactate）

续表

钾离子(K)	阴离子间隙(Anion gap)
钙离子(Ca)	转氨酶(ACT，Celite 法)
红细胞压积(Hct)	转氨酶(ACT，Kaolin 法)

有了这种技术，临床医生就可以快速获得患者病情的重要信息，能够及时启用或调整治疗方案。

3.6　血　糖　仪

糖尿病的种类很多且都很常见。糖尿病的成功治疗很大程度上依赖于定时且可靠的血糖水平测量。除了糖尿病以外，血糖测量在其他情况下也很有用，但是糖尿病患者测血糖最频繁。如果糖尿病患者的短时间和长期血糖水平都能保持在一定限度之内，那么他们的生活质量就会极大地提高。

医院化验室的检验设备和即时分析仪都可以测量血糖，但这些设备对于患者来说都不方便，尤其是有些患者每天要做多次测量。而且，这些设备要由专业人员操作，费时且费用昂贵。

为了解决上述问题，人们开发了如图 3.12 所示的小型手持式血糖仪。患者和家属很容易学会操作这种仪器，可以快速、准确地测量血糖。

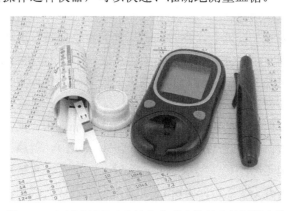

图 3.12　包括试纸条、血糖仪和采血笔的血糖测量套装

典型的血糖仪套装包括以下物件：

(1)一盒一次性无菌采血针，用于皮肤穿刺。采血针通常安装在一种弹簧机构上，它的设计能够提供最佳的皮肤穿刺深度，既不会太浅也不会太深，使用方便。

(2) 一盒试纸条。测试时加一滴血在试纸上，血样就会与试纸所含化学物质发生反应，经过一定的时间之后，将试纸条插入血糖仪读数即可。

(3) 每批试纸条配有校准条。用于定期校准血糖仪的读数，以适应特定批次的试纸条。

(4) 试纸条读数器(即血糖仪)。用于测量已与血样发生反应的试纸条，并显示血糖水平。血糖仪含有一个定时器，用于提醒用户在正确的反应时间过后插入试纸条。有些血糖仪还有语音提示来指导用户完成操作步骤，也有些血糖仪可以与智能手机、平板电脑或计算机等其他设备通信，以保存更全面的测量记录，并可与饮食和运动锻炼等应用软件联合使用。

常用的血糖单位有两种，一种是每分升血液中所含葡萄糖的毫克数，即 mg/dL (主要用于美国)；另一种是毫摩尔/升，即 mmol/L(包括加拿大等其他多数国家使用)。由此可见，使用新的或不太熟悉的血糖仪时一定要注意其采用的血糖单位。将 mg/dL 转换为 mmol/L 时要乘以 0.0555。例如，100mg/dL 等于 5.55mmol/L。反过来，将 mmol/L 转换为 mg/dL 时则要乘以 18.02。

血糖仪可能还具有其他功能，如存储新近的测量读数；还有"笔记"功能，用户可以用血糖仪记录服用胰岛素和/或吃饭的时间；还可以设置警示来提醒患者在每天的特定时间或餐后的特定时间进行血糖测量；可以与计算机或智能手机等设备通信；可以与胰岛素泵相连接，当血糖水平超过预定水平时，就启动胰岛素注射。

正常人的血糖水平会随着饮食时间、摄入的食物种类、运动时间和运动量，以及一天中的不同时段等因素产生相当大的波动。为了获得符合某些标准的测量，患者要在除了水之外的其他食物和饮料摄入一段时间之后再测量血糖，通常需要8~13h。这样，才能测得血糖的稳定水平。

正常的空腹血糖水平低于 110mg/dL，即 6.105mmol/L。根据美国糖尿病协会的标准，如果空腹血糖超过 126mg/dL(即 6.993mmol/L)，就属于糖尿病。

低血糖会引起走路不稳、呼吸急促、头晕、心跳过快和精神错乱等症状。如果血糖低于 50mg/dL(即 2.775mmol/L)，通常会进入昏迷状态，这种情况被称为胰岛素休克。这几乎只发生在糖尿病患者身上。

高血糖是指血糖超过 180mg/dL(即 9.99mmol/L)，其症状包括极度口渴、头痛、视力模糊和疲劳等。慢性高血糖可导致下肢和脚部神经功能损伤、伤口愈合能力下降、失明等视力问题，以及胃肠功能障碍。

大多数血糖仪没有现场维修服务，如果出故障，不能正常工作，就只能更换。

3.7　多普勒血流探测仪

人体全身组织的健康依赖于充分的血液循环。许多疾病(如图 3.13 所示的动脉缩窄等)或手术等造成的创伤都会引起血液循环的障碍。如果在人体健康受损之前就能检测到血液循环中的问题，那么，就可以采取预防措施。

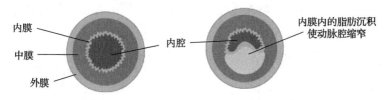

图 3.13　利用多普勒血流探测仪可以检测血管缩窄引起的血流速度的变化

血液在某些方面的表现与理想流体相似，但是，由于血液中含有红细胞等颗粒状物质，它还有许多不同于理想流体的其他特性。(在流体力学上，白细胞等其他颗粒状物质在血液中占比较小，它们的作用微不足道，主要是红细胞的作用。)

血流中运动的颗粒都是超声波信号的靶点，它们可以反射超声波，而反射波的频率遵循多普勒效应，会发生频移。检测并分析这种多普勒频移就可以获得血流状态的信息，这是一种无创检测技术。

超声波可以从体表射入人体内部各个部位，如果射入的波束刚好与目标血管中的血流相交，那么部分超声波会被红细胞反射回来。由于存在多普勒效应，反射波的频率会改变。利用超声波换能器接收反射波，滤除非频移信号，并分析频移信号的频率变化量，就可以求得目标血管中的血流速度等指标。

多普勒血流探测仪有多种类型。例如，图 3.14 所示是较简单的手持式设备，它利用扬声器或耳机的声音来反映所测血流的状态。血液的流动会产生一种冲击声并随脉搏的波动而变化。据此，就可以快速探测人体各部位的循环供血是否正常，常用于探测四肢血管内的血流。这种设备与第 4 章将介绍的超声波胎儿心脏探测仪很相似。

如图 3.15 所示，带计算机的多普勒血流探测仪的工作原理与简单探测仪相同，只是增加了血流状态的定量分析和图形化数据显示功能，并可以存储测量数据和患者信息，如探测的目标血管、患者的生理参数、所用的超声波换能器等(图 3.16)。

超声波换能器由安装在探头上的多个压电晶体组成。受到电信号激励时，这些晶体会发出超声波。调整各晶体的排列方式可以将不同晶体的声波束聚焦于特定的深度；或者利用晶体发出的超声波频率的不同也可以使声波束穿透至不同的指定深度。

如图 3.17 所示，血流探测仪可以配备多个不同的超声波换能器探头。较低频率的超声波穿透深度要大于较高频率的超声波。此外，与其他医用超声波技术一样，血流探测仪使用时也需要在皮肤上涂抹凝胶，以改善探头与人体体表之间的耦合，这对于发射和回收的超声波传导都有利，可以降低噪声。

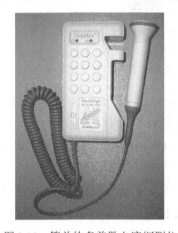
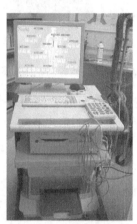

图 3.14　简单的多普勒血流探测仪　　　图 3.15　可以探测全身血管的多普勒血流探测仪

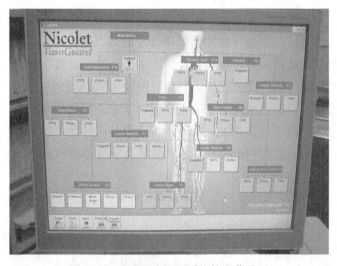

图 3.16　血管血流探测系统的屏幕显示

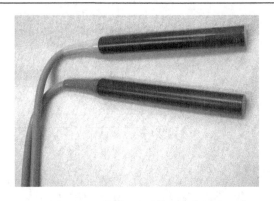

图 3.17　两种探测血管血流的探头
（即超声波换能器）

3.8　呼吸系统与肺功能检测

3.8.1　肺功能分析指标与分析仪

呼吸循环包括进气和出气两个过程，如图 3.18 和图 3.19 所示，人体的呼吸系统很复杂。正常平静呼吸时，吸入气体的体积较为恒定，气流连续；呼出气体的体积与吸入气体的相当，或略有差异，气流也连续。在必要的时候，人体可以吸入比平静时大得多的吸气量，也可以呼出平静呼气后仍然残留于肺部的气体。不过，即便在这种尽力呼气之后，肺部仍有气体残留，不能彻底排尽。肺内残留气体会不断与新吸入的气体混合，因此，每次残留的气体与刚吸入的气体并不相同。

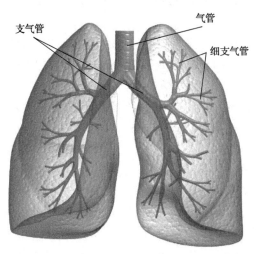

图 3.18　人体呼吸系统

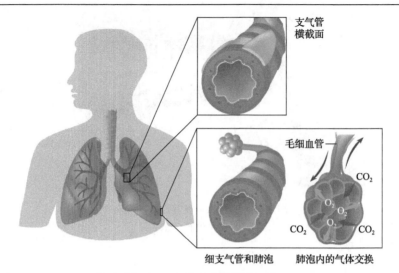

支气管横截面

毛细血管

CO_2

O_2 O_2

CO_2 O_2 CO_2

细支气管和肺泡　　　肺泡内的气体交换

图 3.19　人体呼吸系统的细节

　　虽然简单的胸部听诊可以大致获得人体呼吸系统是否正常的重要信息,但是这种听诊不能获得定量数据来评估系统各方面的功能。随着人类对于呼吸系统认识的不断深入,描述肺功能的许多指标应运而生,这些指标可以提供人体呼吸系统的重要信息。主要指标如下(注意,各种书籍的术语和缩写可能有所不同)。

　　呼气储备量(expiratory reserve volume, ERV):从平静呼气末开始用力可以呼出的最大气量。

　　用力肺活量(forced vital capacity, FVC):每次用力呼气所能呼出的最大气量。

　　一秒用力呼气量(forced expiratory volume in 1s, FEV_1):用力肺活量(FVC)测试时第一秒呼出的气量。

　　FEV_1/FVC:一秒用力呼气量与用力肺活量之比,用百分比表示。

　　功能余气量(functional residual capacity, FRC):平静呼吸结束时残留在肺部的气量。

　　潮气量(tidal volume, TV):平静呼吸时,肺部每次吸入或呼出的气量。

　　吸气储备量(inspiratory reserve volume, IRV):从平静吸气末开始,再用力吸气所能吸入的最大气量。

　　深吸气量(inspiratory capacity, IC):从平静呼气末开始,每次用力吸气所能吸入的最大气量。IC 等于潮气量(TV)加上吸气储备量(IRV)。

　　分钟通气量(minute ventilation, MV):也称肺通气量,为每分钟肺部排出的气量。

　　最大自主通气量(maximum voluntary ventilation, MVV):用力呼吸时每分钟所能呼吸的最大气量。

余气量(residual volume，RV)：用力呼气结束时留在肺部的气量。

肺总量(total lung capacity，TLC)：用力吸气结束时肺内所含气量。

肺活量(vital capacity，VC)：最大限度用力吸气后，再用力呼气时肺部所能排出的气量。VC 等于 IC 与 ERV 之和。

呼吸系统功能(即肺功能)分析仪有许多种类型。有简单的测量气体体积的装置，也有复杂的计算机控制的系统。计算机控制的肺功能分析系统可以检测呼吸的各种参数、输出图表、自动完成分析、与先前的测试结果进行比较并保存完整的患者信息(包括用药信息等)。

3.8.2　诱发性肺量计[1]

评估呼吸功能最简单的装置是装有小球浮子和叶片阀门的一种管路系统。患者通过这种管路呼吸时，浮子的移动量与呼吸的强度成正比。这种装置有时被称为诱发性肺量计，常用于患者术后恢复呼吸的锻炼，或用于某些呼吸道疾病的康复训练。

3.8.3　肺活量描记器

简单肺活量计包括呼吸管、波纹管、跟随气流进出而移动的活塞机构。活塞的移动可以通过指针和校准过的纸带描记出来，也就是，用顶在转鼓记录器上的笔画出来。

肺活量计可以画出多种曲线，包括气体体积随时间变化、气压随时间变化或气压随体积变化等曲线。较复杂的肺活量计有流速传感器，可以直接测量气体流速，而不是间接计算流速。有些设备还有数字显示器、内置打印机和保存测量结果的内存等。

3.8.4　肺功能分析仪

完整的肺功能分析仪采用的流速传感器与肺活量计中的传感器相似，但数据处理方式不同。它用计算机系统分析数据，可以计算出前面所列的呼吸指标中的大部分数据，在视频显示器或打印机上输出数值和图表，还可以对所有相关信息作深入的分析并给出结果(图 3.20)。

患者测试时可以使用呼吸训练器来锻炼体力(图 3.21)。呼吸气体中的氧气和二氧化碳水平都可以测量，这类设备中还可以集成脉搏血氧测量。

---

1 又称呼吸训练器。——译者注

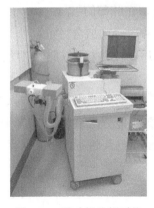 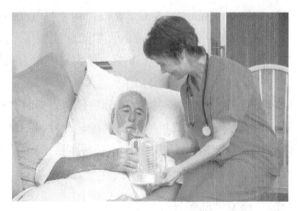

图 3.20　肺功能分析系统　　　　　图 3.21　接受简单肺功能检查的患者

3.9　呼吸监护仪

　　呼吸是最基本的生命体征之一，自动监测人体的呼吸状态很重要。常见的呼吸监测方法有：直接检测人体胸部的阻抗变化，即在胸部环绕一根含有传感器的带子；或者在患者的鼻或嘴附近放置一只气流传感器；或者在人体胸部一侧施加磁场，在胸部另一侧测得磁场强度的变化来检测肺活量的变化。

　　使用心电监护仪时已在患者胸部安放了电极，利用这些电极就可以较容易地基于胸阻抗法测量呼吸指标。这种阻抗法测量的原理是通过两个心电图电极将电流施加在人体胸部，并测量这两个电极之间的电压变化量，从而计算出胸部阻抗的变化。胸部阻抗会随着肺部气量的增加而增加。分析所测得的阻抗数值就可以作出呼吸曲线，通常与心电图一并显示(图 3.22)，并给出每分钟呼吸次数。

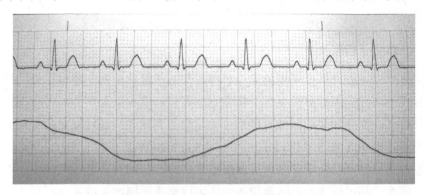

图 3.22　呼吸波(下图)和心电图(上图)

3.10　二氧化碳监测仪

如前所述，二氧化碳水平对于患者健康状况的诊断和治疗方案的确定都很重要。二氧化碳水平偏高是缺氧的重要指示，如果不及时治疗，就会导致脑损伤甚至死亡。血液二氧化碳含量的测量很重要，而呼气中二氧化碳含量的测定可以补充更多的信息。呼吸气体中二氧化碳的测量基于如下原理：与室内空气不同，二氧化碳可以吸收特定频率的红外光。当人体呼出的气体流过带有红外光发射器和接收器的传感器时，分析所测得吸光度的变化，就可以精确计算出二氧化碳的浓度。

这种传感器需要定期校准，通常是将传感器放在充满二氧化碳浓度已知的气体密封容器内。由于传感器的测量值会随温度的改变而变化，使用时要将传感器加热到一定的温度。此外，此类系统测量时多数需要使用调制过的红外光(即快速开闭的光线)，通常利用电机驱动的旋转快门获得这种调制光(图 3.23)。

较新型的二氧化碳传感器使用光谱学的方法，在纳米管上涂上特殊的化学物质，用于二氧化碳测量。这种系统的采样速度更快，预热和散热时间更短，所需的样本容量更小，并且多数系统降低了校准的要求。

麻醉和重症监护的患者常使用呼吸机，这有利于二氧化碳的检测。有些检测系统使用直接安装在呼吸机管路中的传感器来检测二氧化碳(被称为在线采样)；还有些系统则从管路中采样后，利用外置传感器测量(被称为离线采样)。在线采样的测量更可靠，但由于包含传感器等配件，其呼吸机装置要比离线采样的笨重。

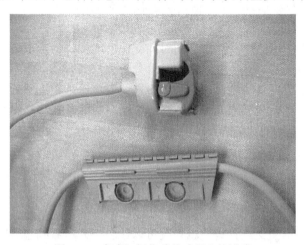

图 3.23　老式二氧化碳传感器和校准窗

3.11　氧气分析仪

成年人可以忍受氧浓度偏高的呼吸气体，但婴儿却不行。虽然新生儿护理时需要适当提高氧气水平，但如果浓度过高，血管的发育就会出现畸形，特别是视网膜上的血管，这可能导致视力受损或失明。因此必须严密监测幼小患者呼吸气体中的氧含量，要保持在 40%以下。即使对于成年人，氧浓度接近 100%也会导致诸如肺水肿、肺内气体交换减少和体内某些物质氧化等问题。

在许多其他情况下，保持特定供氧水平也很重要。例如，对于肺功能或血液循环功能受损的患者，或者对于处于麻醉状态的患者，供氧水平过低时会导致缺氧。

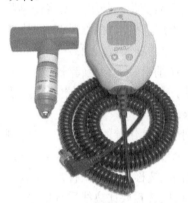

图 3.24　氧气分析仪

如图 3.24 所示的氧气分析仪利用化学反应检测氧气浓度。氧气分子在装有电极的小池内与某种化学物质（如氢氧化钾）发生反应后，会产生电动势。这种电动势与氧气浓度成正比。由于氧化反应消耗氧，所以这类装置被称为燃料池氧传感器。显然，小池内装有的"燃料"有限，"燃料"（即反应物）耗尽时化学反应也就停止，所产生的电动势就会降为零。由此可见，使用前必须将小池保存于密封性非常好的容器里。一旦发现反应物耗尽就不能再用，必须更换。

此外，随着时间的推移，池内的反应物会逐渐减少，小池所产生的电动势也会随时间变化。因此，每次更换小池时都必须校准，使用过程中也要定时校准。多数氧气分析仪都具有校准指示功能。校准时，将小池分别置于两种氧浓度已知的气体中，读取电压读数；然后，在后续的测量中利用这些数值对被测氧浓度进行线性标定即可。除非在海拔很高的地方，室内空气的氧浓度都为 20.95%，几乎不会有什么变化。因此，室内空气就可以方便地用作校准气体之一，另一个校准气体可以用 100%氧气。

3.12　支气管镜检查系统

如图 3.25 所示的支气管镜检查系统可以让医护人员看到患者呼吸系统的上半部分，以确定是否存在损伤、阻塞或异常组织等病变。该系统包括支气管镜、光源、相机、一台或多台视频显示器、录像机和/或打印机、冲洗观察区和抽吸观察区废物的器械及其他各种配件。细长的支气管镜可通过口或鼻插入，穿过喉部，经过会厌到达气管，再进入左或右支气管。

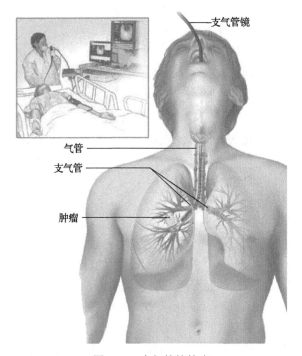

图 3.25　支气管镜检查

支气管镜系统在许多方面与其他内镜系统相似，内镜在第 4 章还会详细介绍。支气管镜（简称"镜"）有光学通路，可以将光线传送到镜的先端，同时从镜的先端将图像发送回来。有些镜有一个或多个腔，可以插入各种器械，用于冲洗、抽吸和吹气等。

支气管镜有软质和硬质两种。软镜制作得比较细，可以深入到支气管中（图 3.26）；而硬镜则允许插入某些器械或传送激光，允许实施活检、扩张和小肿瘤烧灼等操作。

硬镜通常只在全身麻醉状态下使用，而且只能通过口腔进入。硬镜通常使用管内的透镜来传输照明光线和图像，而软镜则使用光纤传输。如果硬镜的透镜

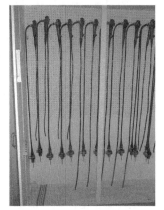

图 3.26　几种软质支气管镜

有裂纹或受损，或软镜的光纤受损，都会降低照明度和图像质量。

不久以前，多数支气管镜还都将摄像传感器安装在后端，用它采集由光纤传输出来的图像。但随着摄像传感器的微型化，有些新型的支气管镜已将成像芯片

安装在镜的先端，这可以解决图像传输问题。因为用导线传输成像芯片转换而来的电信号比用光学元件传输光信号更方便，导线细且软。

3.13 神 经 系 统

神经信号在体内的传导包括两个过程。

一是神经细胞内的传导。胞体发出的神经信号沿着被称为轴突的长长的细胞延伸结构传导出去(图 3.27)。这种传导不像电线中电信号的传导那么简单。轴突的细胞膜原本必须是极化的，信号经过时发生去极化。轴突以去极化方式传导信号时，每两个信号之间存在不应期。也就是，必须间隔一段时间，等细胞膜复极化后才能继续传导下一个信号。轴突上的平均传导速度为 50~200m/s，远低于电线中接近光速的电信号传导速度。

二是不同细胞之间的传递。在神经系统中，信号必须通过被称为突触的连接结构才能从一个细胞传递到下一个细胞。有的突触是完成两个相连的神经细胞之间的信号传递，而有的突触可以抑制目标细胞的信号传递。而且，除了神经细胞之间的突触连接以外，还有神经细胞与肌细胞之间的连接，被称为神经肌肉接头。这种接头释放一种称为乙酰胆碱的化学物质来传递神经信号，使肌肉收缩。释放出来的乙酰胆碱被乙酰胆碱酯酶分解之后，肌肉才会回到松弛状态。

不同的药物对神经系统的作用各不相同，大致可分成具有兴奋作用的兴奋剂和具有抑制作用的抑制剂两大类。常见的兴奋剂有咖啡因、可卡因、致幻剂和安非他明等。抑制剂有酒、安定、巴比妥酸盐、大麻、海洛因等。

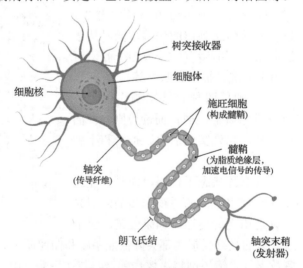

图 3.27 神经元(即神经细胞)

有些神经毒性气体(沙林等)和杀虫剂(DDT、对硫磷等)可以抑制乙酰胆碱酯酶的作用,导致肌肉持续收缩,发生长时间痉挛,使人痛苦地死去。普鲁卡因、利多卡因、苯佐卡因等局部麻醉剂可以在所使用的部位阻断运动神经元和感觉神经元的突触传递。异氟醚、七氟醚、地氟醚等全身麻醉类药物可以阻断神经系统的离子通道,从而阻断痛觉并失去知觉。本书第 7 章将介绍用于全身麻醉的麻醉机。测试麻醉药物作用效果的医疗设备也有许多,如神经刺激器和双谱指数监测仪等。

3.14　脑电的监测与脑电图机

脑内病变会引起许多症状,如癫痫发作、失语、产生幻觉和昏迷等。肿瘤、帕金森病和脑瘫等疾病都会给患者带来极大的痛苦。过去,脑电图(electroencephalogram,EEG)几乎是检查脑疾病唯一可用的技术,而如今,CT、MRI 和 PET 等成像技术都可以用于诊断脑疾病(详见第 6 章)。不过,脑电测量所能提供的脑的实时电活动信息是其他技术无法获得的,它可以进一步证实或补充其他检查所获得的结果。

脑电测量使用的电极有十几个以上,这些电极放在头皮外的特定位置上,并与脑电图机相连接。脑电图机与心电图机类似,也是由放大器、模/数转换器、分析软件、显示屏和打印机等组成。记录的脑电信号可以保存起来,用于之后的分析,也可以在纸带上打印出来。有些特殊的研究将电极穿过颅骨直接插入脑组织记录脑电信号,这样,可以在脑结构(图 3.28)中精确定位异常电信号。

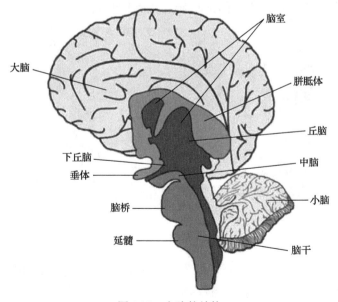

图 3.28　人脑的结构

如图 3.29 所示，根据频率和幅值特征，脑电信号可分成如下几种。

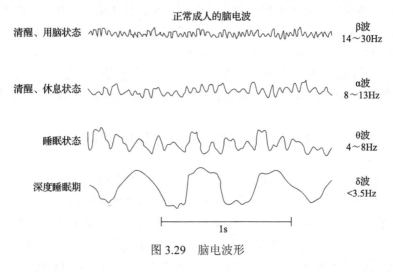

图 3.29　脑电波形

β 波的幅值较小，但是频率较高，为 14～30Hz。人受到刺激、愤怒或害怕，或关注于交谈和某种活动时会出现 β 波。

α 波的频率为 8～13Hz，幅值比 β 波大。当受试者清醒且放松时脑电图记录中会出现 α 波。

θ 波的幅值变化较大，但通常比 β 波大，而频率较低，约为 4～8Hz。幼儿脑电(图 3.30)常见 θ 波，成人在困倦时脑电也会出现 θ 波。

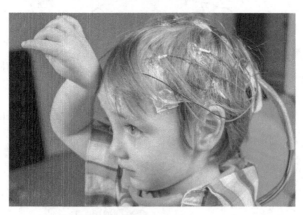

图 3.30　佩戴脑电图电极的幼儿

δ 波的幅值最大，频率最低，约为 0.5～4Hz。睡眠期脑电会出现 δ 波，其频率与睡眠深度相关，睡眠越深，频率越低。在实施全身麻醉时，考察脑电图的 δ 波可以判断麻醉深度。

有些法律将脑电波的消失定义为脑死亡的标志。在某些司法管辖中，脑波活动的缺失可能是脑死亡的法律标志。受试者的感官受到不同的刺激时（如受到闪光、彩灯或各种声音的刺激时），脑电会产生特定的响应，被称为诱发脑电（图 3.31）。诱发脑电图的异常可以反映各种脑疾病。

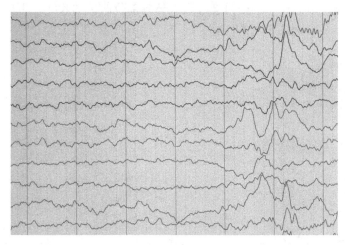

图 3.31　诱发脑电图(EEG)的打印输出

此外，在研究癫痫时，有时需要在受控条件下诱发癫痫发作。通常使用频率（16～25Hz）和强度可控的闪光来诱发。只有约 5% 的癫痫患者具有这种光敏感性。另有研究发现，通过生物反馈训练，受试者可以学会控制自身脑电波的某些方面。这有助于减轻压力、缓解疼痛和集中注意力。还有些实验研究发现，利用某些分析算法和电路接口，受试者可以通过自身的脑电波来控制外部设备。

3.15　双频指数监护仪

脑电图的一种特殊应用是临床医生用于判断患者的昏迷深度，这在患者全身麻醉或处于诱导昏迷状态时很有用。全身麻醉时，如果患者意识的清醒水平过高，手术过程中就会有知觉，感觉痛苦。如果意识水平太低，麻醉过后的恢复时间就会延长，在极端情况下还可能造成生理损伤。在患者各种受伤后的苏醒期，诱导昏迷可以使患者安静不动。与全身麻醉一样，诱导昏迷的深度也不能过高或者过低。

双频指数监护仪(bispectral index monitor，BIS)根据几个特定电极位置上采集的脑电信号，利用复杂的算法进行分析后，求得一个无量纲的"BIS"数值，可以表示意识水平的高低。BIS 值为零对应于脑死亡，为 100 则对应于完全清醒。

3.16　神经肌肉刺激器

在某些情况下，必须极大地放松或麻痹患者的肌肉。例如，手术中使用电外科手术机械时，电刀产生的信号会导致人体各部位肌肉的收缩。再如，肌肉放松有利于某些涉及肌肉的手术的实施。还有，使用呼吸机的患者，呼吸道肌肉受到刺激时可能会产生拮抗反应。最后，实施电休克疗法(ECT)时(详见第 7 章)，ECT 设备产生的脉冲可以引起人体许多肌肉群的极度收缩，可能导致患者或医护人员受伤。

如本章前面所述，神经肌肉接头释放乙酰胆碱，将神经信号从神经细胞传递到肌细胞。肌肉松弛剂就是通过阻断乙酰胆碱的作用来减少肌肉的活动。松弛剂的抑制作用要足以防止需要避免的肌肉活动，但也不能过量。

利用图 3.32 所示的神经肌肉刺激器可以测试松弛剂的用量是否合适。将刺激器产生的刺激信号施加到肌肉群附近的人体皮肤上，如拇指或大脚趾上。通常，当刺激信号的强度超过某个阈值后，施加的刺激就会引起肌肉收缩，且随着刺激强度的升高，肌肉收缩越来越强烈。当刺激增大到某个强度时，肌肉达到所能产生的最大收缩，再将此刺激强度提高 10%，即施加超过肌肉最大收缩所需强度的

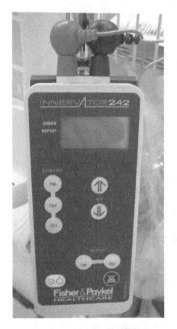

图 3.32　神经肌肉刺激器

刺激(称为超强刺激)，以确保肌肉收缩最大。施加肌肉松弛剂时，要用超强刺激测试，直到肌肉活动减少到最大值的某个百分比值(如 20%)为止。然后，保持或减少肌松剂的水平，以维持所需的肌肉反应减弱的状态。

通过设置，神经肌肉刺激器可以输出不同幅值和持续时间的刺激脉冲序列，还可以将脉冲序列设置为连续输出或者间歇性输出(即断续地输出包含一定个数脉冲的脉冲串)。

3.17　本　章　小　结

本章继续讲述医疗诊断设备，包括血液循环系统、呼吸系统和神经系统所用的设备。介绍了循环系统的有创和无创血压测量的原理，以及脉搏血氧仪、二氧

化碳检测仪和血糖计等设备；并介绍了呼吸系统的解剖和生理结构及该系统指标的测量方法；还介绍了神经系统的功能、脑电图、双频指数监护仪和神经刺激器等。

3.18 思 考 题

1. 请论述高血压对于心脏的影响。
2. 在心跳的哪个阶段心肌会得到血流的灌注？
3. 侵入式血压监测有哪些缺点？
4. 请解释脉搏血氧测量如何利用光学原理来测定血液中血红蛋白携带的氧气量。
5. 请简述典型的家用血糖仪测量需要哪些器材，并解释它们的用途。
6. 请解释如何利用多普勒效应测量目标血管中的血流。
7. 请说出下列名词的定义：功能余气量(functional residual capacity，FRC)、用力肺活量(forced vital capacity，FVC)、深吸气量(inspiratory capacity，IC)、肺活量(vital capacity，VC)。
8. 肺功能分析仪与肺活量计有什么区别？
9. 软质支气管镜和硬质支气管镜各有什么优点？
10. 神经系统的突触有哪两大功能？
11. 脑电双频指数监护仪(BIS)有什么用途？

第4章　诊断设备之三

本章要点

● 介绍人体生理系统常用的诊断设备及相关的解剖学知识，包括消化系统、感觉器官、与怀孕和分娩相关的生殖系统、可使用关节镜做检查的肌肉骨骼系统等生理系统。

4.1　消化系统等部位的内窥镜

4.1.1　内窥镜概述

"内窥镜"顾名思义就是查看人体内部的"眼镜"，这正是该医疗器械设计的目标。常见的内窥镜是一根管子，可以通过人体天然孔道或者手术小切口插入体内，用于观察人体内部结构。可想而知，内窥镜系统（图4.1）必须具有如下功能：提供照明和传回图像的通道；能够输入生理盐水等液体，用于冲洗观察部位，以便形成清晰的视野；能够吸回冲洗的液体和其他液体；有供吹气用的气体通道；可以插入特殊器械用于体内各种手术操作的通道。

新型内窥镜在插入体内的一端装有摄像芯片，这就意味着传回的图像是电子信号而不是光信号，使得内窥镜成像更清晰且更耐用。

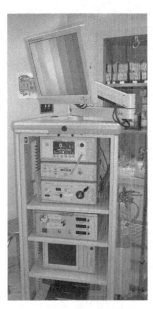

图4.1　内窥镜系统

由上至下分别是：视频显示器、吹入器、摄像机控制器、光源、妇科手术专用吹入器、录像机、图片打印机。推车右侧是两只二氧化碳气瓶，提供吹气用的气体。

4.1.2　内窥镜的种类

按照内窥镜所插入的人体目标部位和插入方式，内窥镜分为如下几类：

● 关节镜——通过手术切口进入膝盖等关节部位；

- 支气管镜——通过口或鼻进入气管和上支气管通道；
- 结肠镜——通过肛门进入结肠(图 4.2)；
- 阴道镜——通过阴道进入阴道和子宫；
- 膀胱镜——通过尿道进入膀胱和泌尿系统；
- 胃镜——通过口腔进入食道、胃，也可进入小肠上部(十二指肠)；
- 腹腔镜——通过手术切口进入腹腔内各器官；
- 直肠镜——通过肛门进入直肠和结肠下部(乙状结肠)；
- 乙状结肠镜——通过肛门进入乙状结肠；
- 胸腔镜——通过手术切口进入胸腔内各器官，包括胸膜(肺的外层)和心包(心脏外层)。

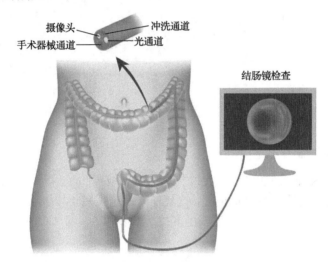

图 4.2 结肠镜检查示意图

与开放性手术相比，内窥镜的侵入性比较小，造成的创伤较小。虽然腹腔镜手术需要一到两个小切口，但这些切口远比腹部的开放性手术要小得多；恢复时间要短很多，并发症的发生率也低得多。

内窥镜分为硬质镜和软质镜，二者的区别在于能否弯曲。

4.1.3 硬质内窥镜

如图 4.3 所示，硬质内窥镜(简称硬镜)通常由一根不锈钢管子构成，管内包含光纤、一系列透镜和一个或多个通道。

这种内窥镜的末端有物镜接收来自目标物的光线，并将其导入管内。物镜角度的设置决定了内窥镜的不同视角，包括正前方到各个侧面的角度，也具有转向后侧的部分视角。还有其他透镜按照一定间距排列，具有传导光线的作用，将光线沿管子从物镜传到目镜。光纤束安装在透镜周围，为目标物照明。目镜旁边有个配件可以固定光缆。

通过内窥镜的开放通道，可以对检查部位进行冲洗和抽吸，以去除血液等妨碍观察的物质。此外，切下来的或其他方式分离出来的肿瘤或息肉等组织都可以从通道取出，处理掉或送去检验。这种通道还可以用于将清澈的液体或空气充入观察物周围，从而获得更清晰的视野(图4.4)。最后，某些特殊器械也可以由通道插入，用于切除组织或烧灼组织。

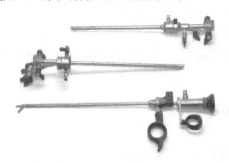

图4.3　各种硬质内窥镜

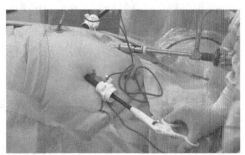

图4.4　医生正在进行内窥镜手术

可见患者身体右侧的硬镜，注气后腹部已鼓起来。

4.1.4　软质内窥镜

软质内窥镜(简称软镜)通过光纤传送照明光线和图像信号，可以弯曲，使得内窥镜可以拐弯到达观察目标位置，这就使软镜比硬镜长很多(图4.5)。软镜的外表面通常有刻度，可用于判断插入的深度。如图4.6～图4.8所示，有些类型的

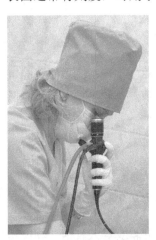

图4.5　医生正在利用软镜
检查患者身体内部

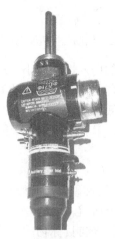

图4.6　软镜的连接器
包括光源接头和用于吹气、
冲洗和抽吸的端口。

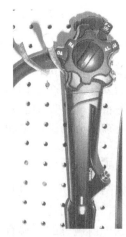

图4.7　软镜的控制手柄
用于移动内窥镜的插入端，
调整光线的聚焦和光强。

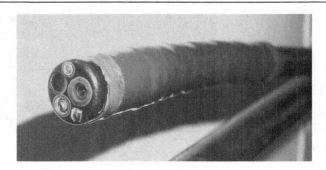

图 4.8　软镜先端
包含照明、观察、冲洗、吹气和抽吸等不同通道。

软镜还有电缆控制的特殊机构，可以控制软镜先端的转向。软镜的其他功能与硬镜相似。

有些软镜直接安装在光源设备上，使得视频图像等传输更简单、有效。这种内窥镜的图像可以在视频监视器上观看，而不是直接在目镜上看。

4.1.5　内窥镜系统的其他部件

1. 光源

图 4.9 和图 4.10 所示是内窥镜的光源。在内窥镜检查中，要辨别正常和异常组织，必须使用具有特定光谱和色温的照明光；而且，照明光不能对目标部位的组织产生明显的加热效应。

大多数内窥镜光源都使用石英卤素灯，这种灯由精密的电源供电，控制其工作状态，以避免过热。因为温度的变化和电源电压的变化都会改变光源的特性。

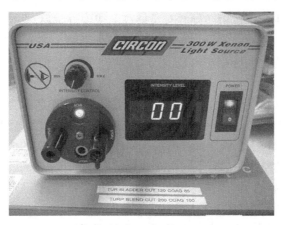

图 4.9　老式内窥镜光源
左下角的连接器可以与不同厂家生产的内窥镜兼容。

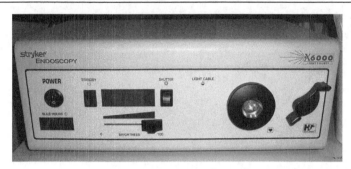

图 4.10　新型内窥镜光源
其连接器只能与该光源厂家生产的内窥镜兼容。

较高强度光源的灯上装有散热器和风扇，以维持灯的温度处于正常范围。

为了满足光强调节的需求，常用一种机械装置来阻挡光线。虽然改变灯的供电电压也可以调节光强，但这同时会影响光的色温。因此使用机械方式较好，可以保持灯本身的发光状态恒定不变，始终提供一致的光线质量。较简易的光源由手动调节光强，而较复杂的光源可以由系统的视频部分来控制光强，以保持最佳光照。

光源的前面板上有一个连接器，可以连接内窥镜的光纤。这种连接器可以是简单的专用插头，也可以是较复杂的接头，其中包括光学图像或电子图像信号及控制信号，还有送气、冲洗和抽吸等的连接。

利用光纤传输光源的灯光，可以将足够亮的光线传送至观察部位，而产生的热量却极小。

2. 摄像机

内窥镜中使用的摄像机必须具有足够高的成像分辨率，并能准确地再现颜色。常见的内窥镜摄像系统包括图像传感器和视频处理两个部分。有些内窥镜的图像传感器装在摄像头上并连接在内窥镜的后端（图 4.11），而较新型的内窥镜则将图像传感器装在先端。

图像传感器可以由单芯片或三芯片阵列组成。对于单芯片的传感器，图像的颜色通过电子处理的方式获得；而对于三芯片传感器，每块芯片仅响应三原色之一。单芯片传感器体积较小、较便宜；而三芯片传感器具有较高的成像质量（图 4.12）。单芯片和三芯片的摄像头都有不同档次的分辨率，分辨率较高的价格也较高。

每个摄像系统中，图像传感器产生的视频信号都传送至视频处理器，这种处理器通常安装在机箱内（图 4.13）。由它来处理视频信号、调节光强，并完成白平衡等任务，以确保图像色彩的保真度。视频处理器同时也为光源、视频图像存储器、打印机和视频显示器提供连接口。

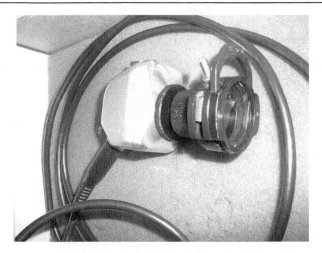

图 4.11 可以夹在内窥镜尾部的摄像头

其中的图像传感器接收光信号并将其转换成电子视频信号，再通过导线传送到摄像控制器，接受进一步处理。

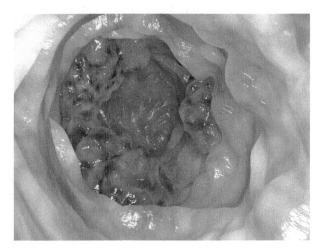

图 4.12 显示结肠肿瘤的内窥镜图像

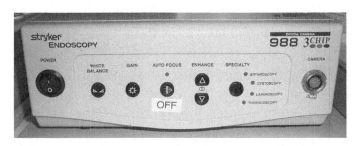

图 4.13 三芯片式内窥镜摄像/视频处理器

3. 录像机/存储器

如图 4.14 所示，内窥镜的存储器可以将图像保存为动态视频或者静态图片，或者两种形式同时保存，以便医生事后查看所需的图像细节，或者用于教学。还可以比较患者在前、后不同时期做的两次内窥镜检查的存储图像，以便考察组织或生理结构是否发生了变化。

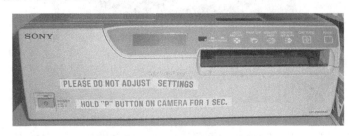

图 4.14　内窥镜录像机/存储器

以前的老式内窥镜系统使用盒式磁带录像机录制视频，而新型系统则使用光盘和/或硬盘来保存视频，读取图像的速度要快得多。

4. 视频监视器

作为内窥镜系统的一部分，视频监视器在图像分辨率和色彩重现方面的性能要与其他成像相关的部分相匹配。阴极射线管显示器(cathode ray tube，CRT)和液晶显示器(liquid crystal display，LCD)都有使用，而 LCD 在屏幕尺寸和重量上的优势使其普及迅速。

配备监视器可以给内窥镜操作人员提供清晰的图像，二级监视器还常用于为其他医务人员或者学生提供图像。

5. 注气器

通常人体内的空隙很小。内窥镜进入人体内部时，如果受到其他器官或组织的妨碍，内部结构就很难观察清楚。为了解决这个问题，可以向目标部位注入二氧化碳等"惰性气体"。显然，注入时必须小心地限制气体压力，以免伤害人体组织。内窥镜系统配备有调压器和超压报警。由于大多数工作现场都没有管道接入式的二氧化碳供给，所以通常会使用加压罐储存的罐装二氧化碳。

房间里的空气不能用于内窥镜的吹气，因为它不像二氧化碳那样可以被人体组织吸收。内窥镜检查后，体腔内多余的非肠道气体会引起患者的疼痛和不适。

如图 4.15 所示，注气器的面板上通常有多个控制和数字显示，包括患者体内气压、气体流量和总容积等。由于内窥镜可能会有点漏气，而且有些人体组织特别容易吸收二氧化碳，所以注气充足后还必须保持一定的气体流量。注入的气体还可以先经设备加热，有助于保持患者的体温。

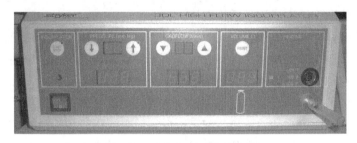

图 4.15　注气控制器的前面板

6. 冲洗和抽吸

等渗盐水常用于冲洗。有时，冲洗液还用来撑大观察区的空隙。例如，在使用关节镜进行关节内手术时，如果注气无法撑大空隙，就可以用盐水冲洗液。通常采用低压泵将盐水泵入内窥镜的管腔。

内窥镜手术中，及时清除血液、组织碎粒或手术产生的碎片，才能确保成像清晰。但是，与处理其他体液一样，清除这些废物时必须小心谨慎、采取正确的方法。可以使用低压真空泵或者吸管通过内窥镜的管腔吸出这些物质(图 4.16)。

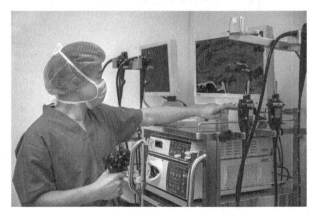

图 4.16　外科医生正在使用内窥镜系统

7. 器具

利用内窥镜可以完成许多种不同的手术，而各种手术使用的器具也是五花八门。

　　有些腹腔镜或胸腔镜手术需要使用较大或较多的器具，这时，就需要单独使用一根管子，从另一个小切口插入。

　　除了简单的内窥镜观察之外，检查时往往还需要切取小块可疑组织的样本用于详细检验，以帮助诊断或排除癌症等疾病的可能性。独特且精细的抓取和切割器具能够快速准确地完成这种活检取样。

　　利用内窥镜切除肿瘤或息肉时，也可以切除大块组织。由于内窥镜管腔的空间受限，在吸取切除的组织之前，必须先将组织块粉碎成很小的碎块。胆囊切除通常就采用这种方法，被称为腹腔镜胆囊切除术。

　　电外科手术也可以在腹腔镜下完成，需要使用细长的电极探头，这种探头除了头部以外都是电绝缘的。电极头部可以安装网套或钳子(图 4.17)，用于息肉结扎或输卵管封闭。电极的内导体与外层套管之间必须绝缘(图 4.18)。扁平的电极头可用于烧灼肝脏或子宫等血管丰富的组织以防止失血。

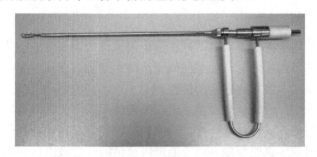

图 4.17　腹腔镜手术中使用的双极电极探头

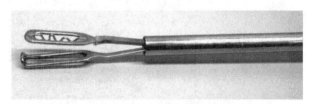

图 4.18　双极电极的头部

　　有些关节镜手术需要去除软骨或骨骼等较硬的物质，这时就要使用旋转磨削的器具。

4.2　感觉器官等部位的检查仪器

　　在人体的各种感觉器官中，只有视觉和听觉已拥有大量的可用于研究和治疗的医疗技术的支持。其中，目测检查是诊断眼睛和耳朵疾病的主要方法，已开发的许多专用设备都是用于观察这些器官的有效器具。除了介绍这类器具之外，本节还将介绍一些用于口腔和咽喉检查的器具，不过，医学上并不把口腔作为感觉器官来看待。

眼睛、耳朵和喉咙都可以检查，但这些部位都很难直接察看。眼睛的大部分关键结构都位于虹膜后面，只能通过瞳孔的小开口来察看(图 4.19)。耳朵的鼓膜则位于狭窄的耳道的底部。舌头和小舌会遮挡观察喉咙的视线。

用于观察眼睛、耳朵和喉咙的成套器具通常被组合在一起，共用同一个电源和手柄。检查眼睛的被称为检眼镜；检查耳朵的被称为耳镜；检查喉咙的则被称为喉镜。

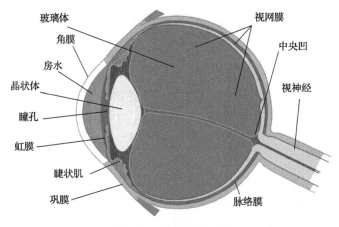

图 4.19　眼的解剖结构

这些器具多数都用装在手柄中的电池供电(可充电电池或一次性电池)。不过，在定点的检查场所或者检查数量较多时，也使用线路供电。

4.2.1　耳镜

观察耳道的主要困难是，大多数用来照亮耳道的光源器具本身会挡住视线(图 4.20)。耳镜解决了这个问题，它的照明光是由安装在观察管外周的光纤提供的；同时耳镜使用了低倍镜放大，这样就可以清楚地检查耳内状况。不同长度的观察管可用于检查不同的深度；一次性耳套则可以防止患者之间的交叉感染；照明光的强度也可以根据检查条件的不同加以调节。

耳镜里的镜片还可以设计成可取出的，以便让出管腔用于插入小器械，取出耳内的异物或耵聍等。

有些耳镜有一个空气通道，可以向鼓膜射入小股气流，用于评估鼓膜的张力。

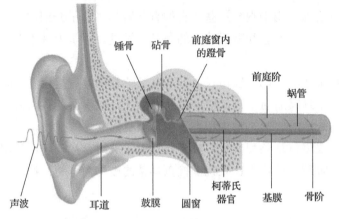

图 4.20　耳的解剖结构

图中标注：锤骨　砧骨　前庭窗内的蹬骨　前庭阶　蜗管　声波　耳道　鼓膜　圆窗　柯蒂氏器官　基膜　骨阶

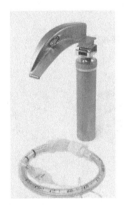

图 4.21　喉镜和气管导管

4.2.2　喉镜

喉镜的主要用途是提供照明，同时它还可以避免舌头和悬雍垂遮挡视线。如图 4.21 所示，大多数喉镜有金属或塑料制作的喉镜片，靠近前端有一个很小的灯泡或光纤出口。

喉镜片的设计适合不同深度和不同大小的喉部观察。有些喉镜片还有打开喉部通道的机构，有利于检查、实施外科小手术或气管插管(图 4.21)。

有种特殊类型的喉镜使用光纤照明和成像，它又细又软，通过鼻孔插入时可以获得更好的喉部检查视角。

4.2.3　检眼镜

Welch 和 Allyn 最早于 1915 年发明了手持式检眼镜，现已发展成为一种很有用的眼科检查仪器。而韦尔奇-埃林(Welch-Allyn)这个名称在眼科设备上仍然很常见。

如图 4.22 所示，检眼镜里配备有一系列不同屈光度的透镜片和一个光源，光源的强度、模式和颜色可以调节。这种设计使医生既可以观察眼睛的外表面也可以通过瞳孔检查眼内结构。如果使用眼药水放大瞳孔，那么，就有更大的观察窗。

利用检眼镜可以检查晶状体和玻璃体的结构，但眼科检查中最重要的结构是视网膜。选择不同的照明模式(如全光、裂隙光、小圆光)和某种滤光片，就可以确定视网膜的状况。这有助于诊断颅内压升高、青光眼、黄斑变性、视网膜脱落、脑瘤、糖尿病和高血压等引起的视网膜病变。

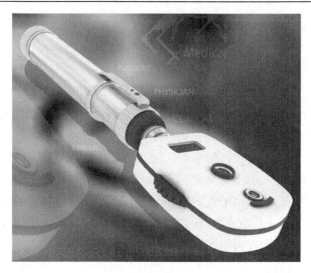

图 4.22　检眼镜

4.2.4　裂隙灯

　　如图 4.23 和图 4.24 所示，裂隙灯是眼科检查的一种常用设备。检查时，患者把头放在稳定且可调节的支架上，保持正确的位置，即可舒适地接受检查。双目目镜配备有多块不同屈光度的物镜片，可进行多种检查。有一只高强度的灯提供照明，光线聚焦到一条狭缝，狭缝的角度和位置可以改变。使用各种滤镜可以改变光的颜色，有助于识别某些结构或判断组织的特性。

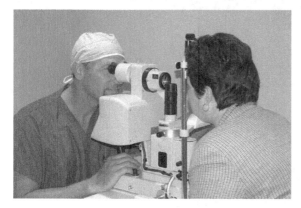 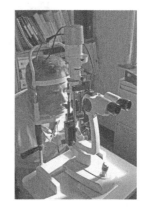

图 4.23　医生正在使用裂隙灯　　　　　图 4.24　裂隙灯检查患者眼睛时
　　　检查患者的眼睛　　　　　　　　　　　另一个视角的照片

　　裂隙灯其实是一台高级检眼镜，它与检眼镜一样，如果使用眼药水放大患者的瞳孔，就可以获得眼内更好的视野。

4.3　生育相关的诊断设备

4.3.1　胎心仪

　　如图 4.25 所示，子宫内的胎儿在发育早期的心跳速度很快。心率和心搏强度是胎儿健康的重要指标，简单的检测方法非常有用。使用听诊器有时能听到胎心音，但比较困难，尤其是在怀孕早期，胎儿心脏很小且深埋在母体内。

　　图 4.26 所示的胎心仪是根据多普勒原理设计的，与前面第 3 章已介绍过的血流探测仪的原理相同。它向胎儿方向发送超声波，并接收胎儿心脏活动所反射回来的超声波。使用这种胎心仪，在妊娠 7 周或 8 周时就可以探测到胎儿的心跳。

　　在母体腹部涂抹凝胶可以改善超声波探头与皮肤之间的耦合。由于母体大动脉的脉搏与胎心信号相似，要准确测定胎儿心跳还需要一些经验。不过，母体大动脉的脉搏要比胎儿心跳的速度慢得多，这种慢速运动所产生的声音不同。胎儿心率通常为 120～160 次/min，而安静时成人的心率通常为 60～80 次/min。但是，有时孕妇的心跳也会很快，在这种情况下，就必须仔细区分两种心率，或许可以变换超声波的角度来避开母体的大动脉。

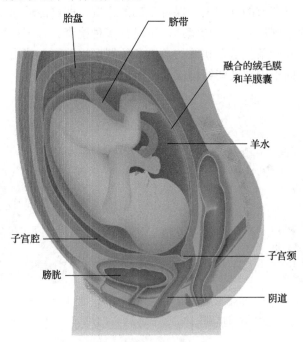

图 4.25　子宫内的胎儿

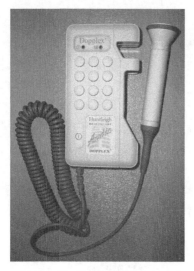

图 4.26　胎儿心脏探测仪(胎心仪)

多普勒胎心仪比较便宜，且体积较小，便于携带，也易于使用。因此，它是早期预防检查胎儿问题的重要设备。如果怀疑胎儿有问题，则可以使用高级超声设备再做进一步检查。

胎心仪的超声波探头的晶体换能器是易碎物，受击就会破裂。有裂纹的晶体有时仍能使用，但其性能会大大降低。此外，连接听筒的导线有时会损坏，如果仍然使用，会产生噪声或者使得信号断断续续。

4.3.2　胎儿监护仪

如上所述，胎儿心率和心搏强度是胎儿健康的重要指标。胎儿心率的长时间监测比胎心仪的单次测量更有用。此外，测定胎儿心率与子宫收缩之间的相关性也很有用，因此需要一种定量测量宫缩的方法。如图 4.27～图 4.29 所示的胎儿监护仪具有这些功能，这种设备也被称为产前胎儿监护仪或胎儿心电图机。

这种胎儿监护仪的原理与前述的简单胎心仪相同，只是它们的超声波换能器是由一组晶体构成(图 4.30 和图 4.31)，可以提供更好的检测信号。晶体的排列方式使得各晶体发射的波束都聚焦于同一点，此点大致与胎儿在母体腹内的正常位置相符。这种排列可以改善信号，也有助于消除其他信号的干扰，如母体大动脉的脉搏或双胞胎中另一个胎儿的心跳。

使用胎儿监护仪时，在孕妇腹部涂上超声波凝胶后，用超声波探头找到最佳信号的位置，然后用一条松紧带将探头固定即可。有的监护仪配备两个探头，能够同时监测双胞胎。如果探头滑落或者胎儿活动引起胎位改变，就需要重新调整并固定探头。

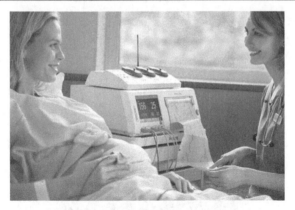

图 4.27　正在使用的胎儿监护仪(加拿大飞利浦医疗公司提供)

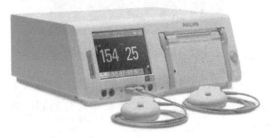

图 4.28　胎儿监护仪的外观(加拿大飞利浦医疗公司提供)
面板左下方是一排接口,从左到右依次是:血氧饱和度、无创血压、
2 个宫缩(TOCO)和 2 个胎心探测的接口。

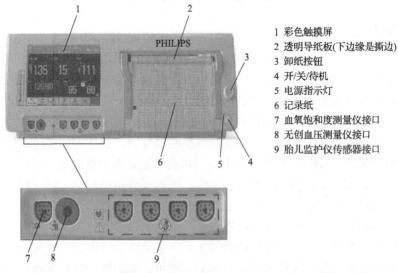

1　彩色触摸屏
2　透明导纸板(下边缘是撕边)
3　卸纸按钮
4　开/关/待机
5　电源指示灯
6　记录纸
7　血氧饱和度测量仪接口
8　无创血压测量仪接口
9　胎儿监护仪传感器接口

图 4.29　胎儿监护仪的前面板及其电缆线接口放大图(加拿大飞利浦医疗公司提供)

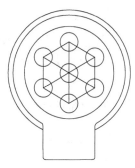 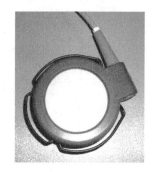

图 4.30 胎儿监护仪超声波换能器晶体的排列 （其中包含 7 个晶体，这种排列可以获得 最佳信号）（加拿大飞利浦医疗公司提供）

图 4.31 胎儿监护仪的超声波换能器

胎儿监护仪采集的信号经过放大之后有三个输出。一是输出声音信号，很像简单胎心仪的输出；二是心率数值的输出，显示在前面板上；三是输出至打印机的信号，绘出心率变化的曲线。有些系统还可以将心率数据发送至中央监护系统。

除了胎儿心脏数据的检测之外，胎儿监护仪还有一个功能是检测子宫收缩。将安装在一只小盒子里的压力传感器（图 4.32）绑在孕妇腹部检测。子宫发生收缩时，腹壁变硬，传感器受压，其偏移量换算成为一个无量纲的相对值，用于表示子宫收缩的数值。该数值也显示在监护仪的前面板上，并与胎儿心率一样在记录纸上打印输出，很容易查看（图 4.33 和图 4.34）。

监护仪通常都有一个按钮，孕妇可以通过按下这个按钮来标记某些特殊事件，如胎儿的活动。这有助于评估胎儿心率的变化。每按一下按钮，记录纸上就会出现一个标记。此外，打印机在记录纸的边缘按一定的间隔打印时间和日期，既可以作为医学记录，也可以作为法律依据。

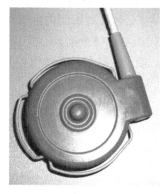 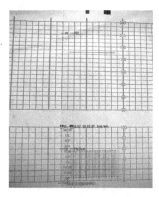

图 4.32 胎儿监护仪配备的用于检测 子宫收缩（TOCO）的压力传感器

图 4.33 胎儿监护仪检测结果（记录纸）示例 胎儿心率记录在顶部，宫缩（TOCO）记录在底部。

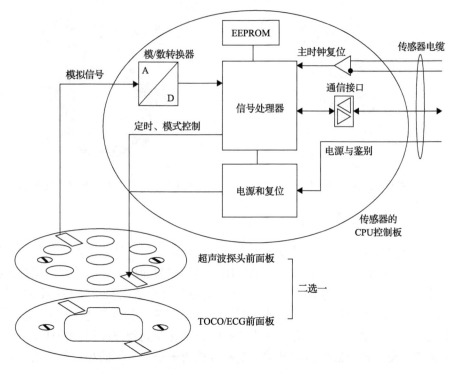

图 4.34 胎儿监护仪传感器的硬件电路框图(加拿大飞利浦医疗公司提供)
两种传感器使用相同的模数转换器、信号处理和通信电路,只是前端不同。

4.3.3 婴儿秤

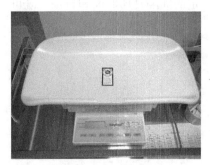

图 4.35 婴儿秤

体重测量对于评估婴儿的生长、体液平衡等都很重要。但是婴儿往往活跃好动,测量婴儿体重的秤(图 4.35)必须在短时间内能够给出平均读数,以便获得可靠的体重读数。婴儿秤还要有"去皮"功能,便于去除婴儿身体以外其他物件的重量,如尿布或毯子等的重量。

婴儿秤通常用应变仪来测定重量。应变仪的输出信号经过放大、模数转换和平均等处理后,再用于计算体重数值并显示出来。

4.3.4 新生儿 Apgar 量表

婴儿刚脱离母体时,医护人员必须根据统一的标准快速评估其健康状况。1952年美国 Virginia Apgar 医生发明了 Apgar 评分法(Apgar scoring system),其评分表包括 5 个指标（表 4.1），每个指标的得分为 0、1 和 2 三档。统计得到的总分可以很好地反映刚出生婴儿的状况。

量表的名称源于其发明人的名字。为了便于记忆，有人将 Apgar 的 5 个字母作为首字母，给 5 个指标取了 5 个名称：外观（Appearance）、脉搏（Pulse）、面部表情（Grimace）、活动力（Activity）和呼吸（Respiration）。

表 4.1 Apgar 量表

指标	首字母名称	0 分	1 分	2 分
肤色	外观（Appearance）	全身发绀	四肢发绀	肤色正常
心率	脉搏（Pulse）	无心跳	小于 100	大于等于 100
反应	面部表情（Grimace）	无反应	面部有反应/哭声微弱	打喷嚏/咳嗽/哭闹
肌张力	活动力（Activity）	无活动	有些微弱弯曲	活动力很好
呼吸	呼吸（Respiration）	无呼吸	呼吸微弱或无规律	强有力

这种测试通常在出生后的 1 分钟和 5 分钟进行，如果计分低于正常值则可能过后的时间里还要测试。通常，总分在 3 分以下为极低分，7 分及以上为正常。

如果出生后 1 分钟的测试得分较低，要引起注意，但并不代表问题严重。尤其是随着时间的推移测试得分升高时，就不会有大问题。但是，如果在较长时间内（如长达 30 分钟）得分都为 3 分及以下，那就表明婴儿可能有慢性神经损伤的危险。

在进行出生后 1 分钟和 5 分钟测试时，要使用定时器发出提示声，因为在这种场合下，医护人员通常很忙，无法查看钟表。定时器可以是独立的，也可以内置于婴儿复苏台（图 4.36，详见第 8 章）等设备之中。

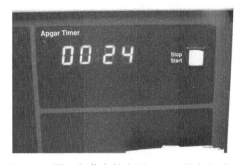

图 4.36 婴儿复苏台的内置 Apgar 量表定时器

4.4 体温、骨骼和关节等其他检测

4.4.1 体温计

人类属于恒温生物，人的体核温度通常都保持于 37℃ 左右。偏离此正常体温

就可能出问题，因此定时测量体温是重要的患者诊断程序之一。

虽然人的体核温度通常变化很小，但人体其他部位的温度，尤其是四肢的温度会有很大的变化。测量体温必须找一个易于测量又能准确地反映体核温度的部位。

只要没有刚进过食或刚喝过水，也没有用口腔呼吸；那么，口腔（即舌下）测得的体温与体核温度很相符，是最常用的体温测量位置。不过，口腔用于长时间监测很不方便；而且，对于那些无法或不愿将体温计置于舌下保持所需测量时间的患者来说，难以实施。腋下体温接近体核温度，但可能存在很大变化。直肠温度与体核温度的相关性很好，但测量时患者不舒服，医护人员也不方便。耳内鼓膜的温度接近体核温度，不过，需要高技术的设备才能测量。

长时间的体温监测最容易的做法就是将体温计探头贴在人体皮肤上；但是，体表温度经常会偏离体核温度，只能获得大致的数值。如果体表温度发生突变，从先前稳定的数值明显地升高或降低，就要引起注意，这意味着可能有问题。总之，没有一种测量体温的方法可以适用于所有情况，因此，多种方法都在使用。

最原始的测体温方法是直接用手触摸患者的皮肤，感知温度。这种方法不需要任何工具，而且只要拥有一定的经验，就可以可靠地判断患者体温明显的变化。但是，它是主观判断，且不能给出量化的数值。

1. 玻璃体温计

图 4.37 所示的玻璃体温计发明于 15 世纪，它使用汞或有色酒精来指示温度。这种体温计至今仍在使用。不过，医院里已基本停止使用。因为，如果玻璃管破碎，可能会伤害人体；而且汞有毒，可能造成污染。如今，医院里通常都使用电子体温计。

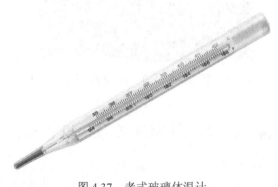

图 4.37　老式玻璃体温计

2. 电子体温计

如图 4.38 所示的电子体温计使用热敏电阻作为温度传感元件，其电阻值会随着温度的变化而变化。电子体温计的工作原理是：将恒定的电流施加在热敏电阻上，并测量该电阻两端的电压降，然后按照校正曲线和特定的算法，计算出温度数值。

针对不同的应用，电子体温计探头的形状各不相同。医院里常用的探头有两种：细长的杆状和扁平的纽扣状。杆状探头用于口腔、肛门和腋下测量，而纽扣探头用于贴在皮肤上测量。

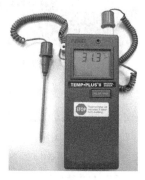

图 4.38 配有口腔和直肠探头的体温计

杆状探头与一次性测温套一起使用，给不同患者测量时都要更换测温套，以防止交叉感染。体温计被有意设计成不使用测温套时难以读数，不更换测温套时也无法再次测量。

有些电子体温计配有两个不同杆状探头，一个用于口腔测量，另一个用于直肠测量。探头用不同的颜色作为标志，通常是蓝色的用于口腔，红色的用于直肠。配置单探头的体温计，其探头也用这种颜色标志。探头通常是可更换的，探头导线的长度也有不同的规格。

这种电子体温计的主机包括：电池盒、探头座、测温套储存盒和显示器。显示器除了显示温度读数以外，还显示低电池量、探头故障、低温或高温报警等提示信息；还可能显示一个计时器，用于指示温度读数应该稳定的时间。探头座上通常有个电源开关，探头插入时体温计自动关闭，探头取出时则开启，以节省耗电。

有些体温计内部还设有一个磁性继电器或霍尔开关的机构。只有当体温计放在某种特定插口内时，该开关才会被激活。在完成一定次数的测温后，体温计必须通过这种机构进行复位，否则将无法继续使用。这是为了防止体温计被盗。

体温计通常可以根据需要选择摄氏温度或华氏温度，切换开关通常隐藏在电池盒内。

3. 耳温计

耳内鼓膜的温度几乎总是等于体核温度。鼓膜位于狭窄的耳道末端的颅骨内，它是体温测量的理想部位。不过，鼓膜脆弱易损，如果直接用测温探头接触，鼓膜可能会受损。工业应用上有一种测温方法是测量物体发射的红外辐射，这是

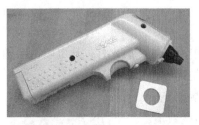

图 4.39　带着探头套的耳温计

一种非接触性的遥测方法。将工业上使用的红外测温仪精细化、小型化之后，就得到了图 4.39 所示的红外耳温计。

红外线温度传感器使用一种被称为热电堆的半导体器件，它接收到红外线时会产生电动势。由于热电堆传感器的响应有延时，在测量体温之前要用一个快门机构遮住。当耳温计放置到位，正确地指向鼓膜时，压下测量按键后，快门就会开启并保持一段时间，在此期间完成鼓膜测温。

耳温计的使用需要一定的技术。如果放置不到位，没有正确地插入耳道，探头没能指向鼓膜时就测温，会导致测温读数出错。此外，要用探头根部紧密地封住耳道口，如果有进入耳道的气流经过探头，体温计的读数也会出错。

为了避免交叉感染，耳温计有配套使用的塑料薄膜制作的探头套（又称耳套），这种套子容易变形，它的设计使得每次测量前都必须换新的探头套。测温的光路要穿过套子薄膜，因此，探头套必须安放到位才能获得准确的测温读数。此外，探头镜片或探头套上的污垢或异物都会影响测温的读数。

使用一段时间后，红外温度计往往会产生时漂，因此，必须定期校准。

4. 颞动脉体温计

颞动脉体温计测量的是颞动脉血流的温度。颞动脉是距离人体皮肤表面最近的动脉之一，其血液的温度很接近人的体核温度。这种体温计的工作原理与耳温计相同，是用红外传感器测温。测量时也必须注意正确放置体温计，因为动脉外皮肤的温度与周围其他区域的温度会有较大差别。不过，颞动脉体温计的定位要求不像耳温计那么严格，而且测温速度更快、动静更小。所以这种体温计越来越流行。

4.4.2　骨密度仪

美国电影《当幸福来敲门》（The Pursuit of Happyness）的主人公在 20 世纪 80 年代初以推销骨密度仪谋生。他奔波于医生诊所和医院，到处推销，却很难说服客户相信这种设备的价值。而如今，随着骨质疏松等疾病的增多和人们认识的改变，骨密度仪的销售应该不难了。

骨密度仪使用低剂量的 X 射线或超声波束来测量受照射部位骨组织的密度。有些骨密度仪是便携式的，就像威尔·史密斯（Will Smith）在电影中扮演的主人公随身携带的那种，但大多数骨密度仪体积较大，是固定安放的设备，可以从上方扫描平躺着的患者。

4.4.3　关节镜

关节镜的许多特性都与其他内镜相似，但为了适应关节内狭小的操作空间，硬件上有些特殊的设计。关节镜较细小且较短，而且都是硬镜。如图 4.40 所示，关节镜手术时，除了关节镜之外，有时还需要插入第二根或者第三根管子，分别用于冲洗和抽吸等操作。关节部位不使用充气扩张来改善视野，而是用盐水灌注来冲洗视野区，使视野变得清晰。

受伤关节的修复常需要切除撕裂或受损的软骨，有时也需要去除骨骼上的骨质增生，因此，关节镜手术中有时要使用旋转切割和磨削等器械。有些关节镜手术，如修复破裂的半月板(半月板是维持关节润滑的软骨组织)或者修复撕裂的韧带等，还需要使用缝合器械。

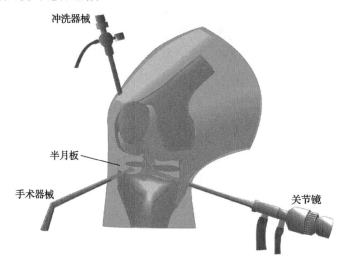

图 4.40　使用关节镜检查膝关节

4.5　本　章　小　结

本章讲述的医疗设备涉及消化系统、感觉系统和生殖系统，以及诸如皮肤、肌肉和骨骼等人体部位。介绍了内窥镜的功能和应用，以及检查眼睛、耳朵和喉咙等部位的医疗器械；还介绍了产前检查和监护类设备，以及各种体温计及其工作原理；最后，简单介绍了关节镜。

4.6　思　考　题

1. 内窥镜可能有哪些通道？

2. 在内窥镜的先端安装摄像芯片有什么优势？

3. 硬质内窥镜和软质内窥镜的光传导有什么不同？

4. 为什么光线的质量在内镜检查中很重要？

5. 光线的质量受哪些因素的影响？

6. 为什么要用机械结构来控制光强，而不是用电子控制？

7. 三芯片摄像头有哪些优点和缺点？

8. 内镜检查时注气器的用途是什么？

9. 内镜检查时为什么使用二氧化碳充气？

10. 哪些因素会影响胎儿心跳的测量？

11. 胎儿监护仪的超声波换能器与简单胎心仪的有何不同？

12. 为什么医务人员需要监测孕妇的子宫收缩和胎儿的心率？

13. 测量口温时，哪些因素会导致读数偏离体核温度？

14. 耳温计有哪些优点和缺点？

第5章　诊断设备之四

本章要点

● X射线的发现历史及其物理性质，X射线探测技术的原理。
● X射线应用的安全性及该技术使用的计量单位。
● 几种常见的X射线的临床应用及其设备。
● CT、MRI和PET扫描仪。
● 超声诊断成像技术及其应用。
● 诊断成像过程中产生的图像的管理、存档和传送。

5.1　概　　述

本书前言已讲到，诊断成像(diagnostic imaging，DI)这个专业领域所包含的范围很广，涉及许多非常复杂的专用设备。对于绝大多数诊断成像的设备，临床工程师都需要接受厂家的相关培训，而后才能提供有效的技术服务。本书仅简要介绍各种成像设备，不深入论述它们所涉及的技术细节。

5.2　X　射　线

5.2.1　X射线的发现

历史上，医护人员曾经长久期待实现的一个梦想是，无须剖开人体就可以看到其内部的结构。但是，无论可见光的强度多大，它都无法提供人体皮肤之下结构的有用信息。医生有时候利用触摸(即触诊)可以辅助诊断，但作用非常有限。

1895年，德国人伦琴(Wilhelm Röntgen)发现，将高电压施加于真空管时，真空管会发出一种先前未知的射线，被伦琴命名为"X射线"。这种X射线能够穿过完全不透可见光的一些物质，但还是无法穿过某些物质。例如，不能穿过骨骼和金属等密度较大的物质。伦琴将X射线通过他妻子的手投射到底片上，拍摄到了他妻子手的照片。为了纪念这位发现者，这种射线有一段时间曾经被称为伦琴射线，但现在都称为X射线(简称X线)。图5.1所示是放射科医生查看X线片的情景。

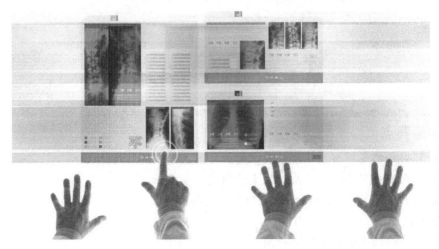

图 5.1　放射科医生在查看 X 线片

5.2.2　X 射线的物理特性

研究表明，X 射线与可见光和无线电波一样，同属于电磁波(参见第 11 章)，只是其波长很短，仅为 0.01～10nm。以 0.1nm 作为分界线可以将 X 射线分成两大类：波长大于 0.1nm 的被称为"软 X 线"，而波长小于 0.1nm 的则被称为"硬 X 线"。

产生 X 射线的方法已经很成熟，目前大多数 X 射线管都利用高电压将电子束加速到极高的速度，再撞击金属靶(多数用钨制成)，由此产生 X 射线。需要改变射线方向时，只要调节靶面的角度即可。

铜具有很好的导热性，常用于制作 X 射线管金属靶的基底，以减少靶的受击面上热量的积累。同理，为了散热，许多新型 X 射线管采用旋转靶面，飞利浦公司于 1929 年最早开发了这项技术。

产生 X 射线的电压和电流决定了射线的特性。电压为千伏级，用峰值电压(kV_p)表示；电流则为毫安级。而且电流的持续时间(即 X 射线照射时间)也是一个重要因素，因此常将电流及其持续时间二者结合在一起构成一个指标，其单位是毫安秒(mAs)。

下列是几种不同类型的 X 射线应用中的电压、电流、照射时间和辐射剂量的典型数据：

牙科 X 线：70～90kV_p，3～10mA，0.05～4s，20μSv；

乳腺钼靶 X 线：25～26kV_p，70～126mAs，0.7～1.5s，高达 2.50mSv；

胸部/腹部/四肢 X 线：60～120kV_p，1～100mAs，0.1～3mSv；

荧光透视 X 线：40～120kV_p，1～20mA，持续数分钟，20mSv/min。

5.2.3　X 射线单位的定义

（1）拉德（rad）：是以前使用的单位，表示辐射的吸收剂量。1rad 定义为 100kg 组织吸收 1W 的 X 射线辐射功率时的剂量。

（2）雷姆（rem）：也是早先使用的单位，它是"Röntgen equivalent man"的缩写。1rem 是产生与 1rad 相同生物效应所需的辐射剂量。

（3）戈瑞（Gray，缩写为 Gy）：定义为 1kg 组织吸收 1J 的 X 射线能量时的剂量，即 1Gray = 100rad。

（4）希沃特（Sievert，缩写为 Sv）：定义为产生与 1Gray 相同生物效应所需的辐射剂量，即 1Sv = 100rad。

5.3　X 射线探测器

（1）最早的 X 射线探测器就是旧时曝光用的标准玻璃板照相底片，其原理类似于可见光对于底片的作用，X 射线会引起底片上银化合物的化学反应。根据 X 射线穿过组织时被衰减的量，底片上呈现负片成像。也就是说，底片上较亮的区域受曝光较少，对应于密度较大的组织；反之，较暗的区域则对应于密度较小的组织。

（2）后来摄影胶片替代了玻璃板。由于胶片在光线下会曝光而失效，因此要装在盒子里。这种盒子可以挡住可见光，但却可以透过 X 射线。处理胶片时，盒子可以手工拆除或者自动脱卸。

（3）有些物质在 X 射线照射下会发光，即产生荧光。据此，如果用这种物质代替胶片，就可以显示连续变化或者移动的图像，这被称为荧光透视。它在观察某些移动物体（如吞咽或者体内注射的不透 X 射线的染料）时非常有用。

（4）利用闪烁计数器可以将 X 射线的光子转化为可见光的光子，再用光电倍增管放大可见光；这样，使用较低剂量的 X 射线就可以获得清晰的图像。

（5）X 射线的数字化成像检测器利用的是电荷耦合器件（charge coupled devices，CCD），就像数码相机里用的 CCD 一样，只是个头大些而已。得益于 CCD 的高灵敏度，较低剂量的 X 射线就足以产生清晰的成像，而其分辨率也可与胶片相媲美。而且，由于 CCD 产生的是数字信号，这种图像可进行数字化操作、存储或者远程发送。

5.3.1　X 射线的照射效应和剂量限值

X 射线是一种电离辐射，也就是说，它可以使得受照射物质中的电子脱离原子。这对活体组织会造成严重影响，可能即刻引起灼伤，或者伤害某些细胞的染色体，导致细胞发生癌变等。因此，对于 X 射线的曝光剂量有规定的限制值。美国使用的 X 射线曝光剂量限值如下（其他国家设定的标准与此相似）：

(1) 1mSv：普通公众的年最大剂量建议值；

(2) 20mSv：辐射行业从业人员 5 年平均的年最大剂量建议值；

(3) 50mSv：辐射行业从业人员单年最大剂量建议值；

(4) 100mSv：余生患癌症概率为 0.5% 的剂量；

(5) 1Sv：余生患癌症概率为 5% 的剂量；

(6) 10Sv：可能在数天或数周内导致死亡的剂量。

在辐射环境中工作的人员，如 X 线机工程师等，佩戴的个人剂量计必须定期检查，以确保工作人员受到的辐射不超过剂量限制值。

5.3.2　X 射线的安全性

如今已有许多措施可以尽量减少 X 射线辐射对患者和工作人员的伤害。例如，让患者佩戴铅制的护罩和围裙等，以保护身体上其他不受 X 线检查的部位。让接近 X 射线源的工作人员佩戴铅围裙，用铅玻璃和铅墙保护工作人员的观察室，在 X 射线室的外墙、门和窗户上安装铅屏蔽等。

5.4　X 射线成像的应用

X 射线广泛用于医疗保健的各个方面，其设备有许多种类。例如，有简单廉价的牙科 X 线机，也有塞满整个房间的价值数百万美金的 CT 扫描仪等。这些 X 线成像设备都可以获得清晰的图像（图 5.2），下面介绍常用的几类 X 线机。

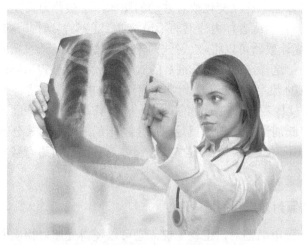

图 5.2　清晰的 X 线片

5.4.1　牙科 X 线机

牙医关注牙齿，牙科 X 线机专门用于拍摄牙齿的图像，显示牙根的结构、填充物和牙冠的位置以及牙齿破损部位等情况。这类机器仅使用较低的电压和较小的电流，且操作较简单，通常只有少数几种曝光参数可以选择和设置。

如图 5.3 所示，牙科 X 线机体积小、重量轻；可以安装在轮式机架上，随时推到各处，用普通的墙上插座供电就可以使用。胶片通常装在胶片包内放入患者口腔。

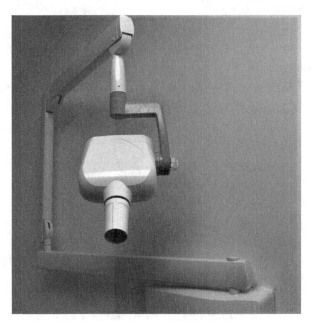

图 5.3　牙科 X 线机

5.4.2　通用 X 线机

医院里放在通用机房里的 X 线机是最常见的机器，适用于多种检查：从手、脚等人体小部位的摄像，到胸部和腹部摄像，以及较大骨骼部位的观察等，都可以完成。如图 5.4 所示，这种机器通常有一个可以三维活动的平台，还有一个可三维活动且可绕两个轴旋转的机头。

如图 5.5 和图 5.6 所示，X 线机的平台可以倾斜，平台下有一个插槽用于插入胶片盒或者数字探测器。除了平台下的 X 线探测器之外，有些机器另外还有一个探测器，垂直安装在墙壁上，可用于人体站立位置的检查(图 5.7)。

X 线机的机头包括 X 射线管和准直器。准直器的开闭可以调节和限制曝光区的大小(图 5.8)。如图 5.7 和图 5.9 所示,准直器里面通常有灯光射出来,可以照亮 X 射线的曝光区域,并且显示出网格,用于辅助定位。

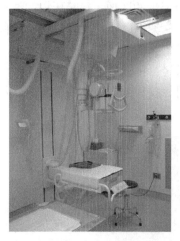

图 5.4　常见的 X 线设备的机房

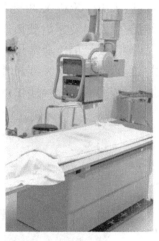

图 5.5　X 线机的摄像平台

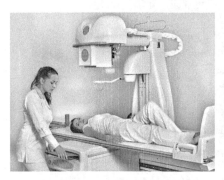

图 5.6　X 线机平台下的插槽

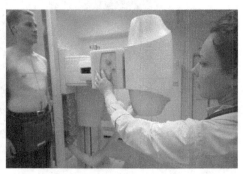

图 5.7　立式 X 线机

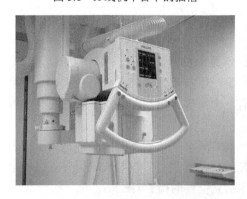

图 5.8　包含 X 射线管和准直器的机头

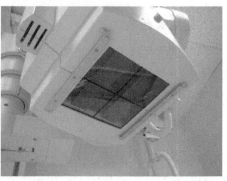

图 5.9　准直器的底面

标准 X 线机还可用于造影检查，拍摄人体在使用不透 X 线的液体或者染料之后的图像。常用的不透 X 线的液体造影剂是硫酸钡乳液。口服可用于检查上消化道；灌肠则可用于检查下消化道。

常用的染料造影剂用于血管显影，注入血管后，随血液循环流动。有些染料会迅速从肾脏排出，由此可用于检查肾脏系统。

5.4.3 乳腺 X 线摄影（钼靶摄影）

如图 5.10 所示，钼靶 X 线摄影（Mammogram），即乳腺 X 线片，专用于检测乳腺癌等乳房疾病。由于乳房只包含软组织，因此仅需 0.7mSv 左右的低剂量 X 射线。X 射线穿过宽而薄的组织时，乳腺摄影是最有效的；因此，如图 5.11 和图 5.12 所示，在摄像时机器上有特定的装置，按照先水平后竖直的顺序，挤压乳房。

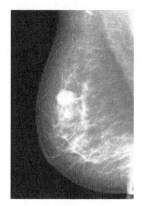

图 5.10 乳腺 X 线片
注：亮块是肿瘤。

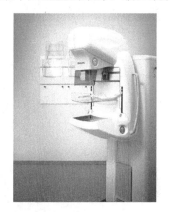

图 5.11 乳腺 X 线机
（加拿大飞利浦医疗公司提供）

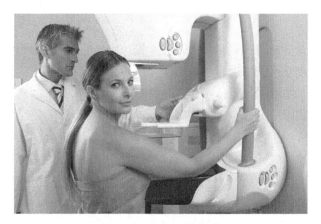

图 5.12 乳腺 X 线检查

5.4.4　计算机断层扫描成像

计算机断层扫描仪，即 CT 机，是从简单的 X 线断层摄影逐步演变而来的，它的 X 线机头沿圆周转动，一圈又一圈地逐层照射人体，以产生一层层"切片"的图像，而不是传统 X 线片的"投影"成像。

如图 5.13 所示，现代 CT 机已经经历了数代更新。其 X 射线管可以产生"扇形"X 线；其探测器数量众多，排满整个大圆环，每个探测器拾取扇形 X 线中的一个轴向分量。有些 CT 机包含多组探测器(可多达 64 组)，每组独立拾取并处理成像数据；这样，X 线机头每转动一圈就可以获得多层"切片"的图像。

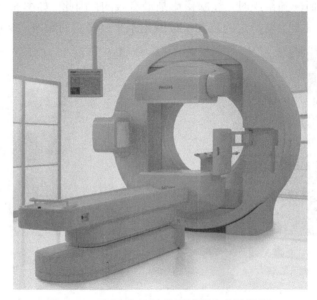

图 5.13　CT 机(加拿大飞利浦医疗公司提供)

检查时，患者躺在可移动的操作台上。操作台会自动从一个大圆环移进移出，并停顿于需要成像的位置，进行 X 线曝光。由各个探测器采集信号并送至计算机，再由计算机综合来自所有探测器的数据以构建"切片"图像，显示出患者在该位置的身体横截面结构。对于感兴趣的区域，可以一层层地连续"切片"，分别观察每个断层的图像，也可以观察贯穿该身体区域横截面的动画。

配备有较强计算功能的新型 CT 系统可以更快地完成更多断层的扫描，并且可以综合多个断层的数据，构建出人体特定结构的三维(3D)模型。这种 3D 模型可用于虚拟解剖操作，让操作者感受"切开"各层组织以暴露肿瘤等目标物的过程。

5.5 磁共振成像扫描仪

图 5.14 和图 5.15 所示的磁共振成像扫描仪(magnetic resonance imaging,MRI)产生的图像看起来与 CT 图像很相似,但两者的工作原理却截然不同。MRI 最初被称为核磁共振成像(nuclear magnetic resonance imaging, NMRI),因为其基础是原子核具有的磁特性。

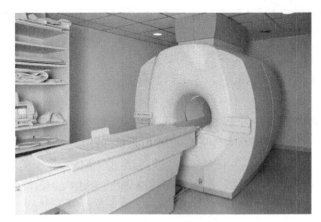

图 5.14 磁共振成像扫描仪(MRI)

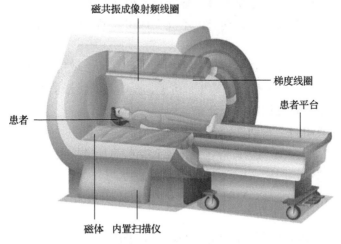

图 5.15 磁共振成像扫描仪的剖面图

MRI 的原理涉及复杂的核物理知识和许多深奥的数学知识,本书不详细介绍。为了便于读者理解 MRI 技术,下面仅介绍一些基本概念。

　　质量和电荷是物质的基本属性；"旋转"也是物质的基本属性之一，只是这种属性在日常生活中难以察觉。组成物质的原子中，电子、质子和中子本身各自都具有 1/2 的自旋值，这个自旋值可正可负。组成原子或分子时，各种粒子的自旋值相加，总自旋值就是 1/2 的整数倍，或正或负，或者为零(当正、负自旋值的粒子数量相等时)。

　　自旋值之和不为零的原子或分子就像微小的磁体，受到外加磁场作用时，它们会顺着磁场方向排列。氢原子就是一种自旋值之和非零的物质。

　　MRI 中的磁场由超导磁体产生，磁场强度通常约为 2～4T。(相比之下，地球的磁场强度仅约为 50μT。)

　　磁场中的分子存在高、低两种能量状态：当分子与磁场的 N 极指向相同时(当然此时它们的 S 极指向也相同)，分子处于高能态；反之，两者的指向相反时，分子处于低能态。

　　排列在磁场中的各种分子如果被电磁辐射(electromagnetic radiation，EMR)的脉冲击中，有些低能态分子就会吸收 EMR 能量并跃迁到高能态(称为共振)；随后，某些高能态分子又会返回低能态并发射自身的 EMR。粒子的特性决定了它能够吸收或发射的 EMR 的频率。氢原子吸收/发射的 EMR 的频率就与钠-23 不同。钠-23 原子也具有非零自旋值之和，在人体中的含量也很丰富。

　　通过探查、测量和分析物体发射的 EMR，就可以产生磁场中自旋值之和非零的物质的图像。由于氢原子是人体主要的自旋值之和非零的物质，因此，就可以生成人体的氢原子分布图像。而且，不同人体组织的含氢量不同，进而可以确定组织的结构。

　　采用不同频率的 EMR 对磁场中的物体施加脉冲，就可以产生不同粒子的分布图，每种粒子提供一组有用的数据。可见，要检测的粒子的共振频率必须已知，利用共振频率才能研究该粒子的分布。

　　除了氢原子和同位素钠-23 之外，人体内自旋值之和非零的其他粒子还有同位素碳-13、氧-17 和磷-31 等。此外，通过注入某些有用的同位素物质，还可以增加其在人体内的含量。例如，由氧-17 原子构成的水可以像正常的氧-16 水一样直接被人体吸收并分布至全身。MRI 检查中专用的同位素是由线性加速器等设备产生的。

　　MRI 设备产生的磁场非常强大，会吸引附近所有磁性物体，使其加速飞向磁场中心，不小心就会产生灾难。因此，设备附近绝对不能出现磁性物体。

　　MRI 设备产生的 EMR 信号也很强，可以像微波炉一样产生加热作用。如果人体内存在植入式心脏起搏器等装置，就十分不利，可能导致身体过热。

5.6　正电子发射断层扫描成像

放射性同位素衰变时会发射正电子，也就是反电子，它的质量与电子相同，但是带正电荷。这种正电子很快就会与电子发生碰撞而湮灭，并同时发出运动方向完全相反的一对光子，用两个相对放置的闪烁探头就可以检测这两个光子。如果闪烁探头检测到的两个光子彼此呈 180°且相隔时间在几纳秒之内，那么，它们来自同一个同位素衰变事件，并可以确定光子的运动轴和湮灭发生的位置。图 5.16 和图 5.17 所示就是基于这种光子检测的正电子发射断层扫描仪（positron emission tomography，PET）。

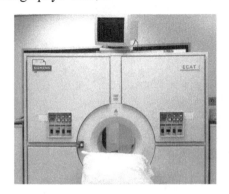

图 5.16　正电子发射断层扫描仪（PET）

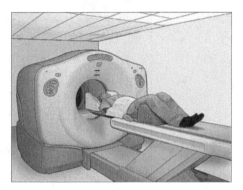

图 5.17　患者接受 PET 扫描

数以千计的这种同位素衰变事件的检测经过平均处理后，就可以形成包含同位素的人体组织的结构图像。不同的同位素会被不同的人体组织吸收，因此通过选用合适的同位素，就可以扫描出所需观察的人体组织的图像（图 5.18）。

PET 扫描仪可以与 MRI 或 CT 等其他成像设备整合在同一台设备上。当同时使用两种不同技术进行扫描成像时，如图 5.18 所示的人脑 PET 图像就可以融合在较完整但脑组织细节不够明确的 MRI 或 CT 图像之中。

不同人体组织对于注入的同位素的吸收率有所不同，吸收率取决于组织的代谢速率。PET 扫描可以提供这些代谢速率的信息。例如，癌症的肿瘤组织的代谢速率通常比周围其他组织高得多。

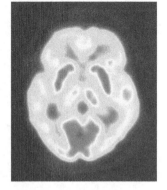

图 5.18　人脑的 PET 图像

放射性同位素（又称放射性核素）的半衰期很短。例如，碳-11 的半衰期约为 2 分钟；而氟-18 的半衰期较长，约为 110 分钟。用于 PET 成像时，半衰期短的放射性核素必须在 PET 扫描仪附近产生，并立即注入患者体内。生产同位素的装置是一种被称为回旋加速器的大型设备。

5.7　超声诊断设备

X 射线存在伤害人体组织和基因的潜在风险，特别是对于发育中的胎儿，风险更大。然而，胎儿发育的成像监测很重要，因此，需要开发不使用 X 射线的其他成像技术。超声就是一种已被证明可行的技术，并且已开发出可以呈现子宫内胎儿二维断层图像的超声扫描仪(图 5.19)。

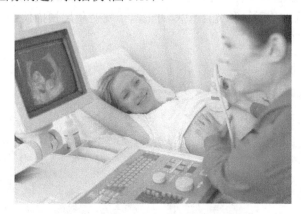

图 5.19　孕妇正在接受产前超声检查

随着超声成像技术的发展，图像质量越来越高。图 5.20 所示的现代超声扫描仪还可以将来自多个二维扫描阵列的数据整合起来，形成 3D 图像。胎儿超声仪的探头上包含许多压电晶体，还配备不同频率的探头可用于不同深度的扫描。适用于心脏、甲状腺等各种人体组织检查的探头也在不断优化(图 5.21)。

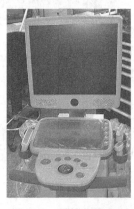
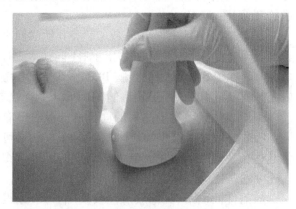

图 5.20　便携式超声仪　　　　图 5.21　患者正在接受甲状腺超声扫描

5.8　图像存档和通信系统

随着数字化图像技术的发展和功能强大且相当便宜的计算机的普及，以及高速数据网络的出现，医学诊断图像已经可以用统一的方式处理，使用统一的格式存储、发送和呈现。这使得各类医护人员在不同地点可以查看高质量的图像。

完成这些功能的系统被称为图像存档和通信系统(picture archiving and communication systems，PACS)。PACS 可处理各种数字图像，包括 X 线机、CT、MRI、PET 和超声扫描仪等设备获得的图像，以及内窥镜检查或显微外科手术获得的图像。

通过 PACS，专家可以远程评估图像，为缺乏专家的地方提供服务。无须邮寄图片实物，也不会延误时间。此外，在会诊或教学时，多人可以同时查看同一张图像。

数字化图像的存储比传统胶片的巨大档案保存要节省空间也节省费用。PACS 由中央服务器组成，其网络通过本地和/或广域网连接到各种客户端工作站，多个 PACS 可以连接在一起，因特网也可以用作通信渠道。

由于诊断图像较大且分辨率较高，所以 PACS 的数据传输速率必须足够高，以便在合理的时间内完成图像传输。

工作站必须能够显示诊断所需的高质量图像，并能够快速处理图像。通常工作站配备两个视频显示器，便于进行不同图像之间的对比(图 5.22)。

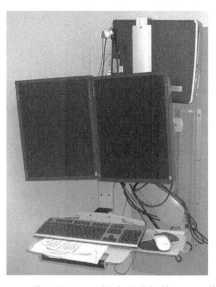

图 5.22　带双显示器、键盘和鼠标的 PACS 终端

中央服务器将图像存储在数据库中，并处理已有图像的访问和新图像的存储等请求，还需要完成数据库的维护等功能(如数据备份和系统维护)。这些功能都与其他数据库类似。

由于图像的来源众多，必须采取非常有效的命名和管理方法，才能够较好地运行和维护 PACS。

5.9　本章小结

本章介绍的是诊断成像技术。简述了 X 射线的发现历史及其物理特性；介绍了几种 X 线机、X 线剂量限制和应用的安全性；讲述了 CT、MRI、PET 和超声诊断等专用扫描仪；最后介绍了 PACS。

5.10　思　考　题

1. 请解释两类 X 射线之间的区别。
2. 为什么铜常用于 X 线机？
3. 为什么 X 射线管中使用旋转靶？
4. 请简述下列单位的定义：

　　① Rad
　　② Rem
　　③ Gray
　　④ Sievert

5. 为什么 X 线胶片的图像是"负片"？
6. X 线的荧光透视成像与普通 X 线透视有何区别？
7. 哪些方法可用于减少患者的辐射照射？
8. 请列出 X 线照射的 4 种剂量限值及超过每种剂量可能产生的影响。
9. 为什么 X 线摄影有时需要使用不透 X 射线的液体和染料？使用方式如何？
10. 乳腺 X 线摄影常用的剂量是多少？为什么它比其他类型的 X 线摄影的剂量要低？
11. 有些成像为什么要用 MRI 扫描仪而不用 CT 扫描仪？

第6章 治疗设备之一

本章要点

- 心脏、循环系统和呼吸系统等疾病的几种治疗设备，包括各种设备的发展历史、原理、功能和类型，以及相关解剖学和生理学知识的概述。
- 心脏的治疗设备：除颤仪和心脏起搏器。
- 循环系统的治疗设备：人工心脏、心室辅助装置(VAD)、主动脉内球囊反搏泵、人工心肺机、循环压力治疗仪、自动止血带、血液加温器、静脉输液泵和患者自控镇痛泵(PCA 泵)。
- 呼吸系统的治疗设备：呼吸机、CPAP/BiPAP 装置、氧气浓缩器和加湿器。

6.1 心脏的治疗设备

心脏是人体内接受医学监测最多的器官，也是接受治疗最多的器官。有很多种装置用于稳定或改善患者受损或病变心脏的功能，下面介绍常用的几种。

6.2 除 颤 仪

图 6.1 所示的除颤仪经常出现在电影和电视的场景中，它可能是知名度最高的高科技医疗设备之一。在这类场景中，面对垂死的患者，医生手持电极板，大喊一声"clear"之后，将电极板压在患者胸部，患者的身体随即猛烈抽搐，随后监护仪的报警声便转变为稳定的哔哔声，显示屏上原本的直线也可能恢复为熟悉的波形。

通常认为，除颤仪是用于"重启"已经停止搏动的心脏，其实它的名字有其他含义。虽然除颤仪有时确实用于挽救心脏已停跳的患者，但它最常用于纠正失调的心脏收缩(即颤动)，使心脏恢复正常的窦性心律，也就是消除心脏的颤动。

本节将简要回顾除颤仪的发展历史，论述这种现代医疗设备的工作原理及应用，介绍常用除颤仪的各种类型及其选项和配件等；最后，讲解除颤仪中使用的电池类型，以及这种设备的测试和维护等。

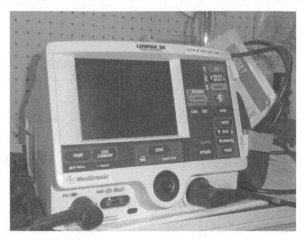

图 6.1 常见的便携式除颤监护仪

6.2.1 发展历史

除颤仪的发展历史与本书第 2 章介绍的心电图机的发展密切相关。科学家和医生根据心脏电信号传播和心肌收缩的知识，设计了一种设备，它可以治疗心脏发生的致命的搏动中断。

1947 年，在其他患者身上经历了 6 次除颤试验的失败之后，美国克利夫兰市 (Cleveland) 的心血管外科医生 Claude Beck 终于在心脏手术期间为一名 14 岁男孩成功地实施了心脏除颤。当时是将除颤仪产生的电脉冲直接施加于患者暴露的心脏上。1956 年，心脏病专家 Paul Zoll 使用功率更大的除颤仪，在体外的胸壁外施加除颤脉冲，成功地为患者实施了心脏除颤。

早期除颤仪的研究和开发源于英国和苏联，第一台用于救护车的移动式除颤仪就是在英国 (北爱尔兰) 的贝尔法斯特 (Belfast) 制造的。

6.2.2 除颤仪的工作原理

如本书第 1 章所述，心脏的颤动 (也称纤颤) 是由心肌纤维快速、不规则、不同步的收缩导致的。通常，有两种不同的心脏颤动：房颤和室颤。发生房颤时，心脏的心房收缩异常，不能有效收缩；但心室仍然可以正常工作。房颤时的心电图如图 6.2 所示。由于心室可以完成主要泵血功能，这种房颤通常不会危及生命，但会使人感到虚弱无力。房颤的治疗有时称为心脏电复律或同步心脏电复律，它不属于急救，通常是平静可控的临床治疗。

当心脏的心室以非同步方式收缩时，会导致室颤，此时的心电图如图 6.3 所示。由于室颤会导致心脏的泵血几乎完全停止，如果不通过除颤快速纠正这种状态，就会致命。这是一种急救情况，通常在实施一段时间的心肺复苏 (cardiopulmonary resuscitation，CPR) 后进行除颤。

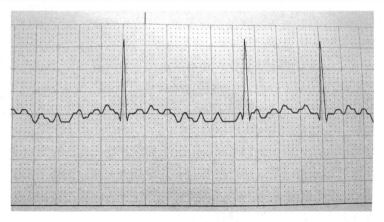

图 6.2 房颤时的心电图波形

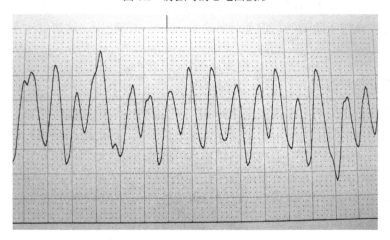

图 6.3 室颤时的心电图波形

6.2.3 除颤仪的功能

　　除颤仪通过向心脏施加窄脉冲电流来发挥作用。这种电流脉冲可以促使心脏的所有肌细胞和神经细胞同时发生去极化，从而可能恢复它们的正常功能；也就是，使心脏产生协调的收缩，从而泵出血液至全身。除颤仪由电源、控制电路和电脉冲输出电路组成。

6.2.4 除颤仪的电源

　　早期临床上使用的除颤仪体积庞大且笨重，其电源取自电力线路的交流电插座。因此，电源不会耗尽，但它必须在交流电插座附近使用。然而，除颤仪往往需要在没有插座的地方使用，因此很快就开发了小且轻便的电池供电的除颤仪。（有关电池的介绍详见本书第 11 章。）

除颤仪中使用的电池必须满足如下要求：功率足够大、安全可靠、能够反复充电许多次，且要足够轻便。

随着电池技术的发展，除颤仪中使用的电池也有多种不同类型。早期的除颤仪使用镍镉电池（NiCad 或 NiCd）。这种电池新启用时具有较高的能量密度，但它容易产生"记忆效应"，无法一直保持额定功率。新型的镍镉电池及精密的充电电路有助于缓解这个问题。

使用凝胶电解质的密封铅酸蓄电池，其电解质不会泄漏，使用时无须保持特定的方位。这种电池也已普遍用于除颤仪。它可靠性较高，弥补了其能量密度相对较低的问题。铅酸电池在完全放电和/或长时间处于放电状态时容易失效；因此，在使用后应立即充电，以获得最佳性能。

锂离子和镍氢电池都具有较高的能量密度，且不易产生"记忆效应"；因此，被越来越多地用于除颤仪。但是，要确保长期可靠的使用，这些电池也必须细心维护。

6.2.5　电压倍增器

除颤仪里安装的电池通常只能提供 12V 直流电压，而除颤时施加于患者身上的是具有特定波形的电压，而且其幅值可达数千伏。因此，必须利用电容器将电压提升至约 5000V；而且，在将电能输送给患者之前，电容器还具有存储电能的作用。除颤仪里完成这种转换的电路首先将直流电压"切割"成方波电压，再通过高比率的变压器将此电压升压，然后将获得的高压交流电进行整流，最后再用于电容器充电。

6.2.6　电荷存储

除颤仪的电能在输送给患者之前要暂时存储于电容器，这种电容器具有较高的耐压值和较大的电容值；而且，电容器的质量要很好，能够可靠地反复存储电能，并能够快速放电。

6.2.7　输出波形

早先的除颤仪是用电极板直接给患者心脏施加正弦波交流电。所需的电压是通过动物实验确定的。深入的实验表明有些直流电比交流电更有效；也就是，与交流电相比，使用直流电时所需的能量较小且成功率较高，这意味着患者的生存概率更高且烧伤的风险更小。

在 20 世纪 60 年代初期，除颤仪制造厂家一般都采用单相正向脉冲的除颤波形。这类波形以发明者的名字命名，常用的有 Edmark 波形，还有 Lown 波形。在大约 2000 年之前一直使用这类单相波。后来，有研究表明包含正相和负相的双相波在功率较低时就可以产生疗效，从而提高了患者的安全性，同时还可以降低对于电池等器件的要求。

除颤波形的周期只有几毫秒（双相波比单相波稍长）。根据具体使用情况的不同，波形幅值的选择范围可以从几伏至几百伏不等。

6.2.8   放电继电器

给患者施加电击除颤时，需要接通除颤仪内的继电器，将存储电荷的电容器与除颤波形发生电路相连通，再经电极板（即电极）通向患者。该继电器必须满足如下特殊要求：必须反应迅速，在足够短的时间内完成电荷传输；继电器触点的设计必须能够承受大幅值的浪涌电流和电压；最后，继电器外壳的密封性必须很好，以防溅出的火花殃及附近的易燃物品。

6.2.9   除颤波形的生成

充电的电容器只能提供简单的直流电流，除颤仪内由一系列电感、电容和电阻组成的 LRC 电路将电容器输出的电流转换为所需的除颤波形。

6.2.10   电极板与电极

为了给患者输送有效除颤所需的大幅值电能，电极板的表面积必须足够大，以降低电流密度，防止灼伤。体外使用的除颤电极板通常是表面光滑的不锈钢平板。为了便于儿科患者的使用（图 6.4），许多厂家还会配备小号的电极板。除颤时，还要用导电膏（或生理盐水），以确保电极板与人体皮肤之间接触均匀且接触阻抗较小。

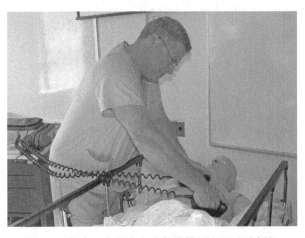

图 6.4   临床工程师在人体教学模型上测试除颤仪

　　开胸手术期间也可以直接在心脏上实施除颤，此时所需的电能要低很多。而且，为了安全有效地除颤活体心脏，要使用具有长绝缘手柄的杯形小号电极板。除颤仪应该能够自动识别所连接的电极板类型，从而在儿童除颤或者体内除颤时，自动限制可输出的最大电能。

　　如果需要反复除颤（例如，房颤患者经受一次又一次心脏颤动时），使用贴片式的电极更方便有效，只要将电极片粘贴在患者胸部即可。如果患者还正在实施体外心脏起搏，那么，这种电极贴片还可以同时输送除颤脉冲和起搏脉冲。还有一种自动体外除颤仪（automatic external defibrillator，AED），用于现场没有专业医务人员时的紧急救护[1]，这种除颤仪也使用电极贴片以简化操作。

除颤急救

　　"紧急呼叫，三楼315室；紧急呼叫，三楼315室；紧急呼叫，三楼315室……"

　　整个医院的呼叫系统响起了平静但有力的呼叫声，急救人员本能地作出反应，迅速但谨慎地赶往呼叫所指明的地点。

　　急诊医生赶到时，如图6.5所示的急救治疗车已被推到病床边。忙乱之中，一位护士正在给患者实施心肺复苏，而呼吸治疗师则等候在一旁，时刻准备着给患者实施气管插管。

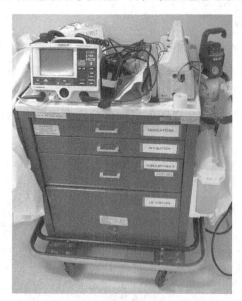

图 6.5　急救治疗车

配备有除颤仪（左上）、吸引器（中上右侧）、氧气罐（右上）、利器收纳盒（右中）等，
推车的抽屉里还备有药物等其他用品。

---

1 AED常放置在机场等公共场所。——译者注

还有医护人员正在监测患者的生命体征，并准备随时提供关于患者病情、使用药物及发病原因等已得知的信息。有人准备好了抽吸管，放在一边；还有人备好了供氧设备；装有肾上腺素、阿托品和利多卡因的注射器也已准备好，可以直接注射，或者时间充裕的话也可通过静脉注射；急救治疗车的抽屉里还有其他药物。一位化验室人员抽取血样并紧急送去检验，以快速获取血液的各项生化指标。

急救小组的成员们都快速有效地执行着他们的任务，尽可能减少混乱；有些新手和学生则在一旁观摩，并尽量避免妨碍急救。

患者是一名发生了车祸的年轻人，看起来处理情况还好。他身上盖的被子已被揭开，病号服被剪开，露出胸部，绷带缠住了部分左胸，此处的皮肤被扭曲的金属物体刺破，有3根肋骨骨折。心电图电极放置在不会影响除颤的位置上，并已连到除颤监护仪上，屏幕上正显示着杂乱的波形。

急诊医生快速了解了患者目前的情况之后，一边请呼吸治疗师插管，一边在急救治疗车上找出肾上腺素注射器(图6.6)，开始静脉注射。

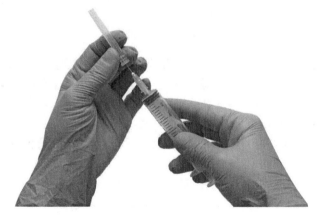

图 6.6 注射器

将肾上腺素注入静脉后，医生随即拿起除颤仪的两个电极板，助手将导电膏涂在其中的一个电极板表面；然后，医生把两个电极板面对面地摩擦，将导电膏涂抹均匀，再将电极板压在患者胸部。电极手柄上有图指示最佳安放位置，不过医生应该知道电极的正确安放位置。此时，只需要调整右手所持电极的位置，避开患者身上的绷带即可。

"200 焦耳"，医生喊道，护士立即将除颤仪面板上的某个旋钮转到"200"。医生按下手柄上的一个按钮，除颤仪发出嗡嗡的响声。此声音的音调随着屏幕上显示的存储能量数值的增加而升高；当数值达到200时，声音变成响亮而平稳的高音。

医生用响亮、清晰且紧张的嗓音喊道："我数 1、2、3 后就电击。数'1'时我准备好；数'2'时你准备好；数'3'时大家都要准备好"。

她瞥了一眼周围，确定大家都准备好了后，数道："1！2！3！"，同时按下两个电极手柄上的按钮，除颤仪即刻发出低沉的响声，与此同时由于扩散的除颤电流刺激了骨骼肌，患者的身体抽搐了一下。随后，除颤仪开始打印输出记录，记录纸上显示的是起始于除颤电击之前20秒的心电图波形，图上标出了电击放电的确切时间、施加的能量值及患者身体的阻抗测量值（图6.7所示为一台老式除颤仪）。

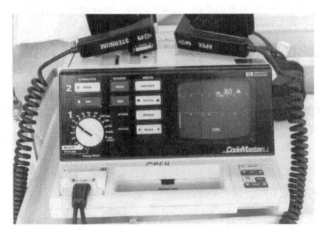

图 6.7　老式除颤仪

此次除颤电击之后，显示屏上的心电图已出现波动，但仍然表明患者心脏处于室颤。因此医生要求将能量增加到300焦耳，再除颤一次，还是没有成功。除颤间歇继续进行心肺复苏。第三次除颤使用了可提供的最大能量360焦耳，但仍然失败。再一次使用该能量除颤之前注射了阿托品，终于成功地恢复了患者正常的窦性心律。

急救小组的人们松了一口气，开始清理除颤仪，收拾起长长的记录纸，后续将把它作为患者的病历录入，以便分析整个除颤过程。

随后，一位护士去护士站办理患者转往冠心病重症监护病房（coronary heart disease intensive care unit，CCU）的手续；同时，急诊医生会与急救结束后随即赶来的心脏病专家讨论，以便为患者制定治疗方案，并根据第一手资料查出病因。

6.3　除颤仪的类型及功能

除颤仪可以分为体内和体外两大类，体外使用的除颤仪又可分为自动（AED）和手动两种。

6.3.1　体内除颤仪（即植入式除颤仪）

体内除颤仪植入患者身体内部，通常放在锁骨下方，有两根导线穿过静脉进入心脏。它们的基本功能与其他种类的除颤仪相同，但又具有许多特殊要求。由于要植入人体，必须体积小且能够抵抗体液的腐蚀（图6.8）。

植入式除颤仪通过导线直接与心脏相连接，因此，这
种体内除颤仪提供的电能远低于体外除颤仪。但它不能接
受外部供电，必须由寿命较长的电池供电。

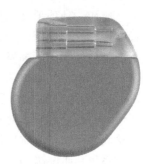

这类除颤仪必须包含基于微处理器的内置电路，能够
准确识别需要施加电击时的心电图波形；还必须有无线接
收器用于接收外部输入的编程信息；并能够监测设备的功
能和电池电量等信息；还要包含一个无线发射器，可以将
存储的数据发送到体外，用于分析。

图 6.8　植入式除颤仪

有些植入式除颤仪具有无线通信功能，可以实时监控
设备自身功能和心脏的活动。

植入式除颤仪必须具有生物惰性，以避免排斥反应。它们的外壳通常由特殊
的不锈钢合金或钛制成，有些可能涂有塑料。导线采用塑料涂层，电极头通常由
不锈钢或其他合金制成。

有些厂家生产的设备既是除颤仪又是心脏起搏器（参见本章后面有关起搏器
的论述），因为有些患者同时需要这两种功能。起搏器和除颤仪用到的许多器件相
似，因此这些器件可以在两用设备中共享。

6.3.2　体外手动除颤仪

如图 6.9 所示，体外手动除颤仪是目前最常见的一种除颤仪。在急救治疗车
上、在医院和诊所的特定区域及许多急救车上都有配备。

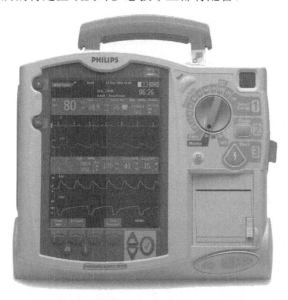

图 6.9　电池供电的除颤监护仪（加拿大飞利浦医疗公司提供）

最初，体外手动除颤仪只能除颤，没有其他功能的电路。它不能记录使用过程中患者的心电图，因此，必须另外使用心电监护仪，才能观察心电图波形。后来，随着技术的不断发展，这种简单除颤仪陆续增加了许多新功能。首先是心电图(ECG)电路，可以将 ECG 显示在 CRT 显示器上；然后是用记录仪打印输出ECG(老式除颤仪上的必须手动开启和关闭，新型的则是自动控制)；新近的除颤仪还具有心脏起搏、脉搏血氧测定、无创血压和二氧化碳检测等其他功能。使用连接线还可以将心电图波形(新型设备还有其他参数)传输到床边监护仪或者中央监控系统，通过调制解调器(modem)[1]还可以将数据发送至远地。早期的体外除颤仪没有报警功能，自从有了心电图高-低基础值的设定，才开始有报警功能。电极板接触状态的报警和指示有助于增强患者安全性和电荷传输的可靠性，电池低电量的报警可以避免电量不足等导致的失误。除颤仪可以测出人体的阻抗和实际输送的电能。

6.3.3　心电图的测量与分析

有关心电图的测量和分析在本书第 2 章已有较详细的论述。新型除颤仪基于心电图信号的自动、准确的处理和分析结果，可以更有效地实施除颤功能。

心脏除颤有一种方式是在特定的时刻施加电击，进行心脏复律，被称为"心脏同步电复律"。这种方式要求除颤仪能够精确地检测心律失常的心电图 QRS 波群，因为电击时的电荷释放与心电图相位之间的关系对于除颤的成功非常重要。如果在房颤的不恰当时间上施加电击，则可能会诱发室颤而导致伤害。最好让除颤电击的时间位于患者心电图的 R 波和 T 波之间。

此外，每次除颤前后对于患者状态的正确评估至关重要。许多新型除颤仪能够完成一些心电图的自动分析，并且能够识别多种心律失常等信号的特征。

6.3.4　记录仪

临床上，以及近来在法律上，除颤过程的纸质记录很有用，有时甚至极其重要。早期的便携式除颤仪就配备了纸带打印记录仪来完成此功能。纸带记录仪被广泛用于各种医疗仪器和其他非医疗设备；用于除颤仪时，为了满足其特殊要求，记录仪有所改动。

最早的纸带记录仪使用一种垂直移动的加热笔，它在水平移动的热敏记录纸上画出波形。而多数新设计的记录仪使用一排细小的元件，当热敏记录纸紧贴它们移动时，这些元件会非常快速地加热和冷却，类似于点阵打印。

记录仪必须同时打印心电图波形及时间和幅值刻度；并打印字母和数字，包括心率、时间和日期、除颤仪输送的能量、患者的阻抗、报警情况及其他参数，

---

1 调制解调器俗称为"猫"。——译者注

同时用标记指明电击的确切时间点。有些记录仪在网格纸上打印，而有些则在空白纸上同时打印网格和波形。

记录仪还可以打印图形或表格形式的统计数据；打印除颤仪序列号、电击的总次数、最近一次维护日期等设备信息；也可以打印故障排除代码和错误日志，这有助于设备的维护。

记录仪通常打印除颤电击之前数秒开始的心电图等数据。每当除颤仪放电后记录仪随即自动开始打印，以便提供电击前后患者的信息。

可以将记录仪设置为出现某种报警事件之后开始打印；还可以调出存储的数据，打印以前的事件。

6.3.5 配件

为了便于医护人员更全面地评估患者的状况，除了与除颤和监测直接相关的器件之外，除颤仪还有实现其他功能的配件。所有这些功能配件都增加了设备的外部器件和内部电路的复杂性，也增加了显示要求。显示可以不用除颤仪上的显示器，而用独立的显示器，或者可以集成到一台多功能显示器上。

脉搏血氧仪是配件之一，它通常使用第三方的电路配件和传感器，可以指示心脏的泵血功能和呼吸效率，有助于确定最佳治疗方案。在监护刚被抢救过来的患者，或者运送危重患者时也非常有用。脉搏血氧仪必须有一个传感器接口，有参数设置和报警的控制器，还有测量值和报警设置的显示。有关脉搏血氧仪详见本书第 3 章。

心脏病患者在治疗阶段的初始可能需要一台起搏器。新型除颤仪的基本设计中已包含有效起搏所需的大部分心电图信号处理功能，因此，只需直接连上起搏器配件即可。起搏器的导线通常与除颤仪电极共享同一个接口，因为这两种功能一般不会同时使用。不过，起搏器需要有自己的一套设置用于控制和显示。本章后面有关于起搏器的详细介绍。

此外，患者呼出气体中的二氧化碳测定在诊断中也很有用。与脉搏血氧仪一样，二氧化碳浓度监测器也是安装在除颤仪底座上的一个独立设备，只是它们可能共用电源等器件。

6.3.6 显示器

新型手动除颤仪一般都配有 LCD 或等离子显示器。此外，虽然 CRT 显示器的体积较大且需要高压电路，但也仍有使用。越来越多的除颤仪配有彩色显示器，显示各种参数的波形，也显示测量数据和报警设置的文字和数字。显示器还用于显示提示信息、错误代码、设置信息、时间和日期等数据。彩色显示使得越来越复杂的屏幕内容便于阅读，不同的颜色用于显示不同类型的参数。

显示器必须足够大，便于阅读；但同时又要足够小，以适应除颤仪整体设计的小型化。此外，显示器还要耐用，且足够亮，以便在各种照明条件下都可用。

6.3.7　声音

从最早开发的除颤仪开始，其发声功能就一直是设计的重点之一。由于除颤仪常在混乱的紧急情况下使用，声音可用于传达紧迫性，使得急救人员更专注于手头的工作。除颤仪内通常有专用电路处理音频信号。

除颤仪中，用于给存储电容器充电的高压电路通常会产生一种"副产品"，就是随着电压的上升会产生一种音调逐渐升高的声音。这样，周围的医护人员一旦听到这种声音，就知道除颤仪即将发出电击。后来，新型除颤仪的高压电路不再自然产生这种声音时，工程师就增添了一个音频电路来模拟这种声音，从而保留了这个重要信号。而且，还人为添加了一种更响、更平稳的声音来表示充电量已达到设定值，而用颤音或其他音调来表示电击时的放电。这些指示充电和放电的声音可以调轻，但不能完全关掉。

心电图的显示都伴有哔哔声或咔嗒声，以提供心脏功能的非视觉指示信息，不过这些声音都可以关掉，因为除颤仪常被用于对患者的长时间监测。

报警信号显然特别需要引起医护人员的注意，因此通常除颤仪会同时发出视觉和听觉两种报警信号。报警的紧急程度不同，发出的报警信号强度也不同。报警声可以调高或调低，但也不能完全关闭。

有些厂家还使用语音提示来辅助用户操作设备，或者通告报警等情况。

6.3.8　人机工效学

针对除颤仪的使用场合，人机工效学在其设计中具有重要作用。除颤仪必须尽可能小巧轻便，但仍能保证足够高的性能；还必须便于携带，没有无法搬动的部件；而且要足够牢固，经得起急救过程中难免的摔落和碰撞。

使用除颤仪的医护人员经常处于极度紧张和忙碌之中，因此，除颤仪的设计必须允许他们在注意力不太集中甚至注意力被分散的情况下，仍能正确地完成操作。操作方法应该尽可能直观，设备的控制和显示要清晰、合理且方便。最好医护人员一上手就能够操作新的除颤仪，无须琢磨，也无须专门培训。

6.3.9　测试与维护

除颤仪是重要的生命支持类设备，要确保其可靠有效的性能就必须精心维护。绝大多数除颤仪都有自检功能，可用于检查其基本操作。按照规定，用户通常要定期使用该自检功能，如每周一次，并在日志中记录结果。还需要检查设备的整体状况，查看输出功率是否正常，以及所有必要的配件是否齐全且状况良好。

　　除颤仪的自检程序包括充电到所设定的水平，然后通过电极支架内设置的测试端放电，从而检查电路是否通畅，并测量其输出值，与设定值进行比较。

　　自检或者其他情况下出现的异常都必须记录下来，并及时报告维护人员。

　　根据厂家的建议，除颤仪还应该定期请受过培训的技术人员来测试，并记录结果。这种测试包括对设备的全面检查及扩展的自检。测试时，设备通常会生成错误代码，有助于故障排除，也可以查看各种性能的日志。

　　此外，还可以购买测试设备来测试除颤仪性能。它可以精确测量输送的能量、波形的持续时间和其他参数；还可以测量除颤仪完成充电所需的时间，将其与厂家说明书中提供的数值进行比较。测试设备通常都有示波器输出端口，以便于将其连接至示波器，查看波形。

　　厂家一般都建议定期更换电池，大约每 2～4 年更换一次，在电池测试不合格时也需要更换。

6.3.10　自动体外除颤仪

　　在心脏病发作的几分钟之内进行急救，特别是实施除颤，可以大大提高患者的存活率。根据美国心脏病协会发布的数据，如果不实施除颤，心脏骤停患者的存活率每过一分钟就会下降 7%～10%。

　　当有人心脏骤停时，通常周围没有会做心肺复苏或者会使用除颤仪的人；而且，功能齐全的除颤仪通常在医院或急救车上才有。鉴于这些原因，厂家开发了操作非常简便的除颤仪，它的许多功能可以自动执行，几乎人人都能快速上手使用。这就是自动体外除颤仪（AED）。

　　图 6.10 所示的 AED 包含标准手动除颤仪的基本组件，有电源、高电压产生和存储部件、波形塑造和输出部分，以及心电检测和分析电路。

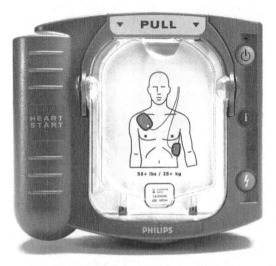

图 6.10　自动体外除颤仪（AED）（加拿大飞利浦医疗公司提供）

AED 提供的能量水平通常比功能齐全的常规除颤仪要低，最大能量约为150J。该能量足以对付常见的心脏骤停情况，可以获得良好的除颤效果。而且，再高的能量可能对患者或者除颤仪使用人造成伤害。

为了推广 AED 的应用，它必须结构简单、成本低，且操作简便，尽可能让更多人能够使用。AED 的机壳上清楚地印有操作指南，图片上有编号标明了各操作步骤的执行顺序。许多 AED 还有语音提示，可以帮助那些完全没有使用经验的人完成操作。

AED 用导电的电极贴片取代电极板，这样更安全。这种电极贴片上画有示意图，标明了人体上正确的贴放位置。

这种 AED 可能长久闲置，难得使用，因此，要求其中的电池在数年时间里必须保持有电可用的状态。虽然锂化学电池目前在这方面的性能最佳，但厂家都使用铅酸电池。这类设备的充电电路都必须连接于可靠的交流电源。AED 中的电池必须按照厂家规定的时间更换，以确保最佳性能，通常每两年更换一次。

对 AED 的定期检查和测试很重要。要有人负责，确保 AED 始终连接在充电电源上。多数 AED 都需要定期进行自检，如每周一次，检查和测试日期应记录下来。

由于 AED 的除颤效果取决于电极贴片的接触是否良好，因此，这种贴片必须封装在密封袋内，并且必须定期更换以确保质量。

6.4　心脏起搏器

心脏病学专家发现，有些心电图异常的患者存在心脏自主起搏功能障碍，如果在正确的时间点将电信号施加于心脏合适的位置上，就可以恢复心脏的正常功能。这就是心脏起搏器发明的动因。有关心脏的生理功能在第 2 章已详细介绍。

6.4.1　发展历史

20 世纪 50 年代，加拿大人 Hopps、Bigelow 和 Callaghan 成功开发出第一台心脏起搏器。该装置的体积很大，使用真空电子管。而且，施加在患者胸壁外的电信号没有精细化的设计，经常会使患者感到疼痛。

Zoll 等人在那个年代进一步改进了这种体外起搏器，但仍然存在许多缺陷，如体积庞大、需要使用外部电极等，并必须由交流电供电。

不久以后，Lillehei 医生开发了一种将起搏电极直接植入体内心脏的方法，大大降低了所需施加的电信号强度。Lillehei 采用开胸手术植入电极，而 Furman 医生则发明了一种将电极和导线通过静脉插入，再将电极穿至心脏的方法，电极尖端可以嵌入到心脏组织内(图 6.11)。这样可以减少手术创伤，同时可以降低所需的电能。

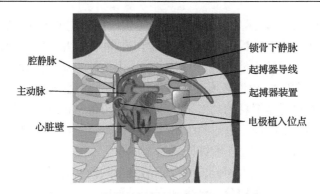

锁骨下静脉
起搏器导线
起搏器装置
电极植入位点

腔静脉
主动脉
心脏壁

图 6.11 通过静脉植入心脏起搏器的示意图

1958 年，瑞典人 Elmqvist 和 Senning 设计并实施了首例人体植入式心脏起搏器的手术。之后，尽管出现了许多问题，并更换过多种起搏器，但该患者存活了43 年，且最终的死因与其植入的心脏起搏器无关。

有些厂家使用热电发电机给起搏器供电，这种起搏器含有少量放射性元素钚，它衰变时会加热元件并产生电能。只有不到 100 名患者使用了这种核能起搏器，这种起搏器废弃后要送到新墨西哥州的洛斯阿拉莫斯(Los Alamos)进行处理。

如今的起搏器技术已经很成熟，产品十分可靠，品种也很多。每年有多达60 万名患者接受植入起搏器的治疗(图 6.12)。同时，先进的体外起搏器也很常用，它们可用于植入体内起搏器之前的过渡期治疗，也可以协助恢复心脏本身的起搏功能。

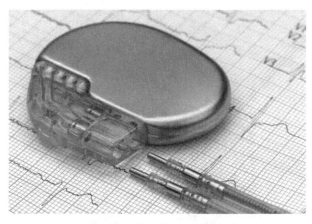

图 6.12 植入式心脏起搏器

6.4.2 起搏器的工作原理

起搏器的设计原理与除颤仪基本相同，它们必须能够自动识别心电图波形(包括识别心电图的缺失），然后向心脏施加精确定时的特定波形的电脉冲。

　　体内起搏脉冲的电能量要比体内除颤的电脉冲低好几个数量级，约为 25μJ，而植入式除颤仪所需的电能高达 35J。因此，由电池电压产生起搏器所需的高电压起搏脉冲要容易得多。电池必须可靠耐用，通常植入后至少使用 4～5 年才需更换。

　　植入式心脏起搏器消耗的功率很小，通常为 10～40μW。不过，它们植入后通常要使用 7 年以上时间，电池的耐用性至关重要。较新型的起搏器能在 240nW 的功率下工作，而且厂家还在继续降低功率。

　　起搏器通过采集、放大和分析心电图信号来判断心脏的活动，其中的微处理器分析心电图信号，并利用分析结果和程控设置的起搏参数一起，计算出需要施加脉冲的时刻和幅值，然后将这些数值馈送到波形发生器和起搏传送电路，从而向心脏输出一个特定的起搏脉冲。

　　起搏器可为患有某些类型心律失常的患者"填补"心搏空档期，也可以增加心动过缓患者的心率。

　　起搏器内含一个微电子机械装置（即加速计），它可以检测人体的活动状态。人体的运动增加时，加速计就会发出相应的信号来提高起搏的频率，以增加血流量来满足人体运动时的需求。

　　植入式起搏器含有收发器。植入后可以通过无线遥感方式调整起搏器的参数，以满足患者的需要。调整时，医护人员将程控探头（即天线）放在起搏器植入位置外的体表，用程控仪与起搏器通信。在图 6.13 所示的程控仪显示屏上可以查看当前起搏器的参数，并键入新数值。

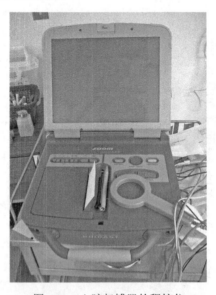

图 6.13　心脏起搏器的程控仪

注："棒棒糖"形状的器件是电磁感应天线（即程控探头），用于与植入体内的起搏器之间传输信号。

6.4.3　植入式起搏器的外壳构造

植入式起搏器的外壳结构与前面所述的植入式除颤仪很相似。为了最大限度降低核物质泄漏的风险，核能器件的外壳必须非常坚固，能够承受重创甚至火烧。

6.4.4　起搏器的植入

起搏器通常埋植在患者胸部上方的皮下囊袋内(图 6.11)，它的电极及其导线通过左锁骨下静脉进入心脏内所需的区域，导线在皮下连接到植入的起搏器上。也可以通过腋下静脉或头静脉将电极送入心脏。电极可以放置在右心房和/或心室，放在右心房内的两个不同点上或右心室的两个不同点上；或者右心室和左心室各放一个电极，或者放在其他特定位置上。

体内起搏器脉冲信号的幅度通常为几伏或几毫安，持续时间为 0.2～0.5s。

6.5　体外心脏起搏器

有些患者仅在紧急情况下和/或只需要短期使用心脏起搏，这时就可以使用体外起搏器。这种设备采用的心电图采集和分析系统与植入式除颤仪相似，但两者的物理结构和功率要求不同。体外设备的体积可以较大，且外壳的要求较低，控制可以手动实现，电源可以取自交流线路，或者用可充电电池或一次性电池。

有些体外起搏器可通过穿入心内膜的电极直接给心脏传递起搏信号。但大多数起搏器使用体外的经皮电极，这样创伤小，且操作更快、更容易。不过，使用体外电极时，起搏信号需要经过人体的胸壁才能传递至心脏；因此，起搏信号的幅度要比体内设备大得多，通常约大 10 倍。体外起搏器的两个电极通常放在胸骨上和左腋窝下肋骨下缘。

由于经皮施加的起搏信号需要穿过多块肌肉才能到达心脏，这些肌肉会按照起搏频率发生收缩，可能使患者感到不舒服，有些患者还会对电极或导电膏产生过敏反应。体外起搏器可以是独立的设备，也可以集成于除颤仪等其他设备之中。

6.6　人 工 心 脏

随着心脏病治疗技术的发展，患病心脏(图 6.14)的替换从幻想变成了现实。人类首例心脏移植手术于 1967 年在南非实施，患者术后存活了 18 天，主要是由于排斥问题没能解决。至今，接受心脏移植手术的患者已累计超过 10 万人，其中约 6 万例是在美国实施的。存活时间最长的纪录为 28 年，且此患者仍然活着。

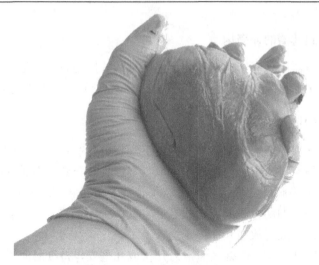

图 6.14　外科医生手中的人体心脏

但是，等待接受心脏移植手术的患者人数远超过捐献者人数，于是，人工心脏应运而生。首例人工心脏植入手术完成于 1982 年，患者术后存活了 112 天。至今，仅有少数患者使用过人工心脏。许多人工心脏都是由体积较大的体外部件构成。全植入式人工心脏仍在临床试验中，其中有一名患者已佩戴这种设备存活了 17 个月。尽管还有许多困难需要解决，但是，总有一天有需求的患者都可以拥有像电影《星际迷航》中 Picard 船长那样的心脏，这一天已为时不远。

6.7　心室辅助装置

比人工心脏更有用的是心室辅助装置(ventricular assist devices，VAD)，它是一种将左心室血液泵入主动脉的简单泵。这种设备的工作原理比人工心脏要简单得多，通常用作临时的辅助设备，用于等待人体心脏移植供源的患者。

6.8　主动脉内球囊反搏泵

还有一种可以为患者心脏提供临时辅助的装置是主动脉内球囊反搏泵(intra-aortic balloon pumps，IABP)。顾名思义，它有一个气囊，可以借助导管插入至降主动脉。气囊充气膨胀时可以推进动脉内的血液按正常方向流动，从而减轻心脏的负担，增加人体组织(包括心肌)的血流灌注。

气囊的充放气循环必须与心跳同步。心脏舒张期气囊才能充气，而且，气囊必须在心脏收缩发生前放气，否则反而会拮抗心脏的作用。利用简单的心电图信号检测和分析及气泵的控制电路，就可以使气泵按照这种同步方式工作。

6.9　人工心肺机

某些心脏手术期间，必须使患者的心脏暂停搏动，以便外科医生完成手术。但是，在可能长达数小时的心脏停搏期间，人体的血流和氧合功能必须维持，人工心肺机可以完成此功能。

1953 年在费城成功实施了首例使用心肺机的人体手术，此心肺机的发明人是 John Gibbon。由于这种设备使用时间较短且在严格控制的环境里使用，因此无小型和便携的要求。

使用人工心肺机时，患者体内大部分血液被抽出，通常从上腔静脉或右心房抽血(图 6.15)。抽出的血液随后被泵入一种膜系统，该系统将血液中的二氧化碳清除，并将氧气输入血液。然后，血液再从主动脉弓输回，继续在患者体内循环。由此将心脏和肺脏旁路，血液不再经过心和肺，心脏就可以停止跳动，以便进行外科手术。

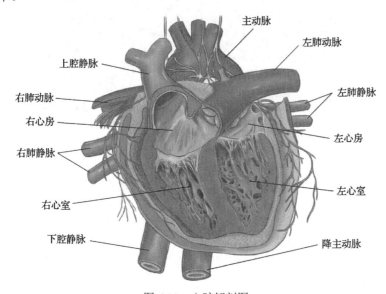

图 6.15　心脏解剖图

心肺机的设计必须考虑如下因素：

(1)该系统必须具有足够强且可调控的泵送能力，能够输给患者合适的血流量。

(2)气体交换系统必须能够有效地排出二氧化碳，保持血液中二氧化碳含量低于有害水平；同时，要能够有效地吸入氧气以模拟人体的正常通气功能。气体交换系统由聚丙烯或硅树脂等膜材料制成。

(3)泵送系统对于血细胞造成的机械损伤要尽可能小。系统使用的泵有滚轮蠕动式的或者离心式的。离心泵由泵头内旋转的血液产生血流，通常对于细胞的损伤较小。

（4）必须在血液中加入抗凝血剂，通常使用肝素，以防止心肺机系统中形成血凝块并输送到人体内。手术后，必须立即中和体内血液所含的抗凝血剂，以便恢复正常的凝血机制。

（5）心肺机内血液的温度必须可控，以便根据需要维持、提高或降低人体的体温。某些手术期间人为降低体温，有利于尽可能减小组织的损伤。

心肺机由灌注师操作（图 6.16），他们是受过专门培训的技术人员，与麻醉师、外科医生等手术团队的其他人员一起监测和控制患者血液系统的功能。

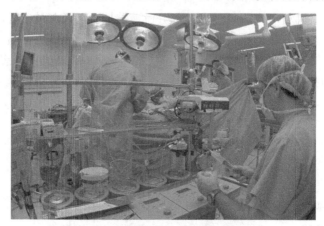

图 6.16　灌注师正在操作心肺机

6.10　循环压力治疗仪

刚做过腿部手术或者腿部静脉容易形成血栓[1]的患者可以使用循环压力治疗仪（sequential compression device，SCD），又称梯度压力治疗仪。此外，患者因淋巴系统中淋巴液回流减少而导致的四肢肿胀（称为淋巴水肿），也可以利用 SCD 来缓解。

如图 6.17 所示，SCD 只是一台泵，它泵出的空气通过一个旋转的阀门依次送到几个连着导管的端口。这些导管与紧套在患者肢体上的多腔气囊相连，这些气囊被依次充气，肢体远端气囊内的压力较高，随后各气囊内的压力依次递减。由此产生一种蠕动的挤压波，从肢体的远端向近端挤压。常用的远端压力约为45mmHg，近端约为30mmHg。充气状态保持数秒钟之后，所有气囊都放气 1min左右，然后再开始下一个循环。这样，可以促使血液和/或淋巴液从肢体向躯干回流，缓解水肿及其相关问题。据说 SCD 还可以减少肢体静脉中血栓的形成。

---

1 通常称为深静脉血栓（deep vein thrombosis，DVT）。——原书注

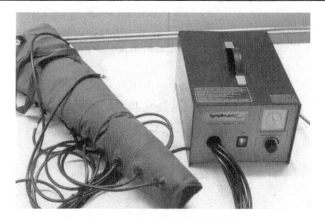

图 6.17　循环/梯度压力治疗仪

6.11　自动气压止血带

在进行肢体手术时，手术部位的血流是个问题，既会妨碍手术视野又会导致患者失血。如果在手术部位的近端绑上止血带，充气后就可以阻断肢体的供血。不过，如果阻断时间过长，可能会对组织造成损伤。

自动止血带包含气泵和定时器等结构，可以设置充气压力和充/放气周期的时间等参数。如图 6.18 所示，许多设备有两个独立的输出通道，可以分别给不同肢体止血。

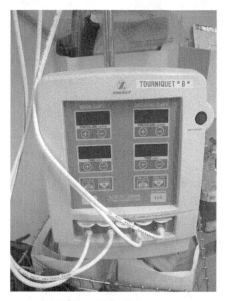

图 6.18　双通道自动气压止血带

6.12　血液加温器

血液需要冷藏保存，以减缓可能损害血细胞和改变血液化学性质的生物化学反应，从而延长其保质期。输血前通常要将血袋加热至室温，但是在有些紧急情况下，没有时间预先加温。此外，如果患者体温过低或对体温波动比较敏感，那么可能无法接受室温的输血。在这些情况下，输血时可以连接一台血液加温器，将血液先加热再输入患者体内。通常，血液加温器有干式和水浴式两种类型。

干式血液加温器有一块塑料薄板，上面布满小通道供血液通过。该薄板被夹在两块金属板之间，金属板被加热并保持所需温度恒定不变。血液在通道内流过时就被加热，直至流到出口处已接近体温，再流过一根短导管就可以输入患者体内。

水浴式血液加温器使用双层管来加热流过的血液（图 6.19）。血液流过较小的内层管道（图 6.20），而温水则以相反的方向流过较大的外层管道。这样，血液流经管道时就逐渐完成升温。双层管末端的出口要靠近患者的输血部位，这样，血液进入人体前就不会变冷。

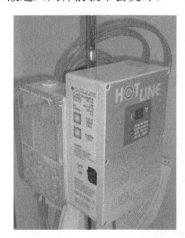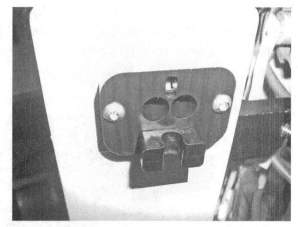

图 6.19　水浴式血液加温器　　　　　图 6.20　血液加温器的两个阴插孔
一个输出加热后的血液，经输血管送给患者；另一个输入加热前的冷血。

所有血液加温设备都必须具备精确的温度调控功能，因为一旦过热，血液就会迅速变质。大多数设备都有温度显示器和过热报警，有的设备还有低温报警。设备的温控和报警系统都必须定期测试和校准，始终确保患者的安全。

6.13　静脉输液泵

口服不合适或无法口服时，就必须输液。通过输液可以给人体输送水合物、药物、血液和营养物质。输液时，利用注射针和导管将贮液器中的液流连接到患者体内的血流中。通常采用静脉而不是动脉输液。这是因为，静脉内的血压较低，注入液体时需要克服的压力梯度较小；而且静脉通常更靠近皮肤，更容易从皮肤表面找到血管；此外，静脉血管的管壁较薄，较容易穿刺。

通常利用输液液体自身的重力就可以直接将液体推入人体静脉，但是，有些情况下却不可行。例如，当需要精确控制输液速度时，或许可以通过计数重力作用下的液滴来估算流速，仔细调节输液导管上的开关夹来控制流速；但是，由于流速会随时变化，必须密切监控，人工操作很难实现这种控制。此外，当需要输入一定量的液体时，必须计算所需的输液时间并定时。还有，某些情况下，仅依靠重力作用无法达到所需的输液速度。

上述问题通常可以用静脉输液泵来解决。根据厂家的偏好和输液的不同需求，静脉输液泵有许多种类。有的是患者可以在家使用的简易设备，只有一种固定流速；也有的是复杂的多通道设备，可以同时以各自不同的流速输送多股液流。根据输液控制原理的不同，静脉输液泵分成如下几大类。

6.13.1　压力注射器

这种设备直接给输液软袋加压，其依据是恒定的压力可以产生恒定的流速。它们使用气囊、球泵或者电动泵产生压力。如果对于输液流速的精度要求不高，可以采用这种压力注射器。还有，需要在短时间内输送较大液量时（如外科手术期间需要快速升高血压时）也可以使用。此外，家庭治疗中使用的某些注射器本质上也属于压力注射器，它们注重于简单易用，对于精度则要求不高。

6.13.2　滴液控制器

严格地说，滴液控制器并不是泵，它们只是通过阻断或开放液流的管道来控制静脉输液，同时监测并计数液滴。对于特定的流体，其液滴的体积基本上恒定不变，只要控制给定时间内通过的液滴数量就可以控制流速。

6.13.3　注射泵

顾名思义，注射泵使用标准注射器，配上静脉导管和针头完成输液。如图 6.21 所示，这种装置的齿轮驱动机构用于推进注射器的活塞。显然，这种注射泵可以精细地控制输液量，通常用于注射麻醉剂（如脊髓麻醉）和其他高效药物的输液，或者用于长时间的周期性注射胰岛素等。

由于注射器制作精密，而且推动注射器活塞的机构易于控制，注射泵可以提供高精度的输液，但仅限于低流速和小剂量的情况。有些注射泵可以使用大小不同的多种规格的注射器，而有些注射泵只能使用一种规格的注射器。

注射泵的设计允许为多种特定药物的注射进行预编程，设置每种药物的流速、限制量和报警阈值等参数。可从编程列表中选择，或将模板面贴贴在注射泵面板上，面贴上有药物名称和参数设置等（图6.22）。

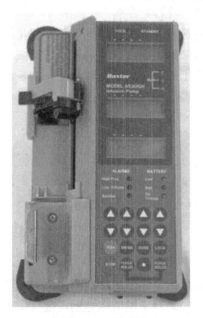 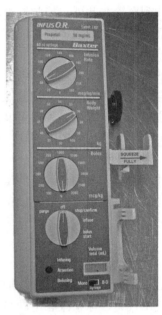

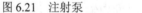

图6.21　注射泵　　　　　　　图6.22　贴有麻醉剂丙泊酚输液模板的注射泵

注射的剂量通常就是注射器的初始充盈量，不过，注射泵可以按照设定的不同流速注射药物。注射泵通常配有显示屏，可以显示各种参数设置、输液量和报警指示等。这类注射泵通常用电池供电。

6.13.4　活塞输液泵

在活塞输液泵中，注射液流经精密的输液管道，管道受到活塞挤压，以获得高精度的输液控制。其中含有单向阀，用于控制液流方向。系统的工作由小活塞完成，小活塞的活动将液流分成特定容量的一个个离散小液滴。设置液滴的输送频率就可以设定输液的流速。

这种输液泵的精度很高，但活塞和阀门等复杂精密的装置意味着每位患者的使用成本也很高。有些输液泵具有多通道卡盒，每个通道都能独立控制（图6.23）。

6.13.5　蠕动泵

蠕动输液是依次一段接一段地挤压导管，从而将管内液体从一端推向另一端。食物通过肠道时就是这种蠕动方式。肠壁内的环状肌依次收缩，形成波浪式的压力，挤压食物前移。

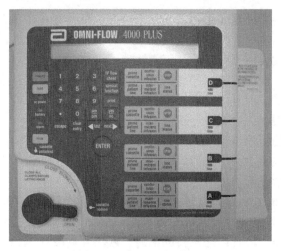

图 6.23 多通道活塞输液泵

蠕动泵通过这种方式给静脉输液。利用外部加压机构挤压输液管的某一段，将其压扁；然后再挤压第二段，向前推动液体，直至第二段输液管也被压扁为止；再挤压随后的第三段，同时重新放开第一段接纳新液流。产生蠕动的方法通常有旋转和线性两种。

如图 6.24 所示，在旋转式蠕动泵中，输液软导管中有一段紧贴一只转轮(即泵头)的边缘固定。泵头上装有 3、4 个挤压棒，棒上有套筒，或者涂有特氟隆(Teflon^{TM})等摩擦较小的材料，以减小挤压棒与导管之间的摩擦。泵头转动时，挤压棒就将导管内的液体一段接一段地向前推进，输送给患者。

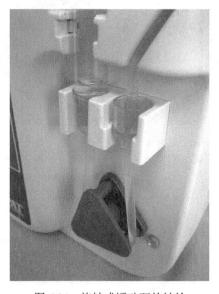

图 6.24 旋转式蠕动泵的转轮

这种结构的导管外侧如果再固定一个外圈，抵住导管，那么，就可以增加挤压导管的作用力。没有外圈抵住时，如果导管内的反向作用力过大，导管就会被向外撑开，导致发生回流或者无法正常输液。

此外，与这种泵配套使用的输液器必须包含一段非常软且耐用的导管，如硅胶材料制成的导管。而且，这段软导管的两端还要有固定结构，可以安装在旋转式蠕动泵上(图 6.24)。这意味着输液的成本会增加。

这种输液泵的流速由泵头的旋转速度决定，不过，这在输液导管内径恒定不变的前提下才能成立。由于长时间的使用会使导管因拉伸而变形，必须按照厂家规定的时间更换新导管，以确保足够高的输液精度。

图 6.25 和图 6.26 所示是直线式蠕动泵，它使用一组像手指一样的条棒，条棒会产生波浪样的活动。橡胶管(或标准静脉输液管)的一段被背衬压在条棒上。当条棒凸起时会阻断输液管；当条棒回缩时，就松开输液管(图 6.26)。这种一压一松的波浪式活动使液流沿所需方向移动。一个旋转电机驱动的凸轮机构使条棒产生这种波浪式挤压活动。

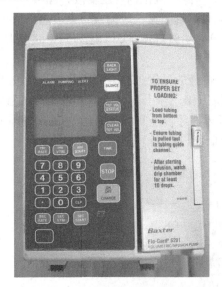

图 6.25　直线式静脉输液蠕动泵
打开右侧小门可见泵头。

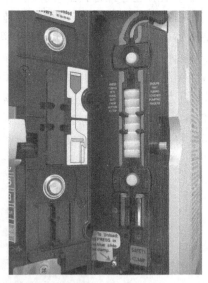

图 6.26　打开直线式静脉输液蠕动泵的
小门可见的内部结构
其中有条棒状的泵头，监测导管阻塞的传感器
(右侧上、下 2 个白色圆圈)和气泡传感器
(在下面这个阻塞传感器的下方)。

与旋转式蠕动泵一样，直线式蠕动泵的输液量精度取决于导管内径是否恒定不变。常规静脉输液管不如硅胶管那样有弹性，因此长时间输液时必须更频繁地更换导管。如果输液管路有足够长的导管，那么只需移动导管，将泵头中的导管换到新的一段上就可以了。

新型的静脉输液泵具有无线通信功能(图 6.27)，便于设备的集中监控，有助于消除设置错误并更快地响应报警信息。输液的药物/液体等数据也可添加到患者的记录中。

6.13.6　患者自控镇痛泵

在镇痛药物输液过程中，患者通常是最能够判断疼痛程度的人，为此，研究人员开发了一种可由患者自己进行某些控制的输液泵(图 6.28)。

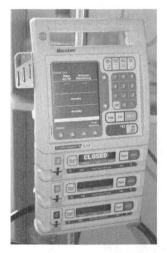
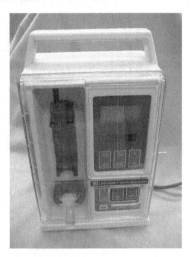

图 6.27　新型三通道静脉输液泵　　　图 6.28　患者自控镇痛泵(PCA 泵)

如图 6.29 所示，患者按下一个按键就可以增加一剂止痛药。显然，这种泵必须有剂量限制，否则有些患者会一直按着按键，导致药物摄入过量。

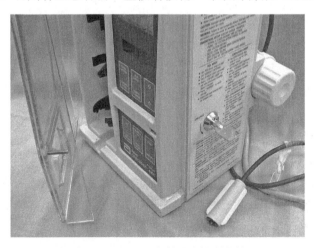

图 6.29　PCA 泵上的患者控制按键

　　患者自控镇痛泵(patient controller analgesia pump，PCA)的设计考虑了许多安全措施。与其他大多数静脉输液泵一样，PCA 泵的输液速度和总量是可设置的，同时它还能设置每次患者按键请求时的给药量，以及在一定的时间段内允许患者发出请求的最短时间间隔和最多次数。

　　为了防止被随意更改，大多数 PCA 泵都有编程设置好后可以上锁的机箱盖，只留出启动和停止两个按键。多数 PCA 泵还有存储功能，以便临床医生查看患者请求加药的次数以及实际准许的加药次数。

　　镇痛药物的使用剂量很重要，因此，PCA 泵的输液准确度要求很高。如图 6.30 所示，用作 PCA 泵的储药容器最常见的是注射器，是一种特殊注射器，由药房预先灌好药物并贴上标签。

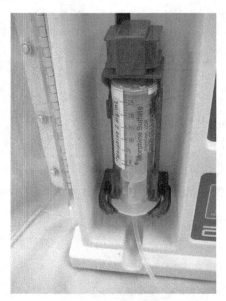

图 6.30　PCA 泵的储药注射器

PCA 泵具备的无线通信连接可提供如下功能：

(1)可以将用药信息整合到患者的记录中。

(2)可以降低用药失误的概率。

(3)缩短报警的响应时间。

(4)可以将 PCA 泵的运行与监护仪等其他设备检测的生理参数联系起来。例如，如果监护系统检测到患者呼吸受到抑制；那么，通过无线通信，就可以阻止 PCA 泵继续输液；反之，也可以发出增加输液量的请求。

PCA 泵的采购评估

周一早晨 Joe 看到收件箱的备忘录写着："设备采购委员会会议，321 室，星期一 14：00"。

"哇，我得有时间准备啊！"他向 Mike 抱怨到，"不过，也好，至少我们有发言权了。很多医院的现场临床工程师只能按照高层的指令做事。"

"你不要担心，我和 Angela 今天都在，如有什么事情需要帮忙，我们随叫随到。你整个上午都可以做准备。很有趣呵！"Mike 咧嘴笑道。没人喜欢开会。

Joe 瞪了 Mike 一眼，打开了已有的 PCA 泵评估文档。近两个月已有三家公司带来了他们最新、最好的产品，并已给护理科和药房的工作人员提供了使用培训。其中两家公司的现场工程师已经与 Joe 他们三位临床工程师面谈过技术细节。但是，Joe 注意到第三家公司还没有表示要来面谈。

几台 PCA 泵已在一间手术病房投入使用。经过数周使用之后，使用人员已按照要求填写了调查表。这张表是护士长、Joe 和一位资深采购代理一起设计的。Joe 有幸负责调查表的信息汇总。他还要负责了解各种泵的维护和技术支持事宜，查看线上信息，并联络国内其他医院的几位临床工程师。这些人是 Joe 在参加各种技术培训课程或者参加 AAMI 年会、世博会和 RSNA 年会等场合认识的。

Joe、Mike 和 Angela 已经在他们自己科室详细查看过这几台 PCA 泵，打开机箱查看过内部设计和配件质量，并已评估维护的便易性。他们还打电话向每家销售商的技术支持部门咨询更全面的售后服务信息。

下午开会时，项目负责人首先简单介绍了这三种泵，然后要求各位委员会成员发表各自的意见。

最先发言的是药房负责人："三种泵的药物存入方便程度和相关的安全性设计大不相同。我对 X 厂家的泵有顾虑，感觉 Y 和 Z 两厂家的泵合格且水平相当，虽然这两种泵也都不完美，但都可以用。"

接着发言的是一位资深护士长。她汇报说，在闲谈和茶歇时听医护人员说三种泵的使用都很方便，多数人更喜欢 Y 厂家的泵，有人抱怨 Z 厂家泵的显示屏看不清楚。但 Joe 说，设备的背面有亮度调节开关，只是开关的位置较隐蔽。他还顺便补充说，书面调查表的统计结果与护士长的说法一致。

采购部门的代表说："从我们采购角度来看，这些泵的初始成本都为零，因为只要我们与销售商签定耗材采购合同，他们都会免费提供我们所需的泵。我已经看过各家的耗材报价和耗材用量的估计，X 厂家明显胜出。根据预算，这是要考虑的重要因素。"

接着轮到 Joe 发言了。他说："我们发现三种泵都存在技术缺陷，不过，这有可能是我们过分挑剔。但 X 厂家的泵有些问题较严重，它有许多连接电缆，而电缆接头往往容易出问题。而且，这款泵的拆卸比较困难且费时，电路板采用新式元器件较少，至少比其他两种泵要少。"Joe 知道，由于医疗设备的开发周期较长，再加上艰难的审批手续，要在最新推出的设备中使用最新技术几乎不可能。但是，所有厂家都面临同样的困难，因此，设备的先进性只能通过相对比较来判断。

"我还与好几位同事交流过，他们几乎都说到 X 厂家泵的可靠性问题，其中包括主电池问题。他们也认为 Y 和 Z 厂家的产品质量大致相同。根据我们的整体评估和调查表的汇总结果，我们生物医学科推荐采用 Y 厂家的泵。"

采购部的代理再次重申了预算问题；但护士长和 Joe 说来说去还是认为，重要的是医护人员对于设备的日常使用和正常运行的满意度。Joe 说，如果设备出故障，挨批的是我们临床工程师。

最后，项目负责人打断了他们的争吵："不好意思，我还要去参加另一个会，就要迟到了。这个会只能结束。感谢大家发表意见，我明天会再仔细考虑。不过，按照现在的情况看，我想推荐 Y 厂家。"会议结束后，护士长和 Joe 又待了一会儿，讨论了新的 ICU 床边监护仪的配置问题。

6.13.7　静脉输液泵的安全设计

许多类型的静脉输液泵都具有类似的安全设计。例如，注射泵通常都有报警设计，一旦检测到泵输出的下游遇到阻塞，就会触发报警。导致输液阻塞的情况有许多种，如输液针滑出静脉、输液管扭结、患者身体活动导致液流阻塞，以及输液针头或导管接头周围形成血凝块等。报警方式有声音(听觉)和/或显示(视觉)，还可以触发护士呼叫系统。

液流阻塞探测器的工作原理是：输液管内液流受阻时压力升高，管壁会膨胀外凸，并挤压传感器，推动传感器中位于线圈内的一个微型开关，从而发出信号。这种传感器偶尔需要校准。

预定的输液量完成时，注射泵通常会发出信号，但大多数泵还会以很小的速度继续输液，以避免针头或导管接头附近形成血凝块，要保持静脉畅通。

有些输液泵还可以利用与下游阻塞引起管路膨胀相反的原理来检测上游的阻塞。如果上游发生阻塞，泵出的液流量超过进入的液流量，那么，输液管就会塌陷而变扁，此时传感器可以检测出输液管直径减小。同样，这种传感器也可能需要校准。

空气进入人体静脉可能引起伤害甚至致命，因此，注射泵通常配有气泡检测器。它通常由放在输液管两侧相对位置上的一对超声波发射/接收器组成。若有超过一定尺寸的气泡进入发射器和接收器之间的这段输液管，接收器收到的超声波强度就会减弱，从而启动报警。该检测器的校准很重要，因为常规静脉输液中经常会出现无害的小气泡，这种气泡不应触发报警，而超过一定大小的气泡则必须启动报警。一旦产生气泡报警，输液泵立即中止输液。

静脉输液泵通常都配备电池，要么作为其唯一的电源，要么作为临时电源(患者变换病房或者更换设施时可以用上)。通常还具有电池的低电量报警功能，这可以使医护人员有充足的时间在电池完全失效之前作出其他输液安排。输液泵使用的可充电电池应按照厂家规定的时间定期更换，以避免发生事故。

6.14　呼　吸　机

人体充分的通气对于生命活动至关重要，仅次于心脏的功能，因此实施人工通气的机器是非常重要的医疗设备。

如果患者因瘫痪或其他创伤和疾病导致呼吸功能衰竭，就必须利用某种形式的机械通气来维持生命。例如，口对口人工复苏抢救、使用简易气压袋的抢救或者使用大型复杂的机电呼吸机，都可以利用气压直接将空气输送到患者肺部。长时间维持生命的通气需要使用呼吸机系统。

麻醉技术的发展使医生能够使用药物来麻痹肌肉的活动，便于某些手术的实施，特别是在使用电外科手术设备时。但是，这种麻醉也会导致呼吸肌的麻痹，因此，患者麻醉时需要进行人工通气。

此外，高位脊髓受损或脑损伤等多种疾病会引起人体本身呼吸功能出现障碍。20 世纪中期，脊髓灰质炎的流行促进了第一种被广泛使用的人工呼吸器的诞生，它常被称为"铁肺"。

这种呼吸器将患者颈部以下的所有身体部位封闭在一只钢制气缸内，然后气缸内的气压高低变化，将人体肺部的气体排出或将外界空气吸入肺部。它具有无创的非侵入优点，但是体积非常庞大，并且对患者的约束极大，难以进行患者的护理。这类呼吸机通过降低人体外周的气压来获得吸气，因此被称为负压呼吸机。

后来的新式呼吸机采用压缩机和管路系统向人体气道输送加压气体，或者通过紧贴脸部的面罩送气，或者通过插入口腔的管子送气，或者长期使用呼吸机时切开气管直接送气。这类目前最常用的呼吸机被称为正压呼吸机。

被称为"呼吸机"的设备种类非常多。简易的有手捏橡皮球，大型复杂的有具备许多可控参数、报警和备用系统、监控电路、显示器和记录部件及各种通信功能的呼吸机。本书不可能详细地介绍每种类型的呼吸机。医院呼吸机的正确使用和维护通常都需要厂家的集中培训，而且这方面的大部分信息各不相同，都与呼吸机的具体型号相关。

大致而言，呼吸机系统包括：合适的吸入气气源、气体的加压装置、将加压气体输送至患者肺部的管道和配件，以及每次呼吸后排出肺部呼出气的装置（图 6.31 和图 6.32）。

气源可以直接采用大气压下的室内空气，但更常用的是经过过滤的压缩空气和氧气。空气和氧气可以来自现场的储气罐，或者医院建筑系统内的管路输送，或者由呼吸机的内置压缩机压缩空气而产生。空气和氧气可以在呼吸机内混合，混合比例可根据患者情况设定。

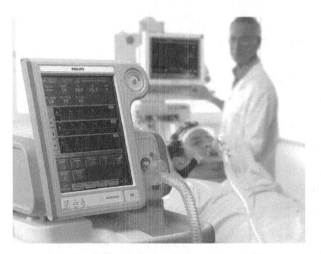 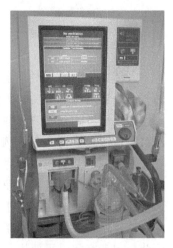

图 6.31　床边呼吸机(飞利浦医疗公司提供)　　　　图 6.32　全功能呼吸机

　　研究人员早期开发机械呼吸机时，曾经试图使用电动机来驱动气流，但是，电动机运行时会产生火花，一旦接触到正在使用的某些极易燃的麻醉气体(如环丙烷和乙醚等)，就可能引起火灾。因此，后来很快开发出仅使用压缩气体提供动力的呼吸机，并投入使用，以避免发生火灾，且设备简易可靠。如图 6.33 所示，压缩气体进入折叠式气囊时抬升气囊，然后在重力作用下气囊又会下落，从而将空气推入人体肺部。吸气期结束时，在人体本身的弹性作用下肺部可以排出气体。机械式的档位调节可用于控制每次呼吸的气量，并可通过改变压缩气体的流速来控制呼吸速率。

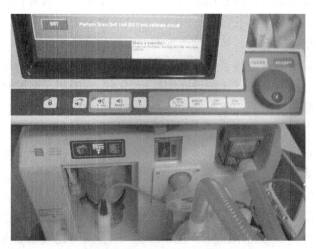

图 6.33　呼吸机的控制和连接
左下方是呼气过滤器，右下方是吸气过滤器。

美国 **Puritan Bennett** 公司 **840 呼吸机的全面自检**

Puritan Bennett™ 840 呼吸机的全面自检(extended self-test, EST)就是在操作人员参与下,检查设备各子系统功能的完整性。EST 需使用专用的"金标准"测试管道(图 6.34)。呼吸机内具有所有测试所需资源,包括执行 EST 的软件代码。除了可选设备(如空压机等)的测试以外,完成全套 EST 测试大约需要 15 分钟。呼吸机允许各个测试独立进行,使得 EST 所需的测试可以按照任意顺序进行。不过,呼吸机在用于患者之前,必须成功通过全套 EST 测试。

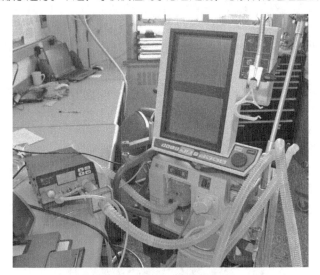

图 6.34　测试中的呼吸机

注意,连接呼吸机和左侧测试仪的是专用"金标准"管道。

EST 检查的部件有:气路系统(包括空压机)、存储器、安全系统、面板控制和显示、数字和模拟电路、电源、模拟输出系统、传感器和选配件等。

EST 只能在呼吸机处于维护模式时执行,并需要有空气和氧气供应源(空压机可以提供空气)。EST 是一种完整的呼吸机测试,旨在让合格的维护人员定期执行正确的呼吸机维护。

EST 主要包括如下检查内容:

(1)全面测试呼吸机的电气系统,除了主电路之外,还包括电池、电源等次要电子部件,以及显示器/键盘的验证和校准等需要操作员干预的电路子系统。

(2)检查气动系统,包括气体供应、比例电磁阀(proportional solenoid, PSOL)、流量传感器、管道气压测量的精度、安全阀和呼气阀等。

(3)测试空压机等可能配备的选配件。

(4)呼吸机安全状况测试。其用户界面(GUI)和送气系统(BDU)都可以强制呼吸机进入不工作状态。

EST 测试时,呼吸机显示当前测试的名称,自动执行无须人工干预的各项测试,并显示测试结果。一旦需要人工干预,呼吸机会发出提示。

　　EST 测试一旦启动，就会一直运行，直至完成。如果测试过程中发生故障或出现报警，会显示当前测试项的名称和结果。此时，如果屏幕显示"FAILURE"和"ALERT"，可以选择重新运行该项测试；如果仅出现"ALERT"，可以选择跳到下一项测试；也可以选择退出 EST 测试。

　　结束全套 EST 后，呼吸机屏幕上会显示以下信息之一：

　　(1)"通过"（Passed）：所有测试成功，可以启动正常通气功能。

　　(2)"报警"（Alert）：检测到一个故障。如果可以确定该故障不会对患者造成危害，也不会增加引起其他危害的风险，那么，技术员可以选择忽略该"ALERT"并授权通气。

　　(3)"忽略"（Overridden）：忽略"ALERT"状态并授权使用。

　　(4)"不通过"（Failure）：检测到一个或多个严重问题。除非 EST 通过所有测试，否则，呼吸机无法启动正常通气。

　　(5)"不运行"（Never run）：在下载更新的呼吸机软件或运行单项 EST 测试后，屏幕上会显示此信息。

　　(6)"结果"（Outcome）：此信息表示所有 EST 测试项都需要通过。在进行任何单项 EST 测试后，为了给患者通气，操作员必须执行并成功通过全套 EST 测试。此信息显示在诊断代码日志中。操作员必须将呼吸机切换到维护模式，然后选择启动 EST。如果呼吸机在 EST 过程中断电，而断电之前已检测到一个或多个测试故障或者已发生过报警；那么，操作员就必须重新运行 EST，在没有出现任何测试故障且没有忽略报警的情况下，才能使呼吸机开始正常通气（图 6.35）。

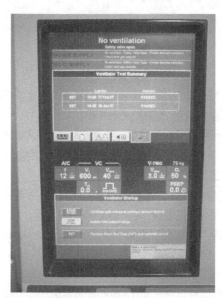

图 6.35　呼吸机屏幕上显示故障状态（INOP）

这表示有一项重要测试没通过，如果再给患者通气是不安全的。

　　如果 EST 被中断，且在运行该 EST 之前呼吸机是可以正常通气的；那么只要 EST 中断之前没有检测到任何故障且没有出现任何报警，也没有其他出错阻止通气，呼吸机仍然允许正常通气。

来源：Covidien/Nellcor-Puritan Bennett

随着医学科学技术的不断发展，呼吸机的设计中融入了越来越多通气循环中各个环节的控制和监测功能，这些功能很有用；不过它们也使得呼吸机的种类越来越多，功能越来越复杂。以下是新型呼吸机可以控制和/或监测的某些状态和参数：

(1)气道压力(airway pressure)：呼吸机系统中患者气道内的瞬时气压。

(2)持续气道正压通气(continuous positive airway pressure，CPAP)：气道内的气压始终保持在一个高于大气压的数值上。

(3)吸气末压力(end inspiratory pressure)：吸气相结束时气道内的压力。

(4)呼气暂停(expiratory pause)：呼气相结束时保持气压恒定不变且无气流的一段时间，通常约 1~3s。

(5)吸气呼气之比(I：E Ratio)：吸气时间与呼气时间的比率。

(6)吸气暂停(inspiratory pause)：与前述呼气暂停相似，这是吸气相结束时的暂停。

(7)分钟通气量(minute volume/minute ventilation，MV)：在 1min 时间内输送给患者的总气量。

(8)平均气道气压(mean airway pressure，MAP)：整个呼吸周期中施加于气道的气压平均值。

(9)吸气潮气量(tidal volume inspired)：在一次吸气相内输送给患者的气量。

(10)呼气潮气量(tidal volume expired)：在一次呼气相内患者呼出的气量。

(11)气道峰压(peak inspiratory pressure，PIP)：吸气相的最大气道气压。

上述各参数的命名和缩写可能因生产厂家和地域的不同而有所差异。根据患者的情况，可以使用不同的通气模式。不同类型的呼吸机的模式很可能有所不同。不过，一台呼吸机通常具备多种不同的模式供选择。常用的呼吸机通气模式有下列几种：

(1)容量控制(volume control)：通气的潮气量为预设的定值。只要在气压限值范围内，无论所需气压怎样，呼吸机都会持续向患者送气，直至容量达到该预设值为止。

(2)压力控制(pressure control)：通气的潮气量取决于预设的通气压力值。在容量限值范围内，无论送气容量如何，呼吸机都会持续向患者送气，直至气压达到该预设值为止。

(3) 呼气末正压(positive end expiratory pressure，PEEP)：该模式在呼气结束时保持气道压力大于大气压，这可以防止血液流过肺部的速度过快，从而提高气体交换的效率。

(4) 气道压力释放通气(airway pressure release ventilation，APRV)：呼吸机在两个高低不同的气道正压通气(即 CPAP)之间循环，从而使得残余气体在低气压时期可以从肺部排出。

(5) 双水平通气(bilevel)：该模式使用两个水平的呼气末正压(PEEP)或气道正压(CPAP)通气。呼吸机可以按照预设的时间表在两个通气水平之间切换，或者根据患者的自主呼吸状态来切换。这种通气模式患者较容易接受，因此无须像其他某些通气模式那样要使患者处于深度镇静状态。

(6) 同步间歇指令通气(synchronized intermittent mandatory ventilation，SIMV)：呼吸机的工作与患者的自主呼吸同步，即呼吸周期可由患者的自主呼吸触发，呼吸机则辅助触发，以保证充足的潮气量。

(7) 压力辅助通气(pressure assist，PA)：与上述 SIMV 类似，呼吸速率完全由患者自主呼吸决定。

(8) 压力支持通气(pressure support，PS)：呼吸机只是在患者自主呼吸触发的吸气相提供正压，直至达到预设的气压值。

(9) 比例辅助通气(proportional assist ventilation，PAV)：这是一种压力辅助通气，只是呼吸机提供的气压会根据患者自主吸气能力而变化。

(10) 反比通气(inverse ratio ventilation，IRV)：正常通气时吸气与呼气时间的比率约为 8：1 或 9：1。而 IRV 通气模式中该比率降至约 4：1，并且大部分吸气流量在吸气相的前三分之一时间内完成。这种模式有利于改善肺部的气体交换和心输出量。

(11) 高频振荡通气(high-frequency oscillation ventilation，HFOV)："正常"通气模式有时会导致心输出量减少、尿量减少和肺组织损伤。HFOV 每次呼吸的送气量很少，约为 150mL，但呼吸频率很高，约每秒 4～5 次。这种模式可以缓解许多其他通气模式存在的问题。通常只有专门设计的特殊呼吸机才具备 HFOV 功能。

所有现代呼吸机都有患者呼吸参数的监测和报警系统，包括气压、流量、氧气浓度和呼气中的二氧化碳浓度等(图 6.36)。呼吸机内部装有氧气分析仪和二氧化碳分析仪。还包含漏气、电源故障、备用气罐压力和备用电池容量等报警功能。

呼吸机还含有通信接口，可以传输测量值、设置参数和设置报警条件等。通过该接口可以将呼吸机与其他多种设备相连接，如护士呼叫系统、生理监护仪、外置打印机、远程监护系统、医院内部计算机网络和因特网等。

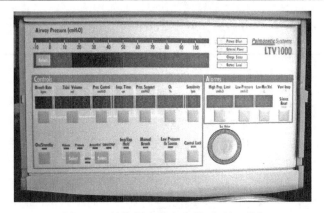

图 6.36　结构紧凑的多参数呼吸机面板

长期使用呼吸机通气的患者通常需要实施气管切开术。如图 6.37 所示，呼吸机通过切开的气管通气，这样，患者可以用嘴进食和说话，不然嘴会被气管导管堵住。

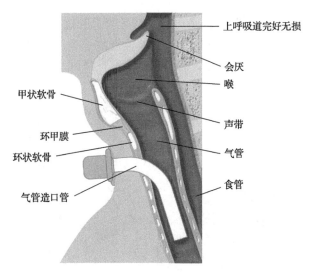

图 6.37　气管切开术

为了实现呼吸机的各种复杂功能，其内部通常具有完整的微处理机系统，还配置硬盘、光驱和平板显示器等。这种微机系统通常基于 Microsoft Windows。

呼吸机系统主要参数的设计必须充分满足呼吸的生理需求且必须可靠。系统具备多重故障安全设计，即使发生一个或多个故障仍可继续通气。例如，许多呼吸机可以使用外部气源、自给式气罐、内置空压机，甚至使用人工手动供气都可以工作。电源通常采用线路供电，但配有备用电池和气压启用控制。

由于呼吸机经常需要长时间一直使用，而通气功能的实现容易产生噪声，因此，呼吸机的设计还需考虑在工作时尽可能静音，不打扰人。

超人

  Christopher Reeve 是演员和运动员，也是有家室的男人。他曾在《超人》系列电影中扮演超人，同时还是钢琴家和环保主义者。他喜欢骑马等多种运动。1995 年，就在 42 岁时，他从马背上摔下来，导致高位脊髓损伤，这意味着他可能将依靠机械呼吸机生活。在亲爱的家人和朋友们的帮助下，他凭借惊人的意志取得了许多令人瞩目的成就，激励了许多遭遇类似事故的人。在公开露面的场合，他佩戴的呼吸机较为隐蔽，但仍然让数百万人意识到呼吸机对于许多人的生活至关重要。他们看到，在遭受如此重创之后，"超人"仍然可以过上有意义的幸福生活。Christopher Reeve 已于 2004 年 10 月 10 日去世，但他的事迹永远流传。

6.15　CPAP/BiPAP 呼吸机

  持续正压通气(CPAP)呼吸机是压力支持呼吸机的超级简化版。如图 6.38 所示，它将压力略高于大气压的气体通过鼻罩输送给患者，有助于患者在吸气期间保持呼吸道通畅，从而防止打鼾或更严重的阻塞性睡眠呼吸暂停等引起呼吸道阻塞。输送的气体中可以增加氧气含量。

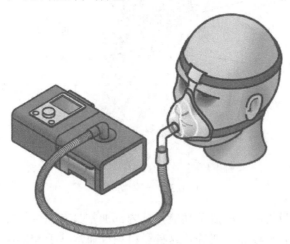

图 6.38　持续正压通气的呼吸机

  双水平正压通气(BiPAP)呼吸机稍微复杂一些，它可以检测出患者的自主吸气，并在吸气相提供稍高一档的气压。气流停止后，再将气压降至类似于 CPAP 呼吸机使用的水平。

  由于这两种呼吸机都在睡觉时使用，它们被设计成工作时尽可能静音。

6.16　氧气浓缩器

许多患者需要长期补充氧气，但是家中或疗养机构可能没有中央供氧设施，而氧气罐很笨重，不便于使用。在这种情况下，图 6.39 所示的氧气浓缩器可以解决供氧问题。它可以提供足够高流量的高浓度氧气，几乎可以满足各种患者的需求。

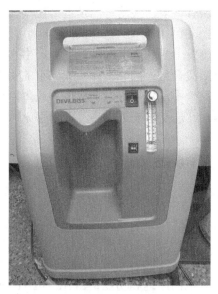

图 6.39　氧气浓缩器

氧气浓缩器利用一种被称为沸石的材料来浓缩氧气。沸石具有选择性吸附氮气的能力，而使得氧气通过。

氧气浓缩器由两只装有沸石的压力罐、压缩机和多个阀门组成。室内空气被压缩机吸入后，经过其中一只沸石罐，除去大部分氮气，留下浓度高达 95%的氧气，再经过流量计后输送给患者。等到第一只压力罐中的沸石大部分被氮气饱和之后，阀门就会将气流切换到第二只压力罐，从而将氧气继续输送给患者。在使用第二只压力罐时，第一只罐被抽气，其中的气压降至很低，于是吸附在沸石上的氮气被释放，重新回到室内空间。一旦第二只罐中的沸石饱和且第一个罐已清除完毕，阀门又将气流切换回来，由第一只罐吸附氮气，第二只罐开始清除。每只罐的循环时间通常约为 20 秒。

氧气浓缩器的设计要考虑尽可能静音，因为它们通常一天 24 小时都要放在患者身边使用。压缩机的功率很大，因此必须在设备的机箱内采用有效的隔音设施。有些设备内还装有氧气分析仪，如果氧气浓度过低就会发出报警。各种氧气浓缩器都具备电源故障和气流失常的报警功能。

6.17 加 湿 器

无论是手术期间通过麻醉机配备的呼吸机送气，还是只作为补充氧气的送气；原始气体的水分含量都很低，会使患者呼吸道变干，引起不适，也会增加感染和组织损伤的风险。因此，如果要长时间送气，就必须用加湿器增加气体的水分含量。

实现加湿功能的方法有许多。最基本的是直接让气体穿过一个水池，产生气泡，池中必须使用无污染的蒸馏水。还有一种加湿器利用加热来蒸发水箱中的水，气流通过水面时会吸收蒸发上来的水蒸气。第三种产生水气的方法是使用超声波晶体。穿过水的高频超声波会将一部分水粉碎成微小的水滴，然后进入患者的呼吸管道。由于这些水滴很微小，它们可以直接进入人体，也可能沿途蒸发。超声波加湿器也称为雾化器，其优点是无须加热，可以避免升高患者体温。

6.18 本 章 小 结

本章内容广泛。首先介绍心脏的治疗设备，讲述了除颤仪的发展历史、除颤原理和设计、急救应用、除颤仪的类型，以及植入式和外置式的心脏起搏器的发展历史和原理。然后介绍循环系统和血液的治疗设备，主要包括人工心脏、心肺机、止血带、血液加温器、静脉输液泵和患者自控镇痛泵等。最后介绍呼吸系统的治疗设备，讲述了呼吸机的原理和功能、CPAP/BiPAP 呼吸机、氧气浓缩器和加湿器等。

6.19 思 考 题

1. 心房颤动和心室颤动哪个更危险，为什么？
2. 除颤仪有哪三个基本组成部分？
3. 为什么体外除颤的电脉冲需要较高的电压？
4. 与单相除颤波形相比较，双相除颤波形有什么优势？
5. 为什么在除颤仪工作期间保持除颤电极彼此绝缘很重要？
6. 什么技术使得植入式心脏起搏器的电池比体外除颤仪的电池要小很多？
7. 在体外手动除颤仪上可以找到哪些"附加"功能？
8. 在心脏复律过程中应该什么时候施加除颤脉冲？
9. 除颤仪的记录纸上会输出哪些详细内容？
10. 为什么在尝试除颤之前记录数据很重要？
11. 如何对植入的心脏起搏器进行编程？

12. 为什么血液输入患者体内之前必须加热？

13. 请说出三种输液泵。

14. 为什么患者自控镇痛泵(PCA)配有盖住控制面板的带锁的门？

15. 与负压通气呼吸机相比较，正压通气呼吸机有哪些优势？

16. 哪些因素可能导致氧气浓缩器的输出减少？

第 7 章 治疗设备之二

本章要点

● 介绍与神经系统、消化系统、肾脏系统和感觉系统相关的医疗设备，包括各种设备的发展历史、原理、功能和类型等，同时简单介绍相关的解剖学和生理学知识。

● 神经系统相关的医疗设备包括麻醉机、麻醉气体监测仪和电痉挛治疗仪(ECT)等。

● 消化系统相关的医疗设备主要介绍营养泵。

● 肾脏系统相关的医疗设备包括血液透析系统、腹膜透析机和碎石机等。

● 感觉系统相关的医疗设备包括晶状体乳化仪和眼科激光仪等。

7.1 麻 醉

人类最初尝试人体手术时就清楚地认识到患者的极度疼痛，这种疼痛引起的休克本身就足以导致死亡。此外，患者对于疼痛的剧烈反应也使得外科医生难以完成手术。

医生们想尽办法来减轻手术患者的痛苦，如服用抗麻风药(一种鸦片酊剂)或酒("医生，在你取出箭头之前给我一杯威士忌！")。患者通常必须被捆绑固定，并且咬住一些东西来抵抗疼痛，就是所谓的"咬紧牙关"。

但即便如此，手术仍然令人难以忍受，这促使外科医生尽可能快地做完手术。当然，这往往会导致严重的甚至致命的失误，甚至曾有医生在匆忙完成手术时割断了自己的手指。尽管有些人认为疼痛是自然的，应该忍过去。但是，大多数医生和患者都希望无痛手术。牙科技术的不断发展和推广应用促进了止痛药的开发。

7.2 麻 醉 剂

在 19 世纪中期，人们发现谨慎地使用某些挥发性液体可以使人短暂失去意识。乙醚(CH_3-CH_2-O-CH_2-CH_3，见图 7.1)和氯仿($CHCl_3$)就是此类麻醉液。早期应用时，只是直接将浸透麻醉液的纱布盖在患者脸上，让患者透过纱布呼吸。后来设计成将纱布放在患者面部上方的铁丝支架上，按照一定的时间间隔将一定量的乙醚滴在纱布上。再后来为了减少麻醉液的挥发，改进为利用冷却水套降温，在麻醉液用于患者之前，将其温度保持在沸点以下。

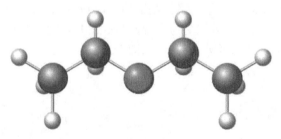

图 7.1 乙醚的分子结构

乙醚除了具有麻醉作用之外，还有其他优点。它能刺激呼吸和增加心输出量，并促进腹肌松弛。但它不会引起子宫松弛，因此在剖腹产中很有用。但是它极其易燃，会刺激支气管引起咳嗽。此外，乙醚的麻醉作用起效较慢，麻醉后苏醒也很慢。

到了 20 世纪中期，乙醚麻醉剂基本已被其他麻醉剂取代，它们是环丙烷 (C_3H_6)、三氯乙烯 ($ClCH=CCl_2$) 和氟烷 ($C_2HBrClF_3$) 等。如今，最常用的麻醉剂是更复杂的化合物，如七氟醚 (2,2,2-三氟-1-(三氟甲基)-乙醚) (图 7.2)、地氟醚 (2-(二氟甲氧基)-1,1,1,2-四氟乙烷) 和异氟醚 (氯-2-(二氟甲氧基)-1,1,1-三氟乙烷)，它们都具有起效快、恢复快的优点，且副作用小、非易燃。

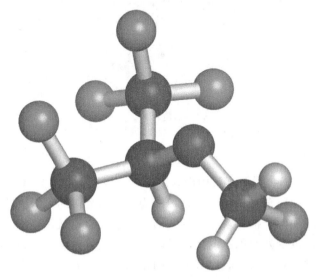

图 7.2 七氟醚的分子结构

7.3　麻　醉　机

各种麻醉剂使用时都必须严格控制给药量，以获得足够又不过度的麻醉效果。图 7.3 和图 7.4 所示的麻醉机就是为实现此目标而开发的。其基本部件是蒸发器，它把麻醉液变成可以被患者吸入的气体(图 7.5)。

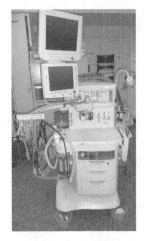 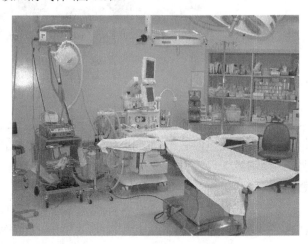

图 7.3　现代麻醉机　　　　图 7.4　常见的手术室(位于中后方的是麻醉机)

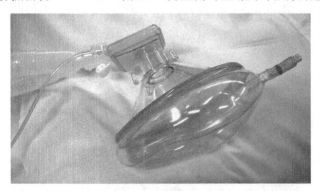

图 7.5　面罩可用于短时麻醉或插管麻醉之前的初始麻醉诱导

为了节省麻醉剂，患者呼气中所含麻醉剂可以循环送入患者体内，重复使用，但这需要将呼气中所含二氧化碳处理掉。为此，麻醉机的呼吸回路中安装有一个罐子，其中装满类似于钠石灰之类的物质，可以吸收二氧化碳。钠石灰的吸收饱和后，颜色由白色变为紫色，据此，可以在其失效前更换(图 7.6 和图 7.7)。

手术麻醉时患者常由于肌肉被麻痹而无法呼吸，需要实施人工通气；因此，麻醉机上通常集成了呼吸机的功能(图 7.8)。此外，麻醉过程中需要使用氧气、医用空气和一氧化二氮，因此麻醉机也包括这些气体的供源及相关控制系统。

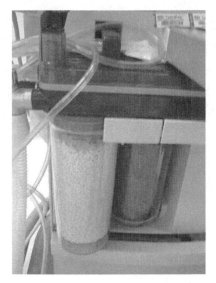

图 7.6　一种麻醉机的二氧化碳吸收罐

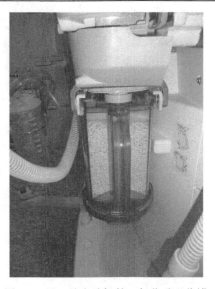

图 7.7　另一种麻醉机的二氧化碳吸收罐

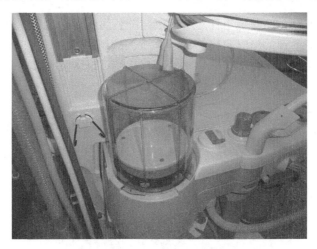

图 7.8　麻醉机的风箱(给患者提供通气)

　　麻醉机还可能包含监测麻醉剂浓度的分析系统，可以是内置部件，也可能是外置的配件。有些麻醉机还具有患者生理参数监测功能，如监测心电图、血氧饱和度、体温和血压等。不过，多数情况下，这些生理参数都由独立的生理监护仪测量。麻醉机和监护仪之间可以通信，将麻醉信息传送至监护仪的数据存储中(图 7.9 和图 7.10)。

　　体温偏低是全身麻醉手术的一个严重问题，如果低温发展到恶性阶段，就非常危险。加热加湿器可以将温暖的水气注入呼吸回路，以防止体温过低，还可以缓解干燥问题。

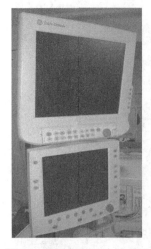 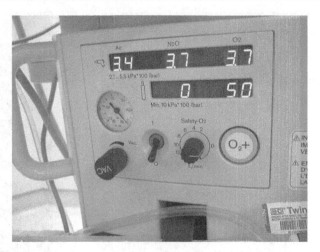

图 7.9　麻醉机的两个显示屏　　　　图 7.10　某种类型麻醉机的部分控制面板
上方的用于显示患者的生命体征信息，
下方的用于显示呼吸机操作信息。

　　常见麻醉机包含的其他组件还有钢瓶装的备用气源、测量气体流量和容量的仪表、线路供电出现故障时可用的备用电池、检测漏气和气压过低等故障的报警系统，以及清除手术室内多余麻醉剂的清理系统。麻醉机还具有抽吸功能，可以除去管道内的液体。

　　麻醉机的设计和操作的细节因生产厂家和型号不同而存在差异(图 7.11)。维护人员要参加厂家提供的针对不同类型设备的相关培训，获得操作设备的经验，并掌握细节。

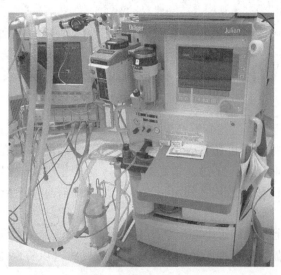

图 7.11　另一种类型的麻醉机

7.3.1 麻醉蒸发器

如前所述，麻醉机上的蒸发器可以将液态麻醉剂变成适合患者吸入的气态麻醉剂。目前大多数医院使用的蒸发器主要有两大类，选用哪类取决于麻醉剂的特性。麻醉机通常可以同时安装两个或更多个蒸发器，且具有互锁机制，以防止同时输送两种不同的麻醉剂。蒸发器设计为专用的，仅能专用于一种麻醉剂，且能够清楚地指示所装的是哪一种药剂，它们的设计使得错误的药剂难以充入蒸发器。

有些麻醉剂的沸点比较高，如异氟醚为48℃，七氟醚为58.5℃，它们可以使用充气型蒸发器(图7.12和图7.13)。这些麻醉剂的沸点远高于室温，使得密闭的蒸发器及其通风口的蒸气压是恒定的(当然不同麻醉剂的蒸气压各不相同)。

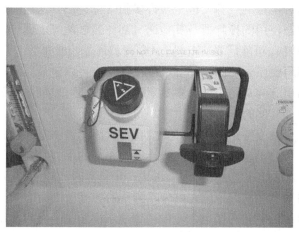

图7.12 一种七氟醚蒸发器

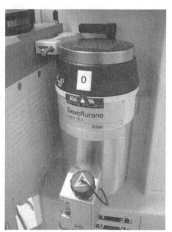

图7.13 另一种七氟醚蒸发器

麻醉机内的医用压缩空气进入蒸发器时被分成两路，一路绕过药液腔，另一路则穿过药液腔，而后两路重新汇合。药液腔内有个麻醉剂蒸发的通风口，麻醉剂会蒸发至药液腔。如果蒸发器内麻醉剂的温度保持不变(通常就是室温，麻醉蒸发器由厚重的金属外壳制成，这种设计具有保持热稳定的作用)，那么药液腔内麻醉剂蒸气的浓度(即蒸气压)就是恒定的。通过调节穿过药液腔的气体比例，就可以精确控制输送给患者的麻醉剂浓度。这种浓度调节机制适用于很大范围的气流速度。

另一类蒸发器的设计可用于地氟醚(图7.14)。地氟醚的沸点仅为23.5℃，接近或低于正常室温，

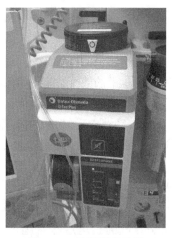

图7.14 地氟醚蒸发器

这意味着地氟醚在手术室的温度下很容易挥发，无法使用充气型蒸发器；因为，任意给定时刻的蒸气压很难估计，只要温度稍有波动，流过通风口的空气携带出来的麻醉剂的浓度就会发生很大变化，甚至可能达到致命的水平。

为了解决这个问题，地氟醚蒸发器利用电气元件加热并加压至约 200kPa（双倍于大气压）。麻醉机系统检测流向患者的新鲜气体的流速，计算出所设定浓度下的地氟醚的需求量，然后将加压后的地氟醚蒸气的精确容量注入新鲜气体中，以获得所需麻醉浓度。

7.3.2　麻醉气体监护仪

在全身麻醉的外科手术中，必须将麻醉剂的输送量限制在一定范围之内。虽然上述麻醉蒸发器可用于输送规定量的气体，但是，许多因素都会影响送达患者的气体的最终浓度，诸如蒸发器使用的搅拌器及其他送气部件的影响等。此外，有些患者代谢麻醉剂的速率比较快，可能需要补充剂量才能维持所需的低知觉水平。

麻醉机配备的麻醉气体监测仪（anesthetic gas monitor，AGM）可以定量监测患者吸入和呼出气体中的几种常用麻醉剂的浓度，多数麻醉机系统还可以同时监测氧气、一氧化二氮和二氧化碳等气体的浓度。

任何物质的气体分子都具有吸收特定波长红外光的特性，因此，将宽带红外光束穿过被测气体样品，测量和分析样品的吸收光谱，并与系统内保存的典型的吸收光谱列表的数据进行比较，这样就能甄别气体。再进一步计算吸光度的幅值，就可以测定气体浓度。气体的浓度在常用范围之内时，测量的准确性最高。

这些测量结果可以用图形和数字显示在 AGM 的内置显示屏上，也可以显示在外加的显示器上。有些麻醉机将 AGM 集成在其内部。

7.4　电痉挛治疗仪

长期以来，精神疾病一直难以治疗，因为通常没有明显的身体诱因或生理学和解剖学上的改变。各种稀奇古怪的疗法都被使用过，其中有些似乎可以偶尔改善患者的病情。

研究发现，通过放在头部的电极施加穿过脑组织的电流，可以改善某些严重精神分裂症和抑郁症等精神疾病患者的状况。经过大量实验，这种方法已有所改进，确定了最佳电刺激波形、振幅、施加模式和施治时间，以尽可能减小副作用，提供最佳疗效。

在人体任何部位施加电刺激都会使电流流过身体的其余部分，因为人体组织是导电的。这意味着施加在头部治疗精神疾病的高压电信号有可能引起身体其他部位肌肉的强烈收缩，也就是痉挛。该项技术因此被命名为电痉挛疗法

（electroconvulsive therapy，ECT）。

最初使用这项技术时，要捆绑住患者身体，以防在实施治疗时患者四肢大幅度的抽动对其自身和医护人员造成伤害。但是，即便患者的活动受限，受伤仍然经常发生。此外，如果患者在治疗过程中存在意识，通常会是一种痛苦的经历，尽管电击会使患者瞬间失去意识。

如今实施这种治疗时，首先让患者服用一种药物，使其失去意识，然后再用另一种药物，使患者身体的肌肉几乎完全松弛。药物起效后，才开始实施 ECT，这样可以在很大程度上避免肌肉收缩及其导致的危害。

如图 7.15 所示，ECT 仪可以包含简单的心电图（ECG）和脑电图（EEG）监测功能，或者另外配备独立的 ECG 和 EEG 监护仪。有些 ECT 仪配有可以监测人体活动的传感器，有助于确定电击是否成功；因为，实施 ECT 时患者的肌肉仍然保留微弱的收缩能力，脚趾的抽动就是电击已施加成功的很好的指示。

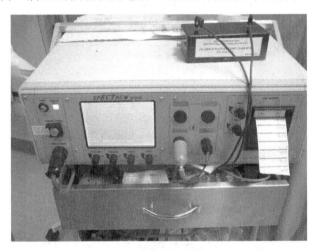

图 7.15　电痉挛治疗仪

早期的 ECT 仪几乎都是直接采用市电的交流电实施电刺激，但是，现代 ECT 仪输出的是可达 750mA 的恒定电流方波，持续时间为 1～6s。电流强度和持续时间都可由操作人员设定。由于刺激的电流已设定为恒定值，根据欧姆定律，患者身体的阻抗就决定了所施加的电压幅值。不过，ECT 仪能够输出的最大电压由其电路限制，约为 200V 或 225V。

ECT 仪最初的开发是因为有人认为癫痫与精神分裂症具有对抗作用，如果在精神分裂症患者身上能够诱发类似癫痫样的抽搐，那么，疾病的症状就会减轻。如今这种说法早已被抛弃，但关于 ECT 的确切机制仍然存在争议。通常认为该疗法对于脑的电生理、血流系统、神经递质和激素系统等会产生作用。无论如何，它确实有助于那些其他治疗无效的患者。

ECT 可能引起的副作用有：常见的麻醉剂和肌肉松弛剂引起的反应、精神错乱、记忆力减退和肌肉酸痛等。其中有些副作用，尤其是精神错乱和记忆丧失，可能会持续很长一段时间。

7.5　消　化　系　统

人体就像一台机器，为了生长和运作需要建设材料和燃料，还要排出代谢物。如图 7.16 所示的人体消化系统就是实现这些功能的。人体消化系统由口腔、咽喉、胃、小肠、大肠、直肠和肛门及唾液腺、胰腺和肝脏等相关器官组成。除了在外科手术中用到的设备以外，其他用于消化系统的设备很少，只有营养泵。

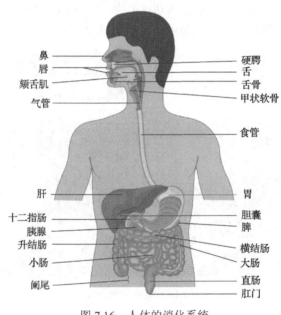

图 7.16　人体的消化系统

7.6　营　养　泵

患者有时无法用嘴进食。例如，口腔或喉咙因手术或意外事故受到损伤，意识不清无法吞咽，或者因使用呼吸机而阻塞了吞咽通道。在这些情况下，有两种方法可以提供人体所需营养：一是通过静脉注射全胃肠外营养液，二是用插管(饲管)将食物送入胃内。

通过饲管给患者输送营养液时，可以直接利用重力作为驱动力，但是，这不能准确控制进食速度，而且可能受阻于胃的内部结构。如图 7.17 所示的营养泵可以控制流速并施加足够的压力，以确保营养液输送的通畅。与静脉输液泵一样，这种肠内营养泵可以设置输送流速和总容量，流速通常为 1～300mL/h，容量范围为 1～9999mL。不过，肠内营养液与静脉输注液的物质特性不同，因此营养泵的有些设计细节与静脉输液泵不同。例如：

(1)肠内营养液比静脉输液要黏稠，因此营养泵的动力结构必须坚固且管道较粗，多数营养泵采用旋转蠕动结构，管道的一段胶管安装在图 7.18 所示的泵头上。

(2)有气泡进入胃部不会引起任何问题，因此不需要气泡检测器。

(3)发生堵塞的后果不像静脉输液泵那样严重，但还是需要报警来提醒医护人员。通常，输送管上有一个液滴室，将它卡在营养泵的液滴感应器上。营养泵会计数液滴，并将计数值与预设的流速相比较，如果差异较大，就会发出报警声。引起滴液中止的原因可能有：营养液已输完、输送管道某处打结、插入胃内的管道出口被堵塞。

肠内营养泵通常有电池作为备用电源，以便患者在不同病区之间转移时使用。

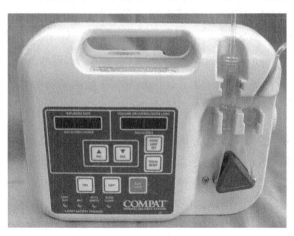

图 7.17　肠内营养泵

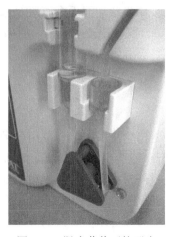

图 7.18　肠内营养泵的泵头

7.7　肾　脏　系　统

人体的肾脏系统包括一对肾脏及关联的血液系统(图 7.19)，还包括由肾脏排尿的输尿管、储存尿液的膀胱和排空膀胱的尿道。

肾脏具有许多重要功能，其中最重要的是从血液中滤除某些废物。尿素就是要去除的一种主要废物，它是蛋白质分解的代谢产物。其他废物还有尿酸、肌酐和其他代谢物。肾脏还能去除人体多余的水、葡萄糖及钠、钾等电解质。

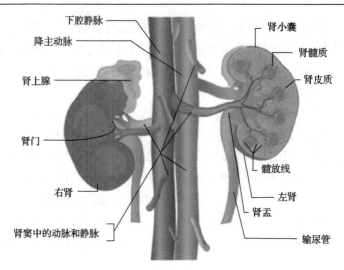

图 7.19　肾脏的结构

　　如果肾功能不全，废物就会在体内聚积，进而出现各种症状，包括高血压、体重下降、恶心、疲劳、肌肉痉挛、肤色变黄及思维敏锐度下降等。如果不治疗，最终会导致死亡。

7.8　血液透析

　　历史上，人们曾使用各种各样的方法来缓解肾功能衰竭的症状，包括热浴、汗蒸（即蒸汽浴）、灌肠和放血等，这些治疗方法都有一定的道理。有些毒素可以通过汗液排出体外；也可以穿过肠壁扩散到灌肠液中；如果去除"坏"血，就会重新产生"好"血来替代放掉的血液。但是，这些方法可以去除的毒素量很有限，因此必须寻求更有效的方法。

　　随着科学家们对于物质的扩散、渗透及血液化学等知识越来越深入的了解，他们认识到，可以想办法暂时从肾功能衰竭患者体内中取出血液，去除其中大部分废物和毒素，然后再将清洁过的血液重新输回患者体内。这种血液透析必须定期反复进行。有些情况下，肾脏功能可以恢复；但多数时候，血液透析的后续结果只有两种选择，要么进行肾移植，要么等死。

　　1945 年，Willem Kolff 在荷兰首次成功地实施了人体血液透析治疗。术语血液透析（hemodialysis，HD）源于 3 个词根："hemo"指血液，"dia"是通过的意思，"lysis"是消除的意思。整个单词 hemodialysis 就是指将"血液""通过"一层膜来"消除"其中的废物。

　　现代血液透析系统的组成包括水净化系统、患者血流接入点、几种监测部件（用于监测患者和硬件设备）及图 7.20 所示的透析机本身。

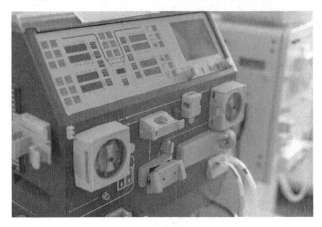

图 7.20　血液透析机

7.8.1　水净化系统

透析要使用大量的水，水中含有的矿物质和细菌毒素等任何杂质都会进入患者血液。正常肾脏可以去除这类杂质的大部分，但对于透析患者却不行。因此，透析使用的水必须非常纯净，通常使用高质量的反渗水，还要监测氯离子等特定污染物，检测水的电导率以确定其他离子的最小含量。

7.8.2　患者血流接入点

血液透析是一种长期治疗方法，患者血流的接口必须安全可靠。如果在血管上反复插入大口径针头，很快就会无处可插，也就无法继续治疗。

半永久性导管提供了简单可靠的接入点，但仅适用于比较短期的治疗，如肾功能预期可以恢复或等待移植手术时。插入静脉的导管可以是"非隧道式"的或"隧道式"的。非隧道式导管直接插入静脉穿刺部位上方的皮肤进入血管，仅适用于非常短期的使用，因为这样穿刺的静脉血管太细，不能承受高速血流。隧道式导管在比较方便的部位（如胸部等）穿过皮肤，在皮下穿行到达并进入较大血管（如颈内静脉），然后到达腔静脉。

这两种导管接入方法都易受感染，不能长期使用（超过 10 天左右为长期）。

血液透析接入的理想方法是做动静脉内瘘（AV 瘘）。外科医生将静脉和动脉连接在一起来，形成 AV 瘘。由于避开了毛细血管系统，这种连接就可以通过高速血流。AV 瘘愈合后，插入 2 根注射针，一根用于抽取血液，另一根则用于将血液输回人体。AV 瘘通常做在患者手臂上。AV 瘘的感染率要比导管小得多，因为注射针留置的时间比较短，而且在此期间插针部位都在密切监视之下。AV 瘘可能会引起其所在肢体下部的供血减少。

有一种改良 AV 瘘是使用人造材料（即移植血管）来连接动脉与静脉（图 7.21），可以加快愈合，也便于在人体更多部位制造 AV 瘘。但是，这种移植物比较容易引起感染，而且连接处的血管可能变窄，会限制血流。

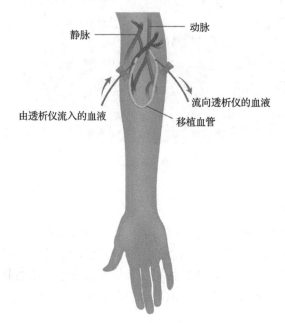

图 7.21　血液透析的患者血管接入口

7.8.3　血液透析的监测组件

如前所述，血液透析时必须密切监测水的纯净度，且必须随时查看接入点部位，以便及时发现感染和其他组织损伤的迹象。此外，还必须仔细监护患者。

血液透析要从患者体内去除和更换大量液体，因此必须平衡。透析时要精确且连续测量患者体重。由于肾功能衰竭患者体内会潴留体液，因此医护人员必须准确估计正常体液水平下患者的体重，即目标体重。此外，透析会引起血压的较大波动，因此需要用无创血压计监测血压，也需要监测体温和心电图。

7.8.4　透析机

患者体内取出的血液被透析机的蠕动泵泵入透析系统（图 7.22），此处蠕动泵使用的管道比静脉输液泵和营养泵里的都要粗得多。蠕动传输的方法可以避免泵结构与血液相接触，而且管道直径较大且泵头旋转较慢时，血细胞的机械损伤也可以降至最低。

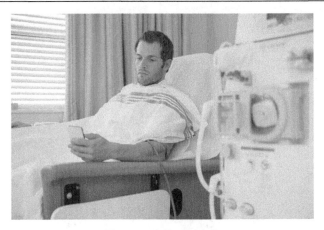

图 7.22　血液透析患者

血液经过蠕动泵后进入大量半透膜制成的平行排列的细空心管，这些细管浸在加热至人体温度的透析液中。透析液内含有多种化学物质，其中，血液中应保留的那些成分要配制为等渗浓度，而另一些需要从血液中清除的成分则要配制为低渗浓度。透析液由泵驱动，按照与细管内血流相反的方向流动，杂质从血液扩散至透析液而被清除。肾衰竭导致的患者体内潴留的多余体液也被去除。其去除原理是施加在血液上的压力比透析液的压力要高，从而使血液中的水经过透析膜进入透析液。

透析治疗完成后，去除接入口的连接，将患者送至恢复区，在患者离开医院前继续监测血压和体温等生命体征。

7.9　腹膜透析

对于因某些原因不能接受血液透析的患者，或者肾功能未完全衰竭的患者，还可以使用腹膜透析(peritoneal dialysis，PD)。它比血液透析要简单得多，所用设备便携且易于使用，患者在家中甚至在旅途中都可以进行腹膜透析。

腹膜透析利用了腹腔内腹膜的总面积很大且血管丰富的特性。这种疗法将配制好的透析液灌入腹膜腔，血液中的尿素和其他废物会穿过腹膜扩散进入透析液(图 7.23)。需要时，合理配制透析液的成分，还可以吸收血液中多余的水分。等待一段时间后，再抽出腹腔内的透析液和废物。根据具体情况，这种操作可以反复进行。

由于大量液体要灌入体内，因此在输液前必须将透析液加热至接近体温，否则可能导致患者体温过低。透析液输入腹腔只需要很小的压力即可，因此重力驱动就足够了。透析液袋只需悬挂在高出患者身体上方一小段距离处。

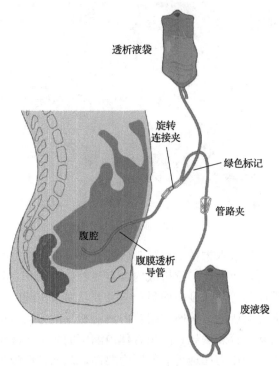

透析液袋

旋转连接夹

绿色标记

管路夹

腹腔

腹膜透析导管

废液袋

图 7.23　腹膜透析示意图

腹膜透析必须在腹腔内插入一根可以开闭的导管，就像永久性留置导管，要求患者保持插入部位的清洁，以免感染。导管提供了通向腹膜的通道，这意味着体表的小感染会深入到腹腔内，导致腹膜炎。腹膜炎很难治疗，甚至可能致命。

腹膜透析有如下三种不同方式：

(1)持续循环腹膜透析(continuous cyclic peritoneal dialysis，CCPD)。此方式的每个循环的透析液量较大且时间较长，循环一个紧接一个进行。透析过程可能每 24 小时重复一次，可以在夜间患者睡觉时完成。CCPD 需要一种有定时器和阀门的透析机来控制充排透析液的循环。

(2)间歇性腹膜透析(intermittent peritoneal dialysis，IPD)。此方式可以使用与CCPD 相同的透析机来完成，只要在每次排水期结束与下一次充水期开始之间设置一段暂停时间即可。

(3)持续不卧床腹膜透析(continuous ambulatory peritoneal dialysis，CAPD)。此方式使用的透析液量较少，物质交换缓慢。温热的透析液注入腹腔后留置 4～5个小时，在此期间，患者可以进行日常活动。等到预定时间过后(可利用定时器发送提醒信号，也可由患者自行看时间)，再将腹腔内的陈旧透析液排出，并再次注入新鲜透析液。这种循环连续进行，循环时间的设定比较灵活，可以根据患者的生活来安排。由于这种方式简单易行，它是最常用的腹膜透析方式。

7.10　碎　石　机

人体泌尿系统的主要功能是从血液中滤除废物，并将其浓缩后排至体外（图 7.24）。在某些与饮食、人体化学、肾功能改变和某些疾病相关的情况下，有些废物的浓缩程度会非常高，甚至会从尿液中沉淀出来。长此以往，沉淀的物质会结合在一起形成图 7.25 所示的肾结石。

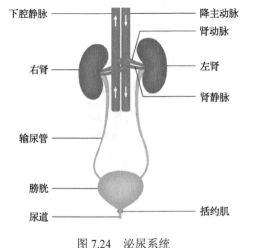

图 7.24　泌尿系统

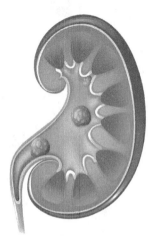

图 7.25　肾结石

肾结石可以由下列化学物质构成：

（1）大约 80% 的肾结石由草酸钙组成。

（2）有些肾结石由与氨相关的细菌作用形成，是一种名为鸟粪石的结晶体。这种结石的体积可以很大，填满肾盂，呈鹿角状，很难去除，对肾脏伤害很大，最常见于频繁发生尿道感染的女性群体。

（3）尿酸结石由尿酸过量而形成（可以顾名思义）。尿酸也会在关节中沉淀，导致疼痛，称为痛风。

（4）有种罕见的遗传病会导致尿液中的胱氨酸浓度偏高，也会形成结石。

肾结石可以用三种方式去除：①通过泌尿系统排出。此方式极其痛苦，而且结石很大时无法实现。②手术取出。此方式有一定风险，特别是可能伤害肾脏。③将结石击碎成细小的碎块后排出（图 7.26），可以尽可能减少排石的痛苦。粉碎结石的方法称为震波碎石（图 7.27）。

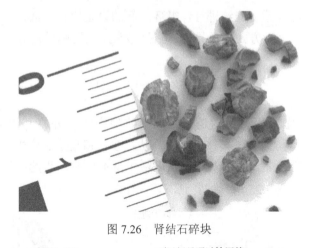

图 7.26　肾结石碎块

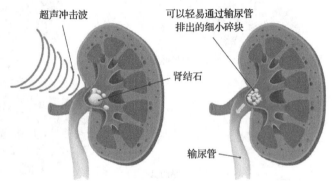

图 7.27　震波碎石

　　有些碎石系统通过泌尿道将探头穿入，直至探头尖端与结石相接触。此尖端含有一个电极，施加高压脉冲时会触发放电火花，火花会气化少量的水，从而产生冲击波。一次又一次重复之后，声波脉冲最终会将结石击碎。实施手术时，使用荧光成像或超声成像来确定结石的位置并引导探头进入。不过，有时要保持探头与结石相接触较为困难，特别是结石开始碎裂后更难。

　　现在还有些碎石系统通过尿道和输尿管穿入光纤来施加激光脉冲，逐步气化结石。光纤很细，因此这种方法比上述火花型系统的侵害更小。而且光纤的尖端能够准确地抵在结石上，与体外冲击波碎石术（extracorporeal shock wave lithotripsy，ESWL）相比，它能够更好地去除形状不规则的结石和那些嵌入肾脏组织内的结石。通过气化结石，这种激光治疗后残余的结石颗粒更少，因而诱导后续结石重新生成的"种子"也就更少。而且，由于无须排出众多尖锐的结石颗粒，患者术后要轻松得多。

　　体外冲击波碎石术（ESWL）利用声波可以聚焦于极小范围的特性，使焦点处的声波非常强。如果声波聚焦于肾结石位置上，反复作用就可以击碎结石。ESWL手术时患者通常要躺在水槽里，或者将身体特定部位贴住水囊。使用水囊式 ESWL时，身体上要涂抹耦合凝胶，以确保声波发生器产生的能量能够传递至患者体内。这种水囊式 ESWL 很方便，最常用(图 7.28)。

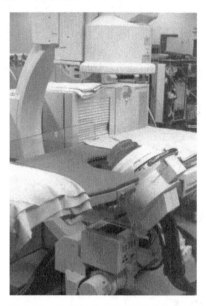

图 7.28 体外冲击波碎石机(水囊式)

ESWL 手术时患者需服用镇静剂，有时需麻醉，通常要连接心电监护仪。还要用成像系统确定结石的位置，要用瞄准机构调节声波发生器的聚焦位点，使焦点对准结石。启动声波脉冲后，声波功率逐渐增加到预先设定的水平，最终结石开始破碎。反复施加声波脉冲，直至结石都变成细小颗粒为止。手术通常约需1 小时。

声波通过多种剪切力的结合来打碎结石。声波的波峰和波谷之间的位置很近，使得结石内相邻区域受到相反方向的作用力而破裂；或者声波波谷处的低压足以产生真空"气泡"，气泡破裂对结石产生机械冲击，这是空化作用。

声波的产生有两种方式。一种是浸在水中的火花间隙，有点像汽车发动机的火花塞，在间隙上施加高压脉冲，就会引发邻近区域产生爆炸性气化，进而在水中产生高强度声波。另一种是新型 ESWL 系统使用的压电晶体大阵列，还是施加高能电脉冲来激励晶体，使它们直接产生声波。

无论哪种方式产生声波，声波的最大强度都集中于一个椭圆的一个焦点上，该椭圆包含声波信号发生器在内。火花间隙法利用一个金属反射器将声波聚焦于结石，而压电晶体则排列成椭圆形，使其焦点位于结石上。

　　某些情况下，特别是对于较大的结石，激光碎石术可以有效地替代上述ESWL。这种手术将内窥镜插入泌尿道中结石的位置；然后在内窥镜中导入光纤，直至它与结石接触；再通过光纤施加激光脉冲，将结石分解成小碎块。新型激光技术可以更快、更有效地实现结石消融。

7.11　白内障超声乳化仪

　　白内障是视力丧失的一种常见病因，尤其是老年患者特别多。图 7.29 所示的眼球结构中，当晶状体内的蛋白质发生形状和方向的改变时，晶状体的透明度降低，被称为白内障。白内障最终可能导致视力完全丧失。

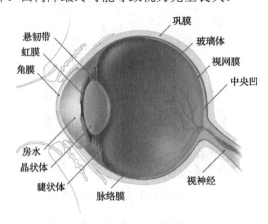

图 7.29　眼球的解剖图

　　白内障手术早在 18 世纪就已发明。当时只是直接切除晶状体的混浊部分，有限地恢复部分视力。然后，再用极厚的镜片进一步改善视力。

　　第二次世界大战期间，战机的塑料舱盖被打碎时，有些飞行员的眼睛受伤。医生发现塑料碎片具有生物学惰性，不会受到眼睛排斥。1949 年，英国医生 Howard Ridley 采用制作飞机舱盖一样的材料做了一个人工晶状体，并将其植入一名摘除了混浊的自身晶状体的白内障患者的眼球内。

　　随着手术技术和材料的不断发展，现在只要开一个非常小的切口就能完成晶状体摘除和更换手术。图 7.30 和图 7.31 所示的超声乳化仪就是使外科医生能够通过这种微小切口完成手术的一项重要发明。

　　晶状体十分坚硬，不够软，因此早先摘除晶状体时的切口尺寸一直无法缩小。超声乳化仪利用一个小探头尖端产生的超声波来破坏(即乳化)晶状体，通常保留晶状体的外囊，因为白内障患者的外囊通常仍然清澈。然后，将一个折叠起来的塑料晶状体通过探头用过的切口植入，随后在晶状体囊内展开，其边缘上的小突起有助于其定位。

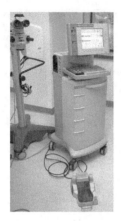

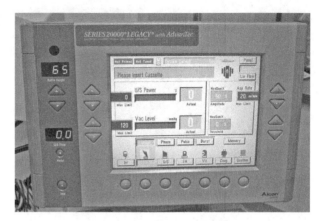

图 7.30 超声乳化系统 　　图 7.31 超声乳化仪的显示屏

右侧为超声乳化仪，右下角为脚踏控制
器，左侧是配合乳化仪的手术显微镜。

　　现代白内障手术(即晶状体置换手术)的切口很小(图 7.32)，无须缝线，伤口
愈合很快。患者通常在手术后数小时就可以出院。

　　这种手术在图 7.33 所示的手术显微镜下进行，用手或者用脚踏开关可以调节
显微镜的聚焦或移动镜头(图 7.34)。

　　超声乳化仪系统包括产生和控制超声波信号所需的部件，以及去除破碎晶状
体的器械。在整个手术过程中还必须监测并维持眼压。利用仪器配备的脚踏开关，
医生可以控制系统的大部分功能，包括超声波功率、抽吸和冲洗等，以确保双手
都可用于手术操作(图 7.35)。

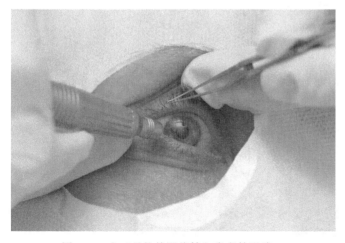

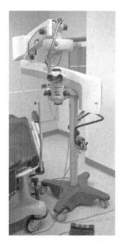

图 7.32 人工晶状体即将植入患者的眼球 　　图 7.33 手术显微镜

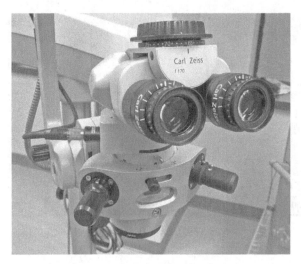

图 7.34   双目手术显微镜的特写

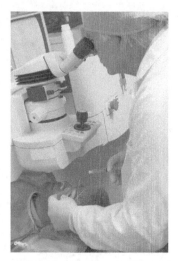

图 7.35   外科医生正在使用手术
显微镜进行白内障手术

7.12   眼科激光仪

眼科激光仪很像第 8 章所述的手术激光器,但它具有独特的设计,以便更适用于眼科手术(图 7.36)。

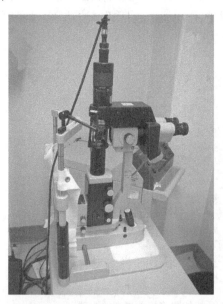

图 7.36   眼科激光仪

　　最常见的使用激光的眼科手术就是矫正视力。角膜是眼睛聚焦系统的一个组成部分，其形状可以决定图像在眼球内聚焦的位置。如果聚焦点不在视网膜上，则视觉模糊，需要利用矫正眼镜将焦点移至视网膜上，才能产生清晰的图像。激光手术可以有效地重塑角膜的形状，从而使眼球可以自行聚焦至正确的位置，使患者不再需要戴眼镜或隐形镜片就能获得清晰的视觉。

　　实施激光手术前，首先要仔细测量患者的视力，然后扫描其角膜，以产生三维模型，通过分析模型数据来确定需要如何纠正角膜以矫正视力。分析结果的数据被送入激光控制系统，控制施加的激光束，以获得理想的疗效。

　　最常用的角膜视力矫正法有激光光学角膜切削术(photo-refractive keratectomy，PRK)和准分子激光原位角膜磨镶术(laser-assisted in situ keratomileusis，LASIK)。PRK 手术时，医生首先去除角膜表面上皮，然后再用激光气化微小的一部分角膜，以调节眼球的聚焦位点。LASIK 的侵害性要比 PRK 稍大些。手术时，医生先在角膜上切开一块很小的角膜瓣，然后激光将角膜瓣下面的角膜直接消融，去掉足够的角膜组织以矫正视力。常用的 LASIK 激光波长为 193nm。除了矫正视力以外，激光也用于其他眼科手术，如视网膜修复和晶状体植入物上蛋白质膜的去除等。

7.13　本　章　小　结

　　本章介绍了与神经系统有关的设备，讲述了麻醉剂的历史与麻醉技术的发展、麻醉剂的类型和麻醉机的特性，并介绍了电痉挛治疗仪和肠内营养泵。

　　对于肾脏系统，讲述了肾脏的功能及血液透析系统的特性、原理和治疗方法。介绍了腹膜透析，还有碎石机的物理原理和治疗过程。

　　对于感觉系统，重点介绍了眼睛，讲述了白内障和使用超声乳化仪置换晶状体的技术，以及眼科激光仪的原理和应用。

7.14　思　考　题

1. 乙醚作为麻醉剂有哪些缺点？
2. 必须经过什么处理才能使麻醉剂重新循环给患者使用？
3. 为什么麻醉期间要使用加热加湿器？
4. 如何控制异氟醚蒸发器中的气体浓度？
5. 为什么必须监测麻醉气体的浓度？
6. 为什么 ECT 手术期间需要麻醉患者？
7. 肠内营养泵的液滴室有什么用途？
8. 肾脏排出的尿素源于哪里？

9. 血液透析时如何监测体液平衡？

10. 血液透析系统为什么要用蠕动型的泵来传输血液？

11. 血液透析系统如何去除需要从患者血液中清除的物质，又如何保留需要送回的物质？

12. 腹膜透析在何处去除血液中的废物？

13. 持续不卧床腹膜透析(CAPD)有哪些优点？

14. 为什么体外冲击波碎石术(ESWL)需要使用耦合凝胶？

15. 在 ESWL 中有哪两种力可以击碎结石？

16. 超声乳化仪为什么可以缩短白内障手术患者的恢复时间？

17. PRK 和 LASIK 之间的主要区别是什么？

第8章 治疗设备之三

8.1 新生儿黄疸治疗仪

新生儿的体内常会发生胆红素过量。胆红素是红细胞的代谢产物，通常经肝脏排泄。如果肝功能不正常，胆红素会在皮肤等组织中聚积，使皮肤呈现黄色，被称为黄疸。如果胆红素水平过高，可能会导致脑损伤，因此必须尽快清除多余的胆红素。

在某些波长的光照下，皮肤中的胆红素会分解。最佳光照波长约为 510nm，胆红素的分解产物会安全地由尿液排出。一般光源总是包含一定宽度范围的波长，而 510nm 波长上下的光的作用会使胆红素发生光化学分解；因此，利用光照治疗新生儿的高胆红素血症时通常采用 360~520nm 波长范围的光源。510nm 波长的光为绿色，而 360nm 的光则为近紫外光，这两个波长之间的光为蓝色和紫色。因此，多数治疗灯发出的光总体看起来是蓝色的(图 8.1)。

这种光可以通过安装在顶部的一排专用荧光管产生，光线透过婴儿培养箱的树脂玻璃罩(Plexiglas™)或者直接从摇篮上方照射到婴儿身上(图 8.2 和图 8.3)。光照治疗时，要尽可能暴露婴儿的皮肤，以获得最大的治疗效果。但是必须仔细控制和监测环境温度和婴儿体温。

照射光的强度随着与光源之间距离的平方衰减，并且树脂玻璃会吸收一部分光，还有，随着灯管使用期的延长，相关波长的光输出强度也会改变；因此，必须使用图 8.4 所示的校准过的高精度测量仪来检测相应波长的光照强度。

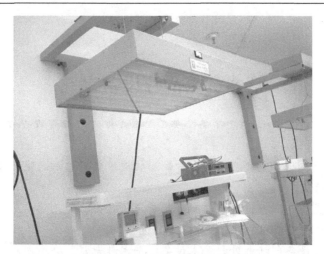

图 8.1　架在顶部的一排黄疸治疗灯

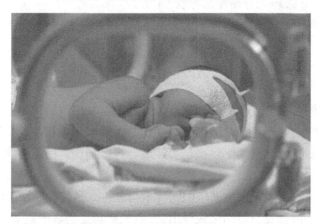

图 8.2　黄疸治疗灯下的婴儿

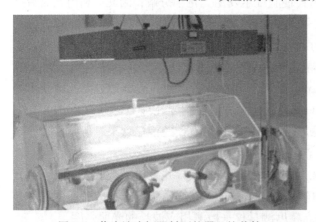

图 8.3　黄疸治疗灯照射下的婴儿培养箱

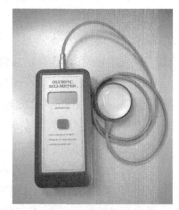

图 8.4　光疗测量仪

有时使用嵌有光纤的盖毯进行光疗，光纤中输入所需波长的光即可。这样可以克服光源距离变动和婴儿皮肤暴露容易受凉等困难。而且，盖毯要比灯管系统轻便很多。不过，无论采用哪种方式，如前所述，都必须使用校准过的光疗测量仪测定光强。此外，眼睛长时间暴露于这种波长的光线下会遭受损伤，光疗时必须给婴儿戴上眼罩，遮住眼睛(图 8.2)。

8.2 婴儿培养箱

新生儿的体温调节系统可能还没有发育完全，尤其是出生体重偏轻的新生儿和/或早产儿，或者有其他疾病的新生儿，更是如此。这些婴儿最好在温度和湿度都严密控制的环境中生活。此外，他们还可能存在呼吸困难，因此，需要提供富氧环境。图 8.5 所示的婴儿培养箱就可以满足这些需求，它必须符合下列设计标准：

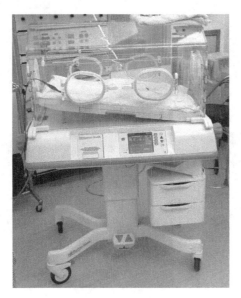

图 8.5 婴儿培养箱
其中的床面是倾斜的，婴儿的头部位置要高于身体其他部位，这样的体位有利于婴儿呼吸。

(1)温度控制必须精确且控制器反应灵敏，必须能够在适当的范围内设定温度，并在温度过高和过低时发出警报。由于婴儿需要频繁护理，培养箱常被打开，使箱内环境暴露于室温下；因此温控系统必须能够快速将箱内温度恢复到设定值，这需要性能足够好的加热元件及有效的空气循环装置。大多数培养箱使用双层玻璃壁的结构实现内外隔离。内外壁之间的空隙中通有气流，有助于保持培养箱内的温度，并使热量均匀分布。可以通过检测培养箱内空气的温度或婴儿皮肤的温度来调控温度。而且，即便某个正在使用的温度传感器发生故障或断开连接，培养箱仍须维持温度控制。这需要在培养箱内其他位置安装一个独立的永久性温度传感器。

(2) 日常护理的通道必须简便易用，且能限制热量和氧气流失。培养箱有多个装有密封垫圈的舱门，还有弹性箍，可以围住护理员的手臂(图 8.6 和图 8.7)。通常有一个较大的侧门，可以将婴儿送入或抱出培养箱。

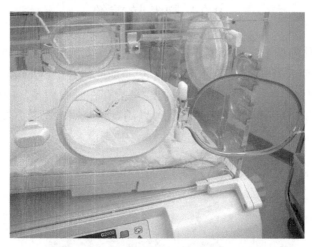

图 8.6　开着舱门的培养箱

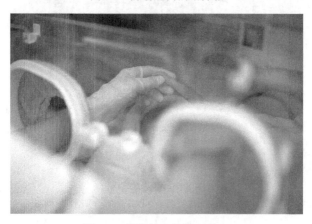

图 8.7　培养箱内的婴儿护理

(3) 当培养箱的门都关上时，氧气系统必须提供足够的流量来维持可设定的最大水平，并且在舱门打开之后短时间内就能恢复到设定水平。必须持续监测氧气浓度，并在测量值偏高或偏低时发出报警(图 8.8)。氧气过量会导致新生儿眼睛发育出现问题，而氧气过少则可能达不到治疗效果。婴儿培养箱通常在医院使用，因此可以利用管道供氧系统。

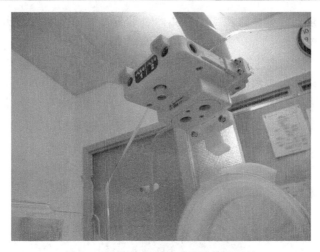

图 8.8 培养箱氧气传感器的仰视照片

(4)湿度系统应简便且有效,最好具有湿度监测功能。

(5)婴儿必须在任何时候都容易被看见,这就是培养箱要用树脂玻璃制作外罩的原因,要尽可能减少遮挡物。

(6)由于培养箱的内部有许多坚硬、平整且可以反射声音的表面,而新生儿的耳朵很灵敏,因此培养箱内的声音应尽可能减小。声音主要来源于空气循环系统,它必须采用高质量的静音电机和精心设计的风扇,以有效且安静地形成空气流通。

(7)培养箱的主体最好能够升降,以便于不同身高的医护人员操作。

(8)有些医疗过程可能需要婴儿处于头朝上或头朝下的姿势,因此,应该能够外部控制婴儿头部的抬升和降低。

(9)要有血氧饱和度计(图 8.9)、心电图电缆、呼吸机软管,以及静脉输液泵和营养泵等设备的密封接入点。

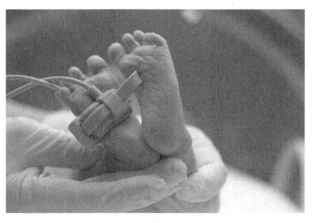

图 8.9 夹在婴儿脚上的血氧饱和度探头

(10)由于婴儿体重是监测其生长和体液平衡的重要指标，因此集成在培养箱内的体重秤很有用。

(11)婴儿可能需要进行 X 射线检查。如果床下设计一个放置 X 射线胶片盒的托盘，那么婴儿在培养箱内就可以完成检查。

(12)显示系统很有用(图 8.10)，可以显示(皮肤和/或空气)当前的温度及其设定值、当前的湿度及其设定值，以及当前的氧气水平及其设定值等。还可以用图形显示各种参数，包括婴儿体重和其他数据，以及显示报警信息。

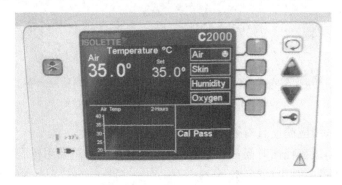

图 8.10   培养箱的显示面板

(13)交流电源断电的声音报警至关重要。

(14)用于存放配件和耗材的内置隔间也很重要。

移动式培养箱是可在急救车内使用的一种特殊婴儿培养箱，尺寸较小且支架可折叠，还配有氧气罐和大容量电池，在没有线路供电的情况下也能使用。

8.3   婴儿复苏台

婴儿刚脱离母体时(图 8.11 和图 8.12)，需要一些紧急处理。如抽吸清理呼吸道、供氧、完成健康评估、增强其呼吸等，这些处理都需要在明亮且能够快速升温的环境中进行。婴儿复苏台就可以满足这些需求。

婴儿并不一定是在产房出生，这就要求婴儿复苏台可以随时推到医院的其他区域(图 8.13)。此外，虽然条件允许时可以利用医院的供氧管路获取氧气，但通常要求随车携带氧气瓶。如果不能用医院墙上的负压插孔来引流，也可以利用氧气流过文丘里管来产生合适的吸力。

抽吸和供氧功能都必须随时可用，并且其控制器触手可及。由于可能有多人同时参与新生儿的护理，所以婴儿复苏台旁边三面的空间都必须空出来，还有一面是加热器和灯的支架以及控制面板(图 8.14 和图 8.15)。

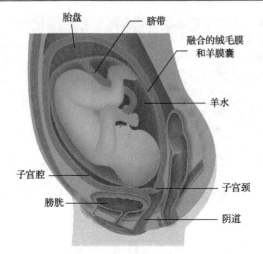

图 8.11　怀孕子宫的解剖示意图

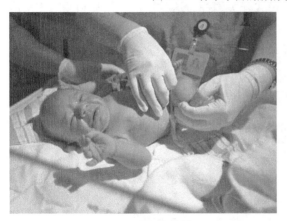

图 8.12　刚出生的婴儿

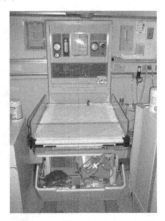

图 8.13　婴儿复苏台全视图

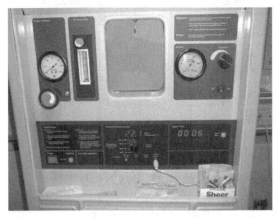

图 8.14　复苏台的控制面板
婴儿健康评估(Apgar 量表)的定时器。

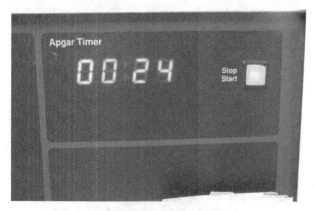

图 8.15　婴儿健康评估（Apgar 量表）的定时器

　　由于复苏台的工作区是开放的，辐射加热是最好的保温方法。复苏台顶部有加热器件供热（图 8.16），它由触摸式开关调控。这种顶部的加热和照明支架应该都可以移到一边，从而可以让 C 型 X 线机进入。而且复苏台的下面还要有放置 X 射线胶片盒的托盘，才能使用 X 线机。

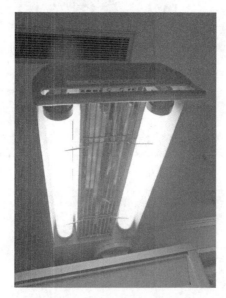

图 8.16　装有照明灯和加热器件的婴儿复苏台顶臂

8.4　氧化亚氮（N₂O）设备

　　如果使用的浓度正确，吸取一氧化二氮（N₂O）（即氧化亚氮）是一种安全有效地缓解分娩疼痛的方法，它通常与氧气 1∶1 混合使用。这种混合气体可以取自医院墙上的供气插孔或者便携式气罐。给患者送气的氧化亚氮设备通常不是电动的，其组成包括输气软管和连接器，还有一个控制盒，里面装有几个调控器、一个搅拌器、高气压报警器、气压表及用于连接患者送气管路的配件。送气管将减压过的混合气体送至按需供气阀，该阀门仅在患者吸气时才打开，它安装在紧贴患者鼻和嘴的软面罩上（图 8.17 和图 8.18）。为了防止 N_2O 在周围环境中聚积，可以采用清除装置收集患者的呼出气体，并送入大楼的空气处理管道，使其消散至无害浓度。

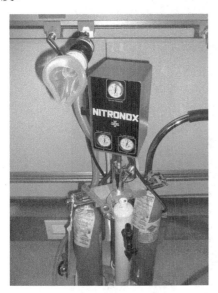

图 8.17　一氧化二氮设备

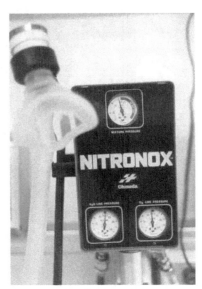

图 8.18　一氧化二氮设备的控制盒

8.5　电外科手术设备

医疗手术已有数千年历史，但术中出血始终是个大问题。切开肉体去除体内某一部分、或取出体内异物（包括释放所谓的"恶魔"）、或修复某种创伤，都可能切断大大小小的许多血管。较粗的血管有时可以结扎止血，但细小的血管就不可能结扎。早期，医生和患者只能等待人体自身的凝血机制来止住出血，希望患者不要失血过多而身亡。此外，出血还有一个较大的影响，就是它会模糊手术部位的视野，使医生看不清正在进行的操作。

不知是偶然发现还是经过试验后才发现的，很早之前人们就知道，高热可以灼烧组织并止住伤口和切口的出血。早期用烧红的铁块来实施这种操作，当然用起来很不方便并且十分痛苦，因为早在麻醉剂出现之前就已经开始使用这种方法。无论如何，烧灼的一个附带好处是，它可以杀死烧灼区域组织中的多数细菌和病毒。

　　当电开始应用后，人们发现电流流经物体时可以产热；最后发现电的这种特性可以用于烧灼人体组织，而且如果应用适当，电流还可以切割组织。1920 年，William Bovie 制造了世界上首台可用的电外科电流发生器。后来的许多改进型电外科设备(图 8.19 和图 8.20)都源于他的原创。在此后数十年里，他的名字一直与这种技术联系在一起。事实上，手术室的工作人员常把电外科手术设备叫做"Bovies"，这就像人们常把复印机叫做"Xerox"一样。

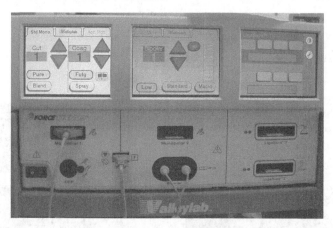

图 8.19　电外科手术设备(ESU)的前面板

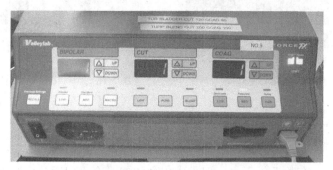

图 8.20　一种老式电外科手术设备

　　实验发现，某些频率的电流比较容易激活神经和肌肉，电外科手术设备(ESU)的设计要避开这些频率。大多数 ESU 设备的工作频率范围为 100kHz～10MHz。

　　向组织施加电流可以加热组织，这是由电流信号的特性决定的。任何电路都有闭合的电流回路。在电外科手术中，作为电流"源"的电极称为工作电极，作为电流"穴"的电极称为回路电极或接地电极。电流从工作电极流出，再汇集到回路电极。

　　持续施加高强度的正弦波电流信号时，组织中的细胞会破裂，细胞内的水分迅速气化，从而产生切割组织的效果。而且，组织的快速变干使其导电率下降，电流不会从切割点传播得太远。这样，切口就很精细，热量也集中在切割点附近。实际上，由于切割时所用的电流足够大，工作电极并不直接接触组织，而是这种金属电极迸发的火花落到组织上起的作用。

如果这种电流信号快速地反复开启和关闭，切割作用就会减弱，而热量传导的范围则增大，使得较大区域的组织被加热。这样可以产生凝固组织的作用，也就是，蒸发掉较宽厚的组织内的水分从而止血。有时，需要蒸发水分的区域可能更大。进一步减小正弦波电流信号的占空比，就可以产生更大的电流穿透能力，达到所需效果。

相反，如果增加这种电信号的强度，就会烧掉已变干的组织，这种操作被称为电灼(fulguration)。它用于去除癌症肿瘤等不能实施简单切割的组织，或用于绝育手术中破坏输精管或输卵管。

多数 ESU 还有一种介于"切割"和"凝固"之间的"混合"设置。使用哪种设置常取决于医生的偏好，但根据经验，某些特定手术有其最合适的设置。医护人员常会在 ESU 上贴一张清单，列出相关手术的常用设置。此外，ESU 有单极和双极两种常用工作模式。

8.5.1　单极电外科手术模式

单极工作模式利用工作电极施加电流。可以用脚踏开关控制工作电极的开或关，或者用手持电刀笔上的控制开关(图 8.21 和图 8.22)。有"CUT"(切割)和"COAG"(凝固)两种电流波形可选择。

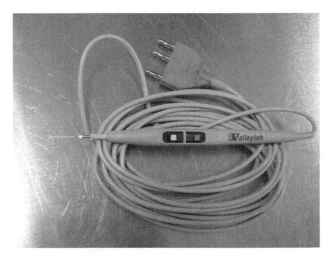

图 8.21　带手控开关的 ESU 电刀笔

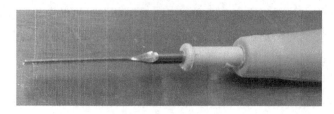

图 8.22　ESU 的电刀笔尖

在进行结肠镜等内镜手术时，可以使用带圈套器的电极，圈套器的环可以套住息肉的基部，边拉动边施加电流，就可以切下息肉，同时烧灼创口（图 8.23）。

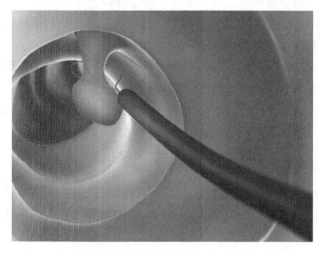

图 8.23　套住结肠息肉的 ESU 套圈

单极模式的电流一旦流出紧邻电极的区域，在向全身扩散时，电流密度迅速下降，不再产生明显的发热。单极模式的回路电极的表面积很大（图 8.24），可以确保流向身体其余部位的电流密度很低。回路电极通常放置于身体表面较大且较光滑的地方，如大腿或臀部。

回路电极必须始终保持足够大的接触面积，以确保电流密度足够低，不至于在电极位置引起烧伤，这非常重要。为此，多数 ESU 生产厂家都开发了回路电极接触质量的检测系统。美国威力（Valleylab）电外科设备使用的回路电极分成两部分（图 8.24）。在这两部分之间施加一个低电压并测量流过的电流；如果电流值太小，表明接触不良，检测系统就会发出报警，同时阻止 ESU 工作。反之，如果测得的电流值太大，那么，可能是电极的两个部分脱离了皮肤并彼此接触在一起，或者可能电极的两个部分之间流入了血液等导电物。电流值太大时也会触发报警并阻止 ESU 工作。可见，接触质量必须"恰到好处"，才能进行电外科手术。

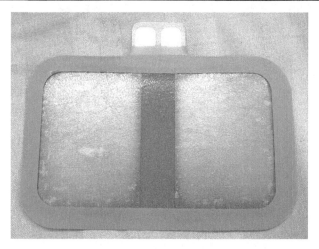

图 8.24　回路电极中包含电接触质量检测的设计

电外科手术设备的测试和预防性维护

Mike 看到 Joe 留给他的纸条，要求他给手术室送来的一台电外科手术设备做预防性维护 (IPM)。设备管理系统中列有这台设备的维护计划，现在设备就放在生物医学工程科(图 8.25)。

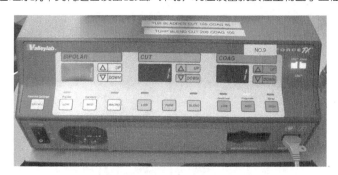

图 8.25　一台待测试的 ESU

Mike 首先打印了一张 IPM 检查的操作步骤表，然后准备测试仪器和其他所需材料，包括：该型号设备的维护手册、ESU 分析仪、电气安全分析仪，以及一组工作电极和回路电极的连接电缆。后面做检查时，每完成一步操作，他都要在检查表的确认方框上打钩或者填上测量数值。完成所有检查后，他还要把这些信息录入设备管理系统。

他首先目测检查设备外表，查看机箱、支架和推车是否有损坏或玷污的痕迹。然后来回推动推车，确认车轮工作正常。有时会有异物夹在车轮或轴承中，使得推动困难，但这台推车的车轮转动灵活平稳。

列表中的下一项是检查设备的附件，确认附件没有缺少且状况良好(图 8.26)，也没有过期。

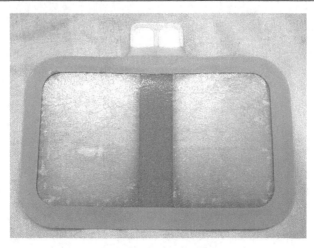

图 8.26　ESU 的一次性电极板(回路电极)

再检查电源线，查看是否有破损，试探插头插入机箱的电源插座时的松紧度等。

ESU 有两个脚踏开关，一个用于单极模式，另一个用于双极模式。Mike 查看了脚踏开关的电缆线和连接器，并按动开关以确认它们灵活且正常。

目测检查完毕后，Mike 开启了图 8.27 所示的电气安全分析仪，用它对 ESU 进行一系列电气安全的标准测试，包括接地线的阻抗和 60Hz 的漏电流等。

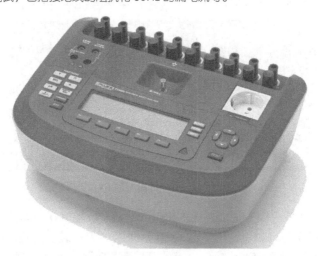

图 8.27　电气安全分析仪(美国 Fluke 公司提供)

然后，在 ESU 通电的状态下，Mike 查看了前面板上各项控制的状态和操作是否正常，并检查数字显示器和指示灯是否全部工作。他做了一个快速测试，以确认音响指示器和报警功能正常，然后将这台 ESU 连接到 ESU 分析仪上。

这种型号的 ESU 有一个监测回路电极(即扩散电极)接触质量的系统，在第 9 章会介绍。图 8.28 所示的 ESU 分析仪专门有测试该监测系统的功能，并包含在自动测试序列之中。这台

ESU 通过此检测后，Mike 又做了测试序列中的射频功率输出检测。

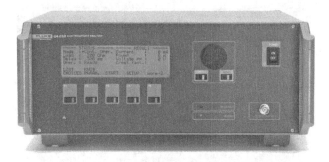

图 8.28　ESU 分析仪(美国 Fluke 公司提供)

这台 ESU 有三种工作模式："CUT"(切割)、"COAG"(凝固)和"BLEND"(混合)。Mike 利用 ESU 分析仪测量了每种模式的各种水平的输出，然后将得到的数据与维护手册中的额定值进行比较，所有数据都符合规格。

最后一项测试是在特定设置下测量射频信号的漏电流，这台设备也通过了测试。于是，Mike 拆除了各个连接部件，将脚踏开关和配件放回原处，并在设备上贴了一张便条，写明日期，表示它已通过检查。然后，他将测试得到的数据输入设备管理系统的工作订单中。因为他要去手术室附近办理其他事情，就顺便把设备推回去，并告诉手术室的工作人员，这台 ESU 已送回，它的工作状态良好。

8.5.2　双极电外科手术模式

有些电外科手术，特别是那些通过腹腔镜实施的手术(见第 4 章)，前述的单极模式的回路电极不能用。在这种情况下要使用双极模式，ESU 的电流"源"和电流"穴"彼此要靠得很近。

这种双极模式的电极通常呈钳子或镊子形状，其中一个钳头是电流"源"，另一个则是电流"穴"(图 8.29 和图 8.30)。这样，就不需要单独的回路电极及其连接线了。但 ESU 的双极模式仅适用于输卵管或肠息肉等细小组织的手术(图 8.31)。

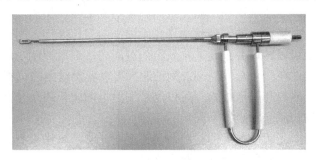

图 8.29　ESU 双极电极钳

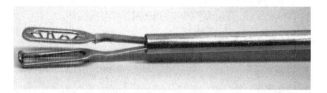

图 8.30　双极电极钳的尖端

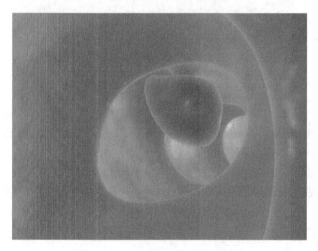

图 8.31　内窥镜中看到的肠息肉

　　ESU 切割组织时，会产生烟雾，在手术部位上方升腾。这种烟雾可能含有组织燃烧所产生的有毒化学物质，也可能含有患者感染的病毒颗粒，因此，强烈建议使用抽吸装置，将这种烟雾抽吸掉。

8.6　手术激光器

　　手术激光器的最终作用与电外科手术设备一样，就是快速加热组织，从而产生切割和/或凝固的效果(图 8.32)。

　　不过，手术激光器利用相干激光束而不是电流来实现加热，这在某些情况下具有其优势。激光束可以非常精确地聚焦于微小的组织结构，因而不会损伤周围其他组织；它还可以转弯并到达非常狭窄的空间内；通过控制，可以把激光的几乎所有功率都集中在一个与发射端之间的距离可以精确设定的位置上。

　　利用不同的材料和构造技术，可以制造发射不同波长的激光器。人体的不同组织对于不同波长激光的吸收不同。

　　激光器根据激光管中使用的材料命名。下面介绍二氧化碳激光器、掺钕钇铝石榴石激光器、氩激光器和准分子激光器等。

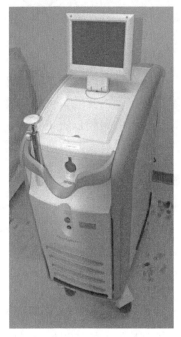

图 8.32 手术激光器

8.6.1 二氧化碳激光器

二氧化碳激光器发出的激光波长为 $10.6\mu m$（即 10600nm），这种激光会被水强烈吸收。人体内的软组织主要由水组成，因此，二氧化碳激光器切割软组织非常有效，仅有少量激光能深入软组织。组织中的切割深度仅约 0.1mm，凝固深度约为 0.5mm。利用这些特性，可以完成非常精细的手术。

骨骼和牙齿的含水量要比软组织少得多，因此，不使用二氧化碳激光器。此外，二氧化碳激光器发出的这种波长的光在光纤中的传导性欠佳，因此这种激光器主要用于可直接接触的人体结构，特别是皮肤。

8.6.2 掺钕钇铝石榴石激光器

掺钕钇铝石榴石激光器（Neodymium-Doped Yttrium Aluminum Garnet Lasers，Nd:YAG）发出的激光波长为 1064nm。水对于这种波长光束的吸收不太好，因此，它的切割深度可达 4mm，远大于二氧化碳激光器，凝血深度也更深。

Nd:YAG 激光可以通过光纤传输，因此可用于内窥镜手术。

8.6.3 氩激光器

氩激光器可以产生不同波长的光，其输出功率大部分集中在 488nm 和 514nm

波长的激光上。

8.6.4　准分子激光器

准分子激光器使用氩气和氪气等惰性气体，与氯和氟结合产生紫外激光束。这种光束可以非常精确地聚焦和控制，其能量可以将受作用的组织气化而不只是烧灼。准分子激光常用于重塑患者的角膜以矫正视力。通过气化角膜上特定区域的组织，使角膜变形，以改变眼球的焦点，从而不再需要戴眼镜来矫正视力。

8.6.5　激光使用的安全措施

手术激光器发射高能光束，必须特别注意不要把它射错地方，以免误伤组织。与 ESU 的电流不同，激光可以透过空气在相当长的距离范围内保持其功率。

使用激光时，患者和医护人员都必须戴上护眼镜，门窗必须关闭，房门外必须给出醒目的标志，警告其他人正在使用激光器。高功率激光几乎瞬间就会严重损伤视网膜。

不能在使用激光的地方放置易燃物品。手术纱布等都必须用水浸湿，以防激光束与其接触时将其引燃。任何其他不能转移的易燃物品都应盖上湿布。

使用激光的手术室里不能存在反射性较好的表面，因为射偏的激光束可能被这种表面反射而进入那些以为自己在安全区域的工作人员的眼睛。

激光切割组织时也会在手术部位出现升腾的烟雾。这种烟雾可能含有气化组织所产生的有毒化学物质，也可能含有患者感染的病毒颗粒，因此，强烈建议使用排烟系统，清除此类烟雾。

8.7　外　科　超　声

高强度高频率的超声波也可以聚焦，用于迅速加热组织。其作用效果与电刀和手术激光很相似，但它不需要电外科手术设备的电流回流通路，也没有激光的潜在危险。此外，超声波束可以聚焦于皮下组织而不损坏其表面覆盖的组织，因此特别适用于前列腺治疗。

8.8　冷冻手术治疗仪

人类自从有了在寒冷的冬天在外生存的经历之后，就认识到极度寒冷可以冻死人体组织。将超冷物体精准地施加于体表组织，如疣、皮肤角化区和某些皮肤癌上，就可以冻死这些组织，而对周围组织则不会有什么影响。几天后，"冻伤"

部位会干结、脱落，几乎不留痕迹。这种手术必须非常谨慎，因此，一次治疗可能无法去除所有有害组织，可能需要重复几次。

最简单的冷冻手术技术在由低热导率材料（如木材）制成的棒的末端放置一小块吸附性很强的材料。将棒和材料块浸入含有液氮的真空瓶中，材料块会吸收液氮。将棒从瓶中取出后，材料块上吸收的液氮可以在足够长时间内保持液态。这样，将浸泡了液氮的材料块放到目标组织部位上，通常几秒钟的接触就足以产生所需的作用。不过，有时候可能没有液氮；而且液氮使用不方便；或者对于某些手术，液氮保持的时间不够长。为了解决这些问题，冷冻手术治疗仪应运而生。

冷冻手术治疗仪的原理是：气体膨胀时会迅速变冷。如果高度压缩的气体从气缸中被释放出来并流过一个金属表面，那么金属就会迅速变冷。根据需要，反复释放气体，就可以使金属保持低温状态（图 8.33 和图 8.34）。

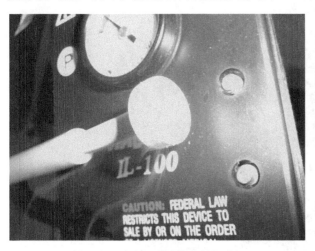
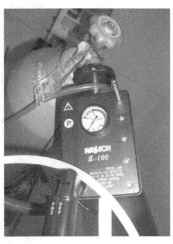

图 8.33　冷冻手术治疗仪的探头　　　　图 8.34　冷冻手术治疗仪

冷冻手术治疗仪使用二氧化碳（CO_2）或一氧化二氮（N_2O）来冷却所使用的金属探头。二氧化碳压缩气体很容易得到，且价格便宜，释放到室内空气中也无害（除非它的浓度非常高）。不过，用 CO_2 降温的效果不如 N_2O 好。但是，N_2O 即便是很低的浓度也有害，尤其是长时间接触 N_2O 更不利于健康。因此，实施 N_2O 冷冻手术时必须同时使用清除系统，以便从手术区域去除大部分 N_2O 废气。

冷冻手术用的探头形状和大小多种多样，可以满足不同手术的要求。而且，大多数冷冻系统有两个控制器。一个用来控制膨胀的 N_2O 流过探头使其降温；另一个用于吸入室内空气使探头快速升温。术后超冷探头被遗弃一旁是很危险的，一旦无意中碰到患者或工作人员的肉体，就会造成伤害；或者碰到其他物体被冻住，分离时会发生意外。因此，探头用后要快速升温。

8.9　显　微　镜

人类自身的视力很有限，看不清非常小的物体。大约在 11 世纪发明的透镜帮助人类克服了这种限制。到了 16 世纪，科学家们已经可以使用简单的显微镜来观察此前看不到的微观世界。此后，单透镜显微镜逐渐发展到复合的多透镜设备，可以提供更大的放大倍数且视野更广（图 8.35），现在已发展到高倍双目实验室显微镜（图 8.36）。

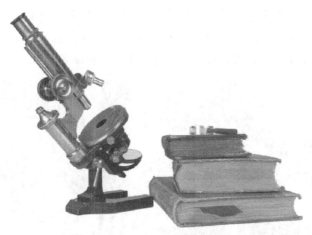

图 8.35　老式显微镜

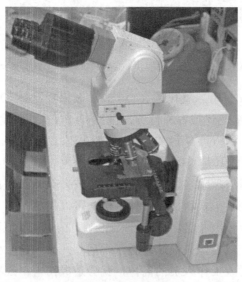

图 8.36　现代显微镜

本书不介绍实验室显微镜，只介绍常用于诊断和治疗的专用显微镜。其中，手术显微镜是由安装在铰接臂上的高倍的高质量双目显微镜，可以灵活移动，用于显微手术中观察各种组织结构(图 8.37)。显微镜的臂可以安装在可移动的支架上，或固定在墙上、地面上和天花板上。

显微镜的头部有调节位置、焦距和放大倍数的控制装置，通常它们与电机相连，通过专用的脚踏开关就可以完成这些调控。操作熟练的医生眼睛不看踏脚就可以操纵脚踏开关(图 8.38)，从而解放出双手进行手术。

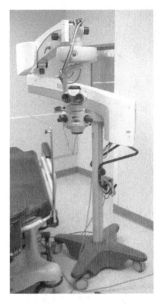 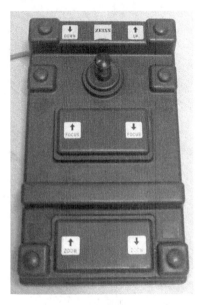

图 8.37 手术显微镜 　　图 8.38 手术显微镜的脚踏控制开关

手术显微镜常被叫作"OPMI"，OPMI 实际上只是一种常用型号显微镜的名称。它旨在提供显微手术所需的放大倍数、视野和焦深。与实验室显微镜相比，手术显微镜的放大倍数要低得多，因为在极小的结构上进行手术操作是不可能的。实验室显微镜可放大 1000 倍以上，而手术显微镜的放大倍数通常不超过 20 倍。

此外，手术显微镜的焦深远大于实验室显微镜，因为物镜必须远离观察区，留出足够的空间允许手术器械和医生的手进入，而且看到的结构必须是三维的。

有些手术显微镜有两组双目目镜，可供教学使用。有的显微镜还可以在光路上安装一个摄像机(图 8.39)，在大型视频监视器上观看显微图像，也就可以记录手术过程，供术后查看。

显微手术视野的照明很关键，因此手术显微镜系统包含高强度、颜色合适的光源。光通常由光缆传送到手术区域。显微镜系统还配备多种彩色滤光片，以满足某些组织和结构的成像要求。

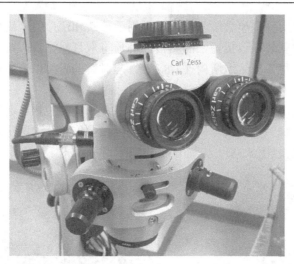

图 8.39　双目手术显微镜的镜头

8.10　消毒灭菌设备

临床工程师通常不维护医院的消毒器，不过，这里还是做个简要介绍。许多医疗设备都会与污染物质接触，在重新使用之前必须先清洁和消毒。消毒器一般有三种：气体型、热力型和液体型。

8.10.1　气体消毒器

气体消毒器使用有毒气体灭菌，如环氧乙烷(ethylene oxide)和二氧化氯(chlorine dioxide)等。将待灭菌的器件放进密封且充满气体的灭菌室，室内适当加热，如加热至 55℃左右，可以加快灭菌的化学反应速度。系统的温度、湿度、气体浓度和灭菌时间都可设置，有些特定的消毒程序还有预设的参数值。

在打开灭菌室取出被灭菌器件之前，必须将室内的灭菌气体安全地抽空。

气体消毒器通常用于不能承受高温灭菌和/或液体浸泡灭菌的器件。

8.10.2　热力消毒器

对于能够承受高温的设备和部件，加热消毒灭菌法要比温度较低的气体消毒的灭菌速度快得多。

有些高温消毒器的灭菌室内还可以添加有毒气体和蒸汽。不过，有些系统只能干热消毒，尤其是诸如手术刀之类的器械，其刀刃如果与蒸汽或腐蚀性化学物质接触就可能会变钝。

蒸汽灭菌(即高压蒸汽灭菌)可以加压(图 8.40)，温度可达 120℃左右，可以增强消毒作用并缩短消毒时间。

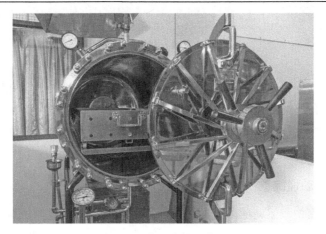

图 8.40　高压蒸汽灭菌器

高温消毒器的控制方式与气体消毒器类似。

8.10.3　液体消毒器

顾名思义，这种消毒设备利用有毒液体进行灭菌。这对于含有小缝隙和内部管道等结构的器件特别有用，这类器件使用气体和高温灭菌效果欠佳。

在消毒之前，必须先彻底清清待灭菌器械。

内窥镜具有细长的管道结构，很容易被人体内的体液和固体物质污染，因此，内窥镜的消毒有专用液体消毒器，被称为内窥镜清洗机(图 8.41)。消毒时，将内窥镜放进清洗机并固定在连接头上，清洗机根据预定程序或者用户设定的程序开始消毒。先用水冲洗内窥镜，然后用水和洗涤剂的混合液冲洗，再重新用水冲洗。随后将诸如戊二醛的消毒液灌入内窥镜内并静置一段时间，再用水或酒精冲洗，最后通入空气，吹干内窥镜，以备下次使用。

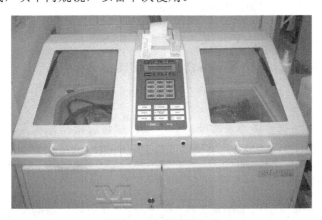

图 8.41　内窥镜清洗机

8.11　理 疗 设 备

理疗科和康复科使用的设备有些是由临床工程师维护的，有些则不是。这类设备中有些只有单纯的机械结构，有些则或多或少包含电子电路。

通常，理疗设备多用于维持或改善人体的关节功能、缓解疼痛或促进病愈；有时使用一种理疗方法就可以实现一种或多种治疗效果。

8.11.1　持续被动训练

患者的多数关节运动的治疗都由理疗师手工完成，不过，也有机器可以辅助做些简单的重复性动作(图 8.42)。

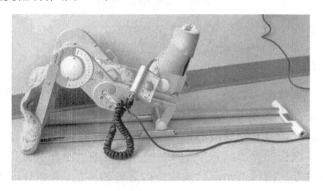

图 8.42　持续被动训练设备

持续被动训练设备(continuous passive motion，CPM)可以抓住脚等肢体末端，来回移动肢体，从而简单地弯曲和伸展关节，尤其是膝盖。可以根据患者情况设置运动的速度和幅度，还可以用定时器设定训练时间。

8.11.2　缓解疼痛

有许多不同方法可用于缓解疼痛，其中多数都属于加热法。

1. 直接加热

利用蜡浴、湿热敷袋或者按摩浴缸可以将热量直接传输到人体的肌肉群或关节(图 8.43 和图 8.44)。通常，此类设备的控制只有温度调节、过热报警和治疗定时。

2. 传导加热

过去，电磁波曾被用于加热人体深层组织，其原理与微波炉相似。但是，这种短波透热疗法可能对人体有损害，现在已经很少使用。

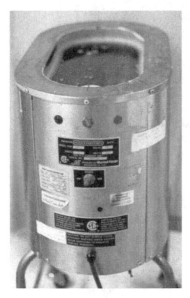
图 8.43　蜡浴桶

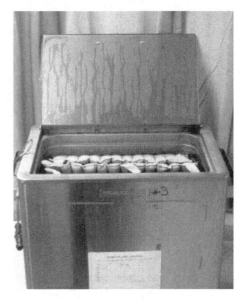
图 8.44　热敷袋加热器

　　超声波也可以产生类似的加热深层组织的效果，但它要安全得多。这种设备包括超声波发生器，各种大小功率的探头（可用于不同深度的热疗），以及调节功率输出和治疗时间的控制器（图 8.45）。超声波由探头中的压电晶体产生。

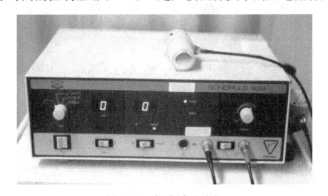
图 8.45　超声波治疗仪

　　有些超声波治疗仪还与下面所述的干扰电治疗仪集成在一起（图 8.46）。

8.11.3　干扰电治疗法

　　图 8.47 所示的干扰电治疗仪将刺激电流施加到放在皮肤表面的两对电极上，使得沿对角线流过的两路电流彼此交叉，形成了肌肉刺激的干扰模式（图 8.48）。已有的研究表明，肌肉刺激有助于缓解某些类型的疼痛。

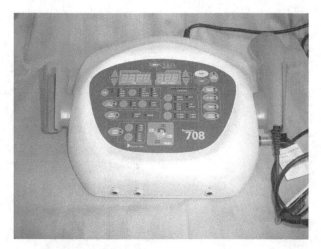

图 8.46　集成超声波治疗和干扰电治疗的设备

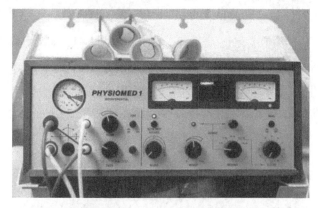

图 8.47　干扰电治疗设备

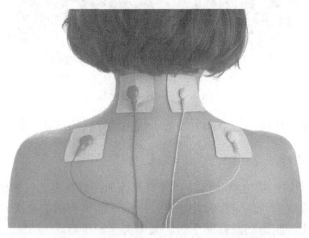

图 8.48　贴在皮肤上的干扰电治疗的电极

　　这种设备还可以用吸杯结合电刺激，两者协同作用。将装有电极的大吸杯（见图 8.47 上方）贴在肌肉群上，间歇地施加吸力，可以产生按摩作用。

8.11.4　激光治疗

　　某些波长的激光可以穿过体表组织，加热人体深部的组织（图 8.49 和图 8.50）。与超声波治疗仪相似，激光治疗仪可以控制激光的功率和治疗时间，还配有不同的探头可用于不同深度的加热治疗。

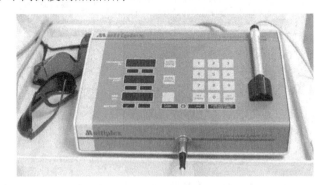

图 8.49　激光热疗仪

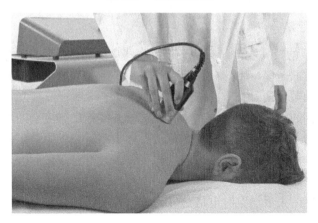

图 8.50　患者正在接受激光治疗

8.11.5　经皮神经电刺激疗法

　　将具有特定幅度、波形和持续时间的电信号施加到人体的特定位点可以缓解其他部位的疼痛感，这很像针灸治疗中扎针的效果。经皮神经电刺激仪（transcutaneous electrical nerve stimulators，TENS）就是可以输出上述电刺激信号且参数可控的小型电池供电设备（图 8.51）。刺激信号通常用导电橡胶制成的小电极施加到体表，这些电极要放在皮肤上规定的位置。

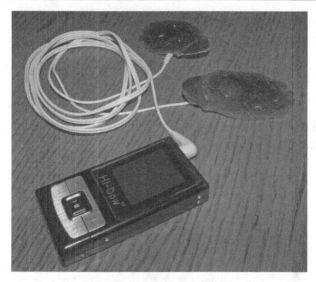

图 8.51　经皮神经电刺激仪

8.12　促进愈合的疗法

8.12.1　紫外线疗法

图 8.52 所示的紫外线治疗有助于缓解某些皮肤病的症状，如牛皮癣等。暴露在紫外线下的皮肤越多，治疗效果就越好。但是，紫外线可能对眼睛有害，患者在治疗时必须佩戴合适且有效的防护面罩。

受荧光灯管的物理特性的限制，灯管的紫外线输出强度会随着时间的流逝而降低。因此，为了确保足够的治疗剂量，必须按照特定的方法定期测量灯管的紫外线输出强度。例如，测量前要按照规定，将荧光灯开一段时间，并且每次测量要将传感器放在同一个位置。

设定的治疗结束后，定时电路会自动关掉荧光灯。

8.12.2　循环/梯度压力治疗仪

有些外科手术后，或在其他某些情况下，患者体内的淋巴液无法正常地快速回流至中心静脉系统。为了促进淋巴液的回流，人们开发了一种辅助装置(图 8.53 和图 8.54)，用分隔成多个气囊的大袖带包裹住患者的手臂或腿。依次给气囊充气，以蠕动的方式挤压肢体，使蠕动波从肢体的远端传向近端。这样，淋巴管内的淋巴液就被推向心脏。

这种梯度压力治疗仪的控制器内包含泵、阀门、分配头及定时电路等。

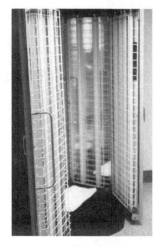

图 8.52 紫外线治疗室

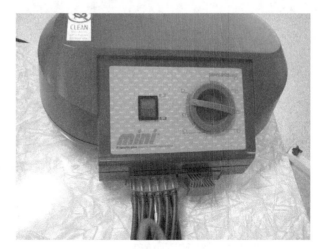

图 8.53 梯度压力治疗仪

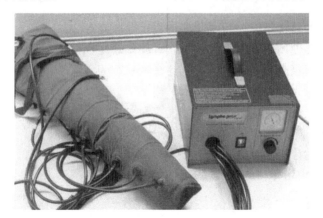

图 8.54 另一台梯度压力治疗仪

8.12.3 叩诊锤

患者肺内充血有时很难清除，图 8.55 所示的叩诊锤可以在胸壁上施加敲击，有助于疏导肺部的黏液。

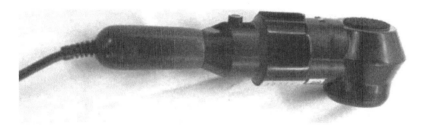

图 8.55 叩诊锤

8.13　本　章　小　结

本章介绍了新生儿护理设备，包括黄疸治疗系统、婴儿培养箱、复苏台及有关 N_2O 输送装置的内容。

随后介绍了皮肤和骨骼等组织的治疗设备，包括电外科手术设备的发展历史、原理和应用，手术激光器和冷冻手术设备。

此外还介绍了显微镜（主要是手术显微镜）、消毒设备和理疗设备等。

8.14　思　考　题

1. 人体内的胆红素是如何代谢的？
2. 黄疸光疗时为什么必须测量光输出量？
3. 培养箱为什么可以为新生儿保持适宜的环境？
4. 为什么要使用电外科手术设备，有哪些好处？
5. 单极和双极电外科手术设备有什么区别？
6. 为什么激光可以用于某些手术？
7. 使用液氮进行冷冻手术有哪些优点和缺点？
8. 为什么手术显微镜的放大倍数有限？
9. 干扰电治疗仪是如何工作的？
10. 梯度压力治疗仪如何改善人体淋巴系统的状态？

第9章 临床工程师的工作

9.1 概　　述

生物医学工程师从事的工作多种多样。例如，许多人会在医院里大大小小的医学工程科工作；还有些人在医院之外的公司工作，为医院提供设备支持、做设备维修和校准工作等。此外，设备供应商和制造商也需要熟练的工程师为保修期内的设备作维护，为医院安装新采购的设备，或者给销售团队讲解专业技术知识等。生物医学工程师还可以参与新型医疗设备的研究、设计和制造工作，这是激动人心且富有挑战性的工作。此外，军队医院的特有医疗设备也需要技术支持，这些支持需要符合军队训练的要求。最后，还需要富有才能的人员从事教育工作，讲授特定厂家的培训课程，或者任教于许多院校的生物医学工程专业。

本章将主要讲述任职于医院的生物医学工程师(即临床工程师)的工作，其他就业领域过于宽泛且多种多样，在此不作深入讲述。

9.2 电　气　安　全

早期，临床工程师在医院里的一项重要工作是确保电气安全，使那些与患者接触的电气设备不至于"杀死"患者。当时的电气安全问题确实很大，原因之一是医疗仪器设计的监管不像现在这么严格，入行的门槛很低。几乎任何人都可以设计、制造并向医院销售医疗仪器。这类仪器可能没有合适的接地措施，也可能使用了严重漏电的电子器件，还可能存在可以引起致命性输出的设置。

此外，电力工程设计与人体生理特性之间存在一个巧合，它进一步加剧了电气安全问题。一方面，全世界的发电厂和输电线路设计人员都发现，频率为50～

60Hz 的交流电用于电力配送可以获得较高的效率。另一方面，医学研究发现，人体的许多功能，如维持生命的心脏搏动等，都是由电信号介导的。实验研究表明，外界电刺激可以扰乱心脏的电信号，致使心脏进入紊乱的收缩状态，被称为心室颤动(简称室颤)。发生室颤时，心脏无法继续泵血，即刻就会导致死亡。不同频率的电刺激对于心脏活动产生的影响不同。而实验结果恰恰表明，最危险的频率，也就是最可能引起室颤的频率正好是 50~60Hz。命运使然，电力系统最常用的频率正是最危险的。

得知此信息后，医院管理者担心患者在使用治疗设施时会触电身亡。鉴于当时医疗设备的电气安全检查太简单，医院制定了各种严格的检查措施，用于每台设备进医院时的检查及之后的定期检查。为了确保安全，医院的电力布线也要定期检查。如今，承蒙现代建筑的规范且精确的设计，以及医疗设备制造的良好标准化设计，新设备出现接地不良或漏电过量的情况已很少见。

但是，电气安全问题仍然存在，医疗设备仍然会发生故障，特别是设备老化和使用环境恶劣时，更容易出现故障，包括接地性能下降、漏电增加等故障。每次设备维修或改装后，都应进行测试，以确保其安全系统没受影响。

许多医疗器械的法规和标准都包含了医疗器械的安全性，包括与卫生技术管理直接相关的电气安全。它们规定了设备制造和使用中必须注意的事项，以确保设备安全有效，还规定了生产和后续预防性维护(preventive maintenance，PM)中应遵循的测试方法。本书第 13 章将介绍主要的法规和标准，第 12 章将介绍卫生技术管理。

9.3　基　本　原　理

如前所述，在造成致命的心律失常方面，世界上大多数地区通用的 50 或 60Hz 电力线路是最危险的。患者使用线路供电的电气设备时，如果同时满足下列两个条件就会发生危险：

(1)患者接触到了泄漏的电流"源"；

(2)存在电流通路，也就是存在电流"穴"，电流可以流经患者后形成回路。

危险电流"源"的产生原因有许多，举例如下：

(1)制造设备的器件本身可能漏电较大，例如，某些变压器和电容等就是如此。这种漏电可能通过某些途径到达设备与患者之间的接触界面上。

(2)电路设计的缺陷使得各电流通路或各元器件组合在一起时，与患者接触面之间会产生电容性或电感性的耦合，从而产生耦合电流。

(3)设计不当或外表变形和破损，可能导致设备的元器件或导体与患者通过接触面产生电气连通。

电流通路主要由各种接地点提供，如其他电气设备的接地机箱、医院病床的接地支架，或各种管道的固定装置等。如果仅存在上述两个条件之一，那么，这种单点故障不会造成伤害。但是，在第二个可能的故障发生之前，应及时检测并排除这类单点故障。

9.4　测 试 方 法

医疗设备的电气安全检测必须包括接地电阻的测量和各种情况下的漏电流测量，如设备通电和断电时、接地线路断开和连通时，以及电源线的火线和中性线连接正常和反接时等情况。

Fluke 生物医学公司生产的 ESA620 型电气安全分析仪简介

图 9.1 所示的 ESA620 型电气安全分析仪是典型的新一代便携式手动电气安全测试仪，生物医学仪器开发人员和临床工程师都可以用它检测医疗设备。这款多功能产品具有 3 种测试负载、2 个保护性接地测试电流和 2 个绝缘测试电压可供选择。它已获得全球认可，可根据所选择的标准进行检测，适用的标准包括：IEC 60601-1（部分）、ANSI/AAMI ES 60601、IEC 62353、VDE 751、ANSI/AAMI ES1:1993、NFPA-99、AN/NZS 3551 和 IEC 61010 等。

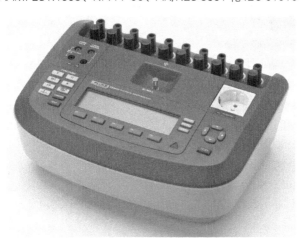

图 9.1　福禄克（Fluke）公司生产的 ESA620 型电气安全分析仪（美国 Fluke 公司提供）

该多功能分析仪可以完成主要的电气安全检测，包括电源电压、保护性接地电阻、绝缘电阻、设备电流等的测量，以及接地、机箱、患者漏电流和 EN 62353 标准所要求的其他几项附加的漏电流测量。它标配有测试导线，可用于两线法接地电阻的测量，同时可选配导线用于四线法测量，以节省时间。此外，它还配有 20A 插座，必要时可满足大电流设备的测试，不限于美国使用的 15A 设备的测试。

　　该分析仪利用新型数字信号处理(digital signal processing，DSP)技术，在各种标准指定的量程范围内都提高了漏电流测量的精度，并且具备直观的用户界面，可以指导用户完成各种测试。它的显示屏较大，便于快速、清晰地显示已完成的测试、与测试设置相关的各项标准、被测设备(device under test，DUT)的情况和测试结果等。

　　该分析仪配有 10 个心电图接线柱，可以模拟输出心电图的各种波形；因此，只需一次连接，就可以同时完成监护仪的电气安全测试和其他基本测试。它还配有标准 USB 接口，可与计算机相连，通过计算机控制分析仪并实现数据传输。如果配上计算机软件 Ansur，那么，ESA620 就可以实现测试程序的标准化，以及测试结果采集、保存和报告打印等功能。这时，它就变成了自动设备，可以自动采集测量结果，并将其与标准限定值进行比较，从而使这款手动设备的性能堪比高端产品，而价格却只有高端产品的一半。

　　ESA620 分析仪的主要特性如下：

- 遵照多种标准设计
- 具有 3 种测试负载
- 扩大了漏电流测量范围，可达 10000 μA
- 输出漏电流的纯交流、纯直流和真有效值(True RMS)的读数
- 应用部件(如导联绝缘)上的 100% 和 110% 电源电压测试
- 5 种不同的绝缘测试
- DSP 滤波技术
- 20A 设备电流
- 其他应用部件选择
- 心电图 ECG 的各种波形
- 改进的用户界面
- 便于使用的应用部件(ECG)连接器
- 应用部件连接器上采用了绝缘接线柱
- 两线或(可选的)四线接地电阻测量
- 对比度可调的大显示屏
- 符合人体工程学的设计
- 可选的 Ansur 软件
- 具备欧盟的 CE、澳大利亚的 C-Tick 和美国、加拿大的 CSA 认证

源自：美国 Fluke 公司

　　如果设备中包含接触患者身体的导电器件，如心电图(ECG)的导联和除颤器的电极板等，那么，这些导电器件的漏电流也必须测试。心电图导联之间的漏电很危险，测试是必需的。虽然接地电流和漏电流测试可以使用某些通用测试仪(如数字万用表)完成，但使用专用的电气安全测试设备要方便很多。

测量接地连接是否可靠很简单，只是要求测试仪能够测量小电阻值。通常，接地电阻要求小于 100mΩ，测试仪必须达到这个精度。（注：不同国家、地区和机构所制定的标准中接地电阻的限定值可能有所不同。）

漏电流的测量稍复杂一些。简单地用一只灵敏的万用表连接在设备与地之间，是可以测量设备产生的总漏电流。但是，人体具有特定的阻抗，如果要测量可能流过人体的漏电流，就必须连接一个近似人体阻抗的负载来完成测量。常用的"人体负载"是电阻和电容组成的电路，用于模拟人体阻抗。

利用电气安全分析仪（也称测试仪）可以简化测试过程。分析仪中含有测量接地电阻的电路。既可以通过被测设备（DUT）的接地线来测量；也可以将接地线断开，通过机箱来测量接地电阻。分析仪上有个开关或内部有个继电器，可以断开或闭合设备与地之间的连接。接地电阻通常利用分析仪的两线电路来测量，此电路设计时消除了测试线和测量触点的电阻。

分析仪还有内置的人体负载，可与微安表电路一起用于测量漏电流。各种开关或继电器可用于断开或闭合接地线及电源火线和中性线等。

为了便于测量 ECG 的导联线，分析仪还备有一组接线柱，适合连接各种常见的导联线的接头。这些接线柱颜色各异且有标记。

测试时，将被测设备的电源线插入分析仪上的插座即可。分析仪的屏幕上会显示各种正在测量的参数、设置和自检信息等。

分析仪还可以包含以下附加功能：

● 可测量进入被测设备的电流。

● 测量供电线路电压。有些分析仪可以监测线路电压，以检测电力线的电压波动、电压脉冲和其他可能影响设备工作的供电线路异常。

● 具有内置时钟，用于测试时间的打印。

● 用于打印测试结果的打印机接口。

● 连接到计算机的数据通信接口，允许计算机控制测试过程并传输测试结果。

● 含有常用的自动化测试流程，也可以由用户自定义流程。

● 具有识别被测设备条形码的扫描仪等输入装置。被测设备的信息将自动输入随后的测试结果中，并用于确定所需执行的测试类型。

有些分析仪还可以配备一个设备管理软件包，用于收集和管理设备的各种测试结果，并制定预防性维护的测试时间表。

新购监护仪的安装和测试[1]

Joe 一早上班时，看见房间中央放着两只大箱子，其中一只较小，而另一只则很大。先到

---

1 此处重复第 2 章 2.1.1 节中的"新购监护仪的安装和测试"，只是配图 9.2 与图 2.4 不同，显示了两种不同类型的监护仪。——译者注

的 Mike 已在工作，他从椅子上转过身，向 Joe 挥手道：

　　"这是早上送来的生命体征监护仪(VSM)，怕你没看到，提醒你一下。"

　　"谢谢 Mike！没你的提醒，我可能被绊倒。"

　　"不用谢！"

　　Joe 挂好外衣，登录网站，快速查看了电子邮件之后，转身走向两只箱子。取出贴在较小的箱子侧面的运单和采购订单。然后，他从工具箱里拿出开箱器，将箱子割开。较小的箱子里有一张装箱单，Joe 把它与其他纸张放在一起。随后转身去打开大箱子，从里面取出一只盒子后，下面是一根亮闪闪的金属管柱子，取出金属管后，再下面是嵌在泡沫塑料里的六轮底座。

　　Joe 从泡沫塑料中拣出底座，然后打开先前已取出的盒子。里面有一只铁丝篮和一只塑料袋，袋里装有五金配件。他从中找出一颗大六角螺栓和垫圈，然后将金属管插入六轮底座上的孔内。把装置倒转过来，将螺栓穿过底座上的孔插入金属管中，再用套筒扳手拧紧。然后放正安装好的支架，找出零件将铁丝篮固定在金属管柱子的中部。

　　他再回转身处理较小的那只箱子里的物件，核对了装箱单。里面装的最大物件就是生命体征监护仪，另外还有一根交流电源线，一节电池，一个测量血氧饱和度(SpO$_2$)的传感器探头和一根配套的导线，一支温度计和几盒探头套，一根无创血压计(non-invasive blood pressure, NIBP)的气管软管和三副尺寸不同的袖带，几卷记录纸，一张快速索引卡片，一本操作手册和一张指南光盘。

　　Joe 将监护仪固定在支架上，连接好几根电缆线。然后将电池插入电池盒，最后插上交流电源线。看到监护仪的交流电源指示灯和电池指示灯都亮了，监护仪成功完成了上电自检。安装好的监护仪如图 9.2 所示。他知道监护仪还需数小时的充电才能确保电池充满电。在这段时间里他可以完成验货手续。

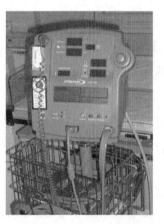

　　在开始测试之前，他先记录设备的序列号和型号，贴上设备编号标签，并将这些信息录入到设备数据库中。

　　他拔掉监护仪的电源插头，将它拖到测试台边上。启动放在测试台上的笔记本电脑里的设备测试软件。第一项测试的是电气安全。他将监护仪的交流电源线插入电气安全分析仪上的插座，并将测试

图 9.2　安装在支架上的生命体征监护仪

导线夹在监护仪背面的接地引脚上。在笔记本电脑上选择基本测试项目(该电脑通过串行口与分析仪相连)，随即启动测试。随着继电器发出的"嗒嗒"声和交流电 LED 指示灯忽明忽暗的闪烁，分析仪依次测量几种不同情况下的线路电阻和交流漏电流(包括断开零线和互换零火线等)。测试结果自动传送至笔记本电脑，并通过网络发送至中央服务器上的设备管理数据库。等到安全性测试完毕，且没有出现任何报警之后，Joe 接着进行性能测试。

　　性能测试的第一项是测试监护仪配备的脉搏血氧探头。与其他测试仪器一样，血氧探头分

析仪也连接在笔记本电脑上，由电脑控制并将测试结果发送至设备管理数据库。

　　血氧探头分析仪是一只小盒子，上面有液晶显示屏（liquid crystal display，LCD），还有一个指状突起。Joe 将血氧探头的传感器套在指状突起上，在电脑上选择相应的生产厂家之后，启动测试。分析仪可模拟人体不同血流状态下的几种血氧饱和度（SpO_2）值，并人为制造移动伪迹来检验血氧探头的稳定性。测试时，Joe 需要按照测试软件的提示，在电脑上输入监护仪上显示的 SpO_2 读数。

　　第二项是测试温度计。温度计测试仪是少数几个没有连接在电脑集成系统中的测试设备之一，它其实只是一个校准过的温控井，可以插入温度计探头。温控井有两种不同的温度可供选择，由于热惯性，变换温度时需要数分钟的稳定时间。为了确保测量的正确性，Joe 先将温度计装上探头套，再插入温控井。在等待温度读数稳定的时间里，他将血压计软管的一端连接到监护仪上，并拿出成人用的袖带。此时，温度读数出来了，他将读数键入测试软件。然后，将温度计测试仪切换到另一个温度数值。在等待新温度稳定时继续进行血压计测试。

　　用 T 形接头将袖带与软管相连，T 形接头的第三端连接血压计测试仪。将袖带绑在一个代替人体手臂的塑料模型（即"模拟臂"）上（图 9.3），并启动测试。测试仪的内置泵将袖带充气，直至气压达到预先设定的数值，随即气路模拟人体肱动脉的血液脉动变化，同时袖带缓慢放气，其内部压力逐渐下降。经历心脏收缩和舒张时的脉动模拟波形后，当袖带内气压下降至舒张压以下某个水平时，释放袖带内所有气压。监护仪计算并显示收缩压、舒张压、平均压和脉搏速率，Joe 将这些数值键入测试软件。设定不同的气压重复测试数次，检验在应报警的气压下是否正确地产生了高压或低压报警。

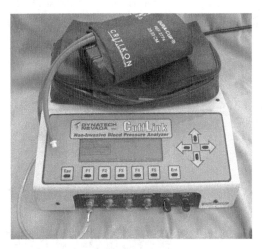

图 9.3　血压计测试仪（照片上方的袖带绑在"模拟臂"上）

　　等到上述血压计的测试完毕之后，温度测试仪的新读数也已稳定，Joe 便将第二个温度数据键入测试软件。

　　Joe 生成测试记录文档，并作检查，以确保其清楚通顺。

　　测试完成后，Joe 关闭电脑里的测试软件，撤除所有的连接。然后，仔细整理监护仪，卷好电缆线和软管，并贴上标签，表明该设备已通过临床工程师的测试，可以投入使用。最后，他将监护仪拖到旁边，接通交流电源，让其充电过夜。第二天早上，充电完成，他就可以把监护仪推到所需的病房。

9.5 其他安全事项

电气安全只是医院设施安全的一个方面，其他还有消防安全、化学品安全、机械安全、感染管理、利器处置等。

9.5.1 消防安全

与所有建筑物一样，医院楼房的消防安全也很重要。工作人员必须知道火灾警报声和消防电话号码、图 9.4 所示灭火器的存放位置、火灾应急预案和消防逃生路线等。在火灾或其他灾难发生时，医务人员都会有特定任务安排，负责疏散患者。通常，新员工都要接受消防安全培训，并且要定期反复进行这种培训。

9.5.2 化学品安全

生物医学工作者在工作中可能会接触各种危险化学品。他们必须熟知工作场所中的每种化学品及它们的危害。每个存放危险化学品的地方都要有化学品安全数据说明书(material safety data sheets，MSDS)。MSDS 的存放地有如图 9.5 所示的标志，工作人员应该知晓，要阅读并熟悉各种化学品的特性。

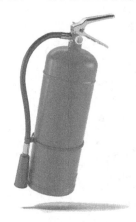
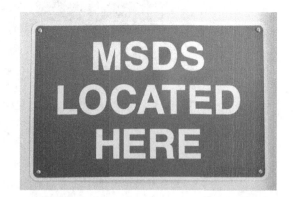

图 9.4 灭火器　　　　图 9.5 化学品安全数据说明书存放位置的标志

MSDS 提供有关危险化学品的以下信息：易燃性、熔沸点、毒性、对健康的危害、急救措施、化学反应活性、防护装备要求、安全的储存方法、溢漏的处理方法及正确的废弃物处置方法等。

9.5.3 机械安全

临床工程师在工作中会使用各种机械工具，如钻头、砂轮和烙铁等。他们必须了解使用这些工具时可能产生的危害，必要时作好防护措施。例如，佩戴图 9.6 所示的防护眼镜、面罩，以及手套、耳塞等。

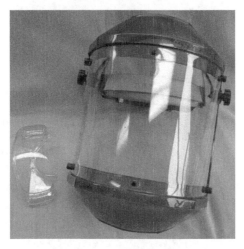

图 9.6　防护面罩和防护眼镜

9.5.4 感染管理

医院里工作的人都有可能接触感染源，而医护人员面临的感染风险更大。每个部门都应该有感染管理手册，每个人都应接受感染管理培训，并熟知感染管理手册的内容。

感染管理不仅可以防止医护人员感染疾病，还可以避免患者感染疾病，并避免患者之间的疾病传染。感染管理的方法有很多。例如，图 9.7 所示的口罩可以防止很多感染物进出呼吸系统。戴口罩时，要贴紧嘴和鼻子周围，并佩戴牢固，以免无意间脱落。

要经常洗手，并使用含酒精的洗手液(图 9.8)，这很重要，特别是进出病人护理区时都要洗手。

如果手要接触感染物、患者或无菌区，那么，就应戴上图 9.9 所示的手套。有些医疗设备的内、外表面都可能含有感染物，接触时必须作好预防措施。如果可能，应将受污染的医疗设备送至医院的消毒中心进行清洁和灭菌。

医院里有些区域要求医护人员进入之前必须采取特殊的感染管理措施。这些区域包括：传染病患者的隔离病房、内窥镜检查室等特殊手术区、产妇分娩室、手术室和无菌区等。预防措施包括穿戴专用鞋套、帽子和外衣。例如，必须换上绿色的手术服，完成图 9.10 所示的外科洗手，并戴上帽子、口罩和手术手套等。

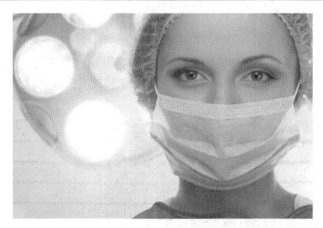 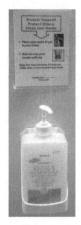

图 9.7　手术口罩　　　　　　　　　　图 9.8　洗手台上的洗手液

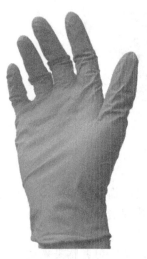 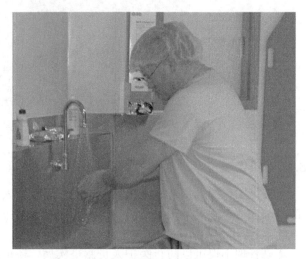

图 9.9　手术手套　　　　　图 9.10　在手术室的洗手池进行外科洗手

　　医院里还有些特殊区域需要更严格的感染管理。临床工程师必须了解医院各种区域的感染控制要求。如果他们不清楚某些区域的要求，就应该咨询他人。护士等其他人员通常都乐意介绍相关的防护措施。

　　生物有害物质若发生泄漏，应由受过培训的清洁人员来清理，并且要使用合适的清除物和工具。通常，临床工程师要避免此类泄漏，一旦发生泄漏，就要呼叫清洁人员。

9.5.5　锐器安全

　　医院里有许多会刺穿或割破皮肤的器件，如皮下注射用的针头、手术刀、剪刀、碎玻璃及金属片、木条和塑料片等。要按照安全手册里提供的方法安全地处理这些锋利的危险品。医院里到处都配备有图 9.11 所示的专用于收纳锋利危险物的"利器盒"（或称锐器盒），可以在处理之前暂时存放这类废弃物。这种容器上应有醒目的危险警示和说明标签。

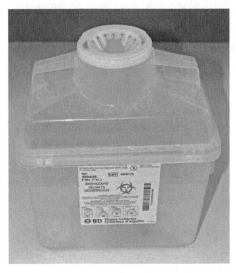

图 9.11 利器盒

9.6 医疗设备的预防性维护

无论什么医疗设备，用户使用时都希望它功能正常。用于患者监护时，设备功能正常更为重要，否则可能危及生命。预防性维护（preventive maintenance，PM）的测试是确保医疗设备被调用时都能正常工作的最佳方法。

大多数厂家会推荐很全面的 PM 测试方法，但其中有些步骤对终端用户可能没有必要。如果要按照厂家提供的全套 PM 测试流程，并按照规定的时间来定期完成所有监护设备的测试，那么医院生物医学工程科的规模可能需要扩大为现有的四倍。

不过，根据产品的用户手册，可以简化 PM 测试，并且仍然可以保证设备的正常性能。有些测试是通用的，如适用于所有由电池供电的带除颤器的监护仪的测试。而有些测试可能专用于特定的设备。非关键设备的 PM 只需要目测检查和电气安全测试即可。

如果要细致地进行 PM 测试，医院也可以自己制定测试流程。如果有在职的临床工程师，他们应负起责任，使 PM 测试的安排不那么草率。

PM 程序可由第三方提供。有些开发商设计的设备控制软件，如福禄克（Fluke）生物医学检测仪器部的"Sentinel-Infinity"软件包和 ECRI 的"Health Devices IPM

系统"，就包含了 PM 程序，还具有用户自定义程序的功能(参见本书第 13 章)。

　　无论是为了设备管理还是法律取证，医疗设备都要有清楚、准确并可获取的 PM 测试记录。例如，如果有位患者在治疗过程中受伤，他可能会提起诉讼，这时就需要证明该患者使用过的所有设备都按照正确的流程做过 PM 测试，足以确保设备工作的安全可靠。

　　在进行 PM 测试时，技术人员必须充分了解被测设备的工作原理和使用方法，及其在生理学或解剖学上的作用。这样，可以深入理解测试的意义，更好地评估测试结果。

　　此外，一台设备可能需要多种 PM 测试。其中，有短时间内就需要定期测试的项目，也有间隔较长时间才需要进行的较彻底的测试，还有大修之后才需进行的测试，以及设备刚进医院时进行的"收货检验"测试等。

输液泵的预防性维护

　　工程师 Joe 坐在工作台前，看着两台旧 Baxter 6201 输液泵(图 9.12)。

　　其中一台输液泵送来时，贴在上面的纸条写道"无法充电"。而另一台开机时给出错误信息，提示需要更换机内的接口电路板。Joe 在前一天就已经把这两台输液泵都修好了。第一台换了电池，很快就完成了。而第二台要换一块电路主板，花费了较长时间。

　　当下，Joe 要完成这两台设备的测试。更换电池属于小修，且这台输液泵看起来状况良好。Joe 很快就做完了它的电气安全测试，然后就要把它连接到图 9.13 所示的静脉输液泵测试仪上，继续测试输液功能。他先清理测试仪的管道，让液体自由流过测试仪的整个管道。然后，将管子插到被测试的输液泵上。最后，打开输液泵的电源开关，设置好流速和输液量。

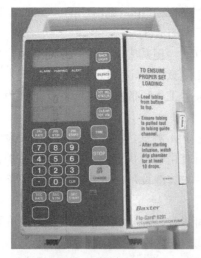　　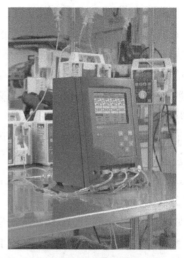

图 9.12　Baxter 6201 型静脉输液泵　　　　图 9.13　Fluke 公司的输液泵测试仪
　　　　　　　　　　　　　　　　　　　　　　　　　　　　(美国 Fluke 公司提供)

Joe 首先检验了几种不同流速设置下实际流速的正确性；然后使用测试仪的"堵塞测试"功能，检查了输液管被阻塞时泵是否能够正确地报警；最后，将泵运行于中间一档流速，再将一个气泡注入泵上方的输液管内，检查气泡进入泵时是否有报警声响起。完成这些测试后，Joe 取下连接管，在测试好的输液泵上贴上标签，写明其测试时间，准备送回原处。

第二台输液泵的这次维修属于大修，因此需要较为彻底的测试。Joe 做完与第一台一样的基本测试之后，按下被测输液泵键盘上的几个组合键，进入测试模式。在此模式下，设备内部的电路自动检测安装在上游和下游的两个管路阻塞传感器及气泡传感器，随后输液泵的 LCD 液晶屏上显示出几个无单位的数值。Joe 核查了维修手册，确认这些读数都在正常范围之内。然后，他在上游的阻塞传感器上（图 9.14）放一个 Baxter 公司提供的校准金属盘，同时记录 LCD 读数的变化，也在正常范围内。对下游的阻塞传感器也作同样的检查。接着进行另一项测试，分别将充满气的校准物和注满水的校准物放在气泡检测传感器上，记录每个测试的读数，并与手册提供的数据作比较。

依次做完所有测试后，Joe 在第二台输液泵上也贴上标签，然后将两台泵一起送到输液泵存放中心。两台设备在那里接受登记并充电，准备投入使用。

返回科室后，Joe 将刚才完成的工作录入到本部门的设备管理数据库（图 9.15），然后再去做其他工作。

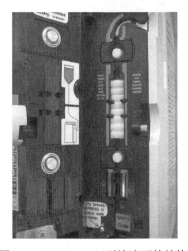 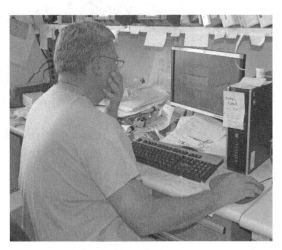

图 9.14　Baxter 6201 型输液泵的结构　　　图 9.15　数据录入——收尾工作

9.7　故障排除技术

故障排除是医疗设备维修的关键，可以诊断设备的故障问题、完成正确的维修、尽快使报修设备恢复使用。良好的故障排除要求技术人员遵照规章，具备有条不紊的处事方式，掌握专业的故障排除技术，全面熟悉报修设备的工作原理、仪器结构和正确的使用方法。

　　保持冷静、不紧张的心态总是比慌慌张张时容易做好工作。要记住，大多数问题都不会像初始想象那么严重。

　　如今，医疗设备的故障排除已经从单个元件的问题诊断（图 9.16），变成了整块电路板或装配件问题的诊断。今后，更换电路板或装配件要比取出并更换单个故障元件更方便、更经济。现在的电路设计中采用分立元件的越来越少，多数采用集成电路芯片（integrated chip，IC）。而单独更换电路板上的 IC 通常很困难，甚至不太可能。多层电路板和表面贴装的元器件需要专门的工具才能拆装，只有生产厂家才会配备这类工具。

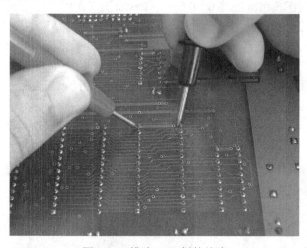

图 9.16　排除 PCB 板的故障

　　而且，厂家提供的维修手册中通常没有如图 9.17 所示的元件级的电路图、说明书和零部件列表，致使元件级的故障排除更加困难。

　　但是，某些电路仍然适合元件级的故障排除和维修，因此不应停止这类维修。设备出现故障时，首先要确认该设备是否在任何类型的保修期或服务合同期之内。如果是，而且设备看起来确实存在问题，那么，你就已经完成任务了。发货，让厂家维修！

　　否则，故障排除的第一步是尽可能多地收集有关故障的信息。包括询问设备当时的使用人，了解故障发生时的情况，例如，设备是否发出某种杂音？是否散发出异味或冒烟？是否显示过某种错误代码或有故障灯闪烁？当时设备使用了哪些附属配件？如果可以，就把配件拿来看看！故障发生之前还有没有其他什么异常情况？当时还使用了其他什么设备？然而，许多信息往往无法获得，因为使用人可能不记得了或者根本没有注意到这些细节。你得到的答复可能是：当时是某某人使用的，他今天是夜班（现在不在），或者是休假了。也可能是，没人知道怎么坏的，也不知道什么时候坏的。报修设备送来时往往只贴了一张小纸片，写着"坏了"。

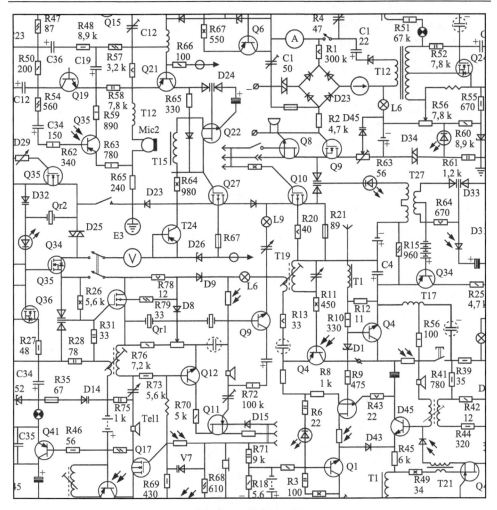

图 9.17　电路图示例

　　第二步是查看设备的相关资料。如果报修设备属于你经常维修的仪器，你自然就会知道几种常见问题。如果是你之前没有维修过的，那么，如果有的话，可以查看技术手册：有没有故障排除列表或流程图，有没有出错代码表，有没有工作原理的详细说明等。有时，手册里对于你遇到的故障问题正好有清楚明白的描述，并且给出了解决问题的步骤。但有时，手册里有关设备故障的有用信息很少。也有时，手册里罗列了上百项其他故障，却唯独没有你遇到的这种故障。还有时，手册里推荐的解决方法都不行。再有时甚至连技术手册都找不到：丢失了，或者厂家根本就没提供。这时，就全靠你自己的故障排除技术了。

　　第三步是尝试再现故障。有些故障是间歇性出现的。就像私家车开到修理店时从来不会发出奇怪的噪声，但平时却常会出现。你在实验室测试设备时似乎也从来不会遇到间歇性故障。

　　这种情况下，如果知道故障发生的条件，就可以制造这些条件来诱导故障。耐心和有条不紊的处事方式有助于完成这项工作，某些技巧只有靠经验才能获得。如果故障再次发生，要尽可能详细地记录故障前的情况及故障本身的所有现象。这时，你可能会觉得使用人的讲述是正确的，但也可能觉得很离谱。无论如何，在可控的条件下重现故障，可以提供故障起因的重要线索。

　　但是，很可能故障的产生过程无法重复：设备可能根本无法再启动，也可能在测试运行中一直不出现明显的故障。在后一种情况下，你需要决定是否不再做维修，就将设备送回去使用，由你说了算！但是，如果你不太确定，最好咨询他人或与厂家的技术人员沟通。如果设备属于高风险类的，谨慎的做法是将它送回厂家进行测试和维修。如果厂家也找不出问题，那么，设备恢复使用后再发生故障就是他们的责任了。

　　有时，给厂家的技术支持打个电话可以省去常规的故障排除流程，也不必维修设备。技术支持部门的工作人员通常对相关设备的问题有丰富的经验，他们了解的许多信息你可能不知道。

电话咨询

　　Joe 正在打电话咨询厂家的技术支持(图 9.18)。

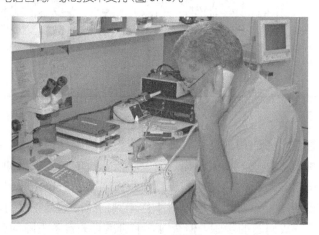

图 9.18　电话咨询

　　"我是 ProArrest 公司技术支持，请问您的名字和工作单位？"

　　"我是俄亥俄州希波克拉底心脏病总医院(Hippocrates General Hospital in Cardiac)的工程师 Joe。"

　　"您好，Joe！请稍等，我找下您的存档。找到了，您在浦肯野大街 4635 号，对吗？"

"是的。"

"您这次来电的备案编号是 24-DG610，Joe，请问您有什么问题？"

"我这里有一台贵公司的除颤监护仪，型号是 QRS45，它的显示屏不亮了。"

"您有这台设备的序列号和选配附件的编号吗？"

"有的，序列号是 QRS45-16556，选件的编号是 GT5，GT9 和 GT14。"

"好的，这个型号的设备是液晶显示屏，对吗？"

"对。"

"设备的其他部分都通电吗？"

"是的，所有 LED 指示灯都亮的，记录仪也可以正常打印输出监测的波形。"

"设备现在你身边吗，Joe？"

"就在我身后，已开机。"

"好的，你从侧面看下显示屏，是否能看到反射光。"

"马上。嗯，我隐约可以看到一点图像，很暗淡。"

"可以了，我觉得是显示屏的背光没有了。这通常是显示器控制板上的保险丝出问题了，这个保险丝的标记是 F6。"

"这个保险丝与其他电路有连接吗？"

"没有，它只连接背光电路。感觉这个保险丝安装的位置不太合理，我不明白为什么会设计在那里。难不成是设计时工程师把咖啡溅到电路图上，污迹最终变成了电路板上的保险丝？嗨，这个保险丝是 1 安培的，玻璃封装的，1.25 英寸¹长。你只要能打开显示屏的外壳，很方便就能换一个。"

"好吧，打开外壳——这固定的螺丝也忒多了，不会有 600 颗吧？"

"是受不了，我表示同情。但是作为工程师，不得不做。你干活时还想保持通话吗？"

"不，不用了。如果遇到问题，我会再打电话。"

"好的。我是 David，本次通话的记录都已存档。您下次来电只要报出备案编号，谁接电话都可以帮您。请问您还有其他什么需要帮助的吗？"

"不，就这件事。这么多螺丝，真够我忙的了。谢谢您，David！"

"不客气。感谢致电 ProArrest 公司技术支持部，祝您愉快！"

　　如果设备不能开机或者运行时问题很大，那么，就需要继续下一步……哦，对了，要先确认电源线的接插是否可靠，而且所有容易检查的保险丝都完好无损。还有，电源开关已打开！

　　第四步，检查设备的机箱是否破损，这是考察设备是否有过意外事故很好的线索(即便最后一位使用人已否认这种可能，也要做此项检查)。要仔细检查设备外部的各种痕迹，包括损坏、液体侵入、过热和擅自改装等。

1　1 英寸=2.54cm。——译者注

　　然后，再检查设备内部的损坏情况。打开机箱，查找明显的痕迹，有经验的人只要用鼻子闻一下机内的气味，就可以诊断某些故障。例如：烧焦的电阻会发出独特的气味；过热会使元器件明显烧焦或变色，使电路板的走线爆破；外力的冲击会导致变压器等较重的器件松动或者脱离原来安装的位置；而侵入设备的液体会形成明显的腐蚀痕迹或者造成电路短路。有些设备内部安装有保险丝，可以测量其是否正常导通，这是电路板检查项目之一（图9.19）。

　　有时更换烧坏的元器件可以解决问题，但是，很多时候，烧坏元件往往只是更深层问题的反映。不过，即便损坏的元件不是根本问题，有时换上新元件后重新开机，也可以提供新线索。

　　技术手册是很好的故障排除指南，可以指导你有条不紊地彻底检查系统。例如，可以核查某些特定测试点的电压数值和电压波形等（图9.20），或者检查图9.21所示各种元器件的特定响应。通常，经过这些测试之后，故障原因最终会水落石出。

　　如果找不到有助于排除故障的资料，那么就只能靠你自己研究电路了。可能的话，就先找电源的入口和电源电路。测量各点的电压，它们的正确数值可能标注在电路板上；或者你可以凭借学过的知识，推算出电路不同点上的电压数值。检查各个开关是否导通，电源变压器的几个绕组是否导通。如果电源无法供电，可能就要换电源。

　　有时，简单的元件故障用万用表或者图9.22所示的电路元件测试仪（详见第11章介绍）就可以查出来。如果找得到替换的元器件，就把坏了的元件换掉。同样，这种元件故障可能只是某个问题的表面现象。此外，更换坏了的二极管可能会奇迹般地令设备起死回生。

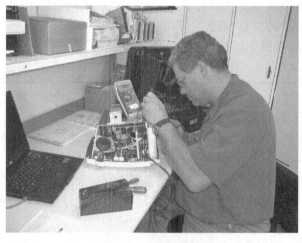

图9.19　调试电路板

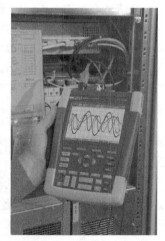

图9.20　Fluke公司的示波器
（美国Fluke公司提供）

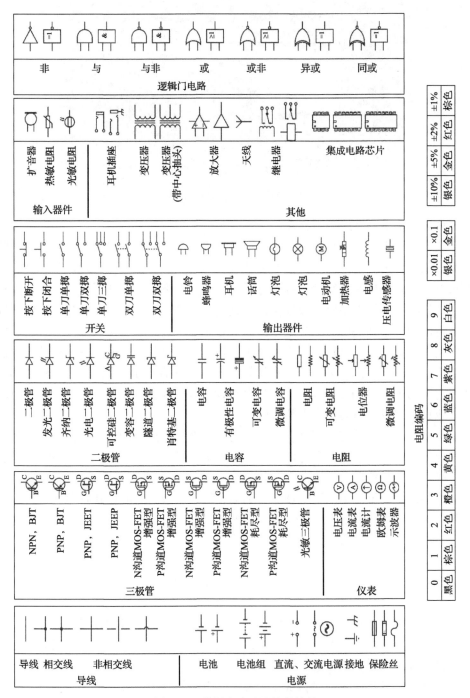

图 9.21　常用电路元器件的符号

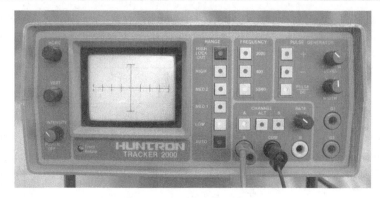

图 9.22　电路元器件测试仪

如果找不出独立的故障元件，就要进入下一步。

第五步，查找设备是否有备用的电路板或其他组件。如果前述所有故障排除步骤都未能找出问题，就要换电路板或组件试一试。每次只换一块，从你认为最有可能出问题的那块开始换。首先可以先换电源电路板试一试。

如果没有备用电路板，或许你会想到购买，这可能出于本能的想法。除非你能认定，确实是某块电路板导致了故障，否则这种费时的试探只能拖延设备的停用时间。还有，如果电路板或组件的价格很贵，而设备本身并不贵，或者设备已很陈旧或状况不佳；那么，更便利的做法就是将设备直接报废，并告诉使用部门该买台新的了(这是最后一步！)。告诉掌管钱包的人就行——生物医学工程科的领导或设备使用部门的负责人都可以。

第六步，如果做完所有这些可以做的事，设备仍然不能正常工作，那么你可以决定是否送给厂家或者有许可证的维修机构去修理。如果设备很大，难以运输，则可以打电话要求现场维修。

如果走到了第六步，这就意味着你会在这天剩余的时间里感觉羞愧、沮丧，好像在你的工作服背后写了一个大红字母"F"(即"failure"，失败)。(只是开个玩笑而已。有些问题在科室里就是无法解决的。)

9.8　静　电　放　电

半导体器件很容易被静电放电(electrostatic discharge，ESD)损坏。这种损坏可能会也可能不会即刻引起故障。即便不即刻引起故障，它也可能会累积，过段时间再造成故障。

ESD 冲击导致的故障维修成本很高，且可能导致设备长久停用。因此，必须采取一切预防措施，以避免 ESD 的损害。新型的半导体元器件和电路板的设计都增强了设备抗 ESD 的能力，但仍必须采取预防措施。

易受 ESD 影响的元器件、电路板和组件都要装在导电的塑料袋内和/或放在导电的泡沫条上存储和运输。在使用之前，都必须如此存放。

在操作可能受 ESD 损坏的器件时，都应佩戴有效的接地腕带。如图 9.23 所示，这种腕带通过一个高阻值的电阻接地，可以将静电安全地导入大地，避免 ESD 造成损害。

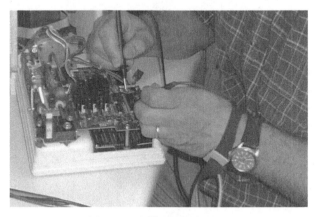

图 9.23　防静电腕带的使用

防静电桌垫也很有用，它与防静电腕带一样，也通过一个电阻接地。使用防静电地毯和接地工作椅可以进一步加强 ESD 防护。

9.9　本 章 小 结

本章主要介绍了医疗设备的电气安全和其他几方面的安全，还介绍了预防性维护、故障排除技术和防静电。

9.10　思 考 题

1. 请解释外界电流会怎样影响心脏。

2. 人体遭受电击时，哪种频率范围的电脉冲最有可能导致室颤？

3. 电气设备的漏电流对人体造成伤害的两个必要条件是什么？

4. 泄漏的电流"源"可能有哪些？

5. 电气安全测试包括哪些参数的测量？

6. 为什么说电气安全测试中设计人体负载很重要？

7. 化学品安全数据说明书里包含哪些信息？

8. 医院员工进入手术室之前必须采取哪些感染管理/防护措施？

9. 故障排除有哪些主要步骤？

10. 在操作电子元器件时，为什么需要佩戴接地腕带？

11. 接地腕带和防静电桌垫等是怎样预防 ESD 损害的？

第10章　用于测试医疗设备的仪器和工具

本章要点

● 学习临床工程师在工作中需要使用的各种用于测试医疗设备的仪器和工具的种类和功能。

10.1　概　　述

测试医疗设备的仪器有许多种[1]，它们的主要作用是完成精确的测量。为确保分析仪的精确性，要定期作校准，通常每年一次。校准要请有资质的人员完成，校准时使用的仪器本身也要符合可靠的校准标准，且该标准是获得所属领域管理机构认可的。还要做好校准记录，并妥善保存。

10.2　通用测试仪

临床工程师在科室里用到的多数测试仪器，如图 10.1 和图 10.2 所示的万用表等，都类似于电子维修室里使用的测试仪器，只是规格可能要高一些。

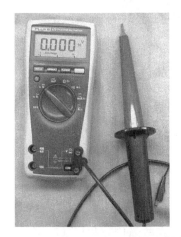
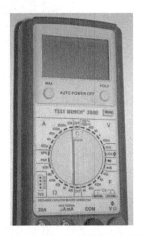

图 10.1　配备高压探头的数字万用表　　　　图 10.2　关机状态的数字万用表

---

1 本书中"测试仪"和"分析仪"均指用于测试医疗设备的仪器。——译者注

10.2.1 数字万用表

高质量的数字万用表(digital multimeter,DMM)是必不可少的检测工具,它可以测量许多参数,包括(不同型号的万用表提供的测量参数可能有所不同):

● 交流和直流的电压和电流;

● 电阻;

● 半导体器件各种结所处状态(包括工作区、开路和短路)和极性;

● 导通性,可通过数值和声音来区分;

● 频率;

● 电容等。

有些型号的万用表能够自动选择合适的量程,而有些则要手动切换量程。

数字万用表可以记录测量值,包括高值和低值,有些还配有连接其他设备的接口。

万用表有各种配件和特殊探头,可用于测量温度或湿度,或者非接触式测量高电压或大电流等(图 10.3)。图 10.4 所示的探头里含有细小的钳形尖端,钳在电路板的某个触点上使用时,不会引起短路。

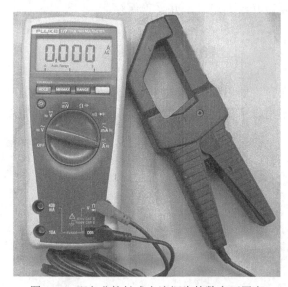

图 10.3 配备非接触式电流探头的数字万用表

10.2.2 示波器

示波器可以显示电压随时间变化的波形,在故障排除和校准时可用于测量电子器件的信号。示波器有很多功能,甚至有某些特殊用途,如用作电视机、收音机、计算机联网或其他工业用途。

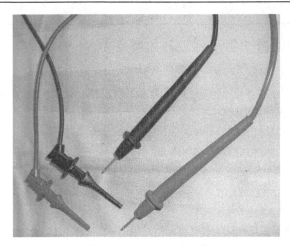

图 10.4　几种不同类型的万用表探头

示波器的显示屏有阴极射线管(cathode ray tube，CRT)或液晶屏(LCD)，可以安装在推车或支架上，甚至可以手持。手持式示波器具有万用表的部分功能，如图 10.5 所示，被称为"示波表"(ScopeMeter)。

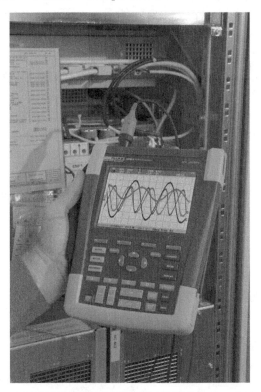

图 10.5　Fluke 190M 型便携式医用示波器(美国 Fluke 公司提供)

Fluke 190M 型便携式医用示波器的特点

- 反应快、易于操作；
- 检测复杂波形时具有自动触发的"即触即测"功能，简化了长时间测量的连接；
- 具有存储器保存数据且可回放；
- 具有波形比较功能，可用于快速确定被测信号是否存在问题；
- 单按钮的用户界面，直观、易于操作；
- 万用表、便携式示波器和无纸化记录仪三合一，省时又省力（不需其他工具）。

简单的数据分析

190M 型示波器具有特殊功能，可以进行简单的数据分析。

波形比较：示波器内部存有各种标准波形的数据，可与测量波形重叠显示，便于比较，实时显示测试结果是否存在问题。

趋势绘图（Trendplot™）的无纸化记录：电子设备常出现间歇性故障，很难发现和分析。190M 示波器可长时间（最多 16 天）连续记录电压、电流、温度、频率和相位，以及这些参数的任意组合数据，便于查明间歇性故障。

可回放 100 屏：其他示波器难以观察显示屏上转瞬即逝的异常信号，但 190M 示波器只要按一下回放按钮就可以解决这个问题。

Fluke 190M 型便携式示波器适于医疗设备的检测。

它具有高分辨率的非隔行视频扫描显示，可在用户可选的任何视频线上提供最佳图像质量，便于详细分析视频信息。

具有智能化的平均计算功能，可以求取连续采集数据的平均波形，以减小波形中的随机噪声干扰。其智能化体现在：仍然可以观察到突发的异常波形，不受平均处理的影响；当信号发生较大变化时给出即刻反应（如在不同测试点之间探查时），同时仍然可以利用平均功能的优势。

毫安（mA）级电流的测量在基于 X 射线的医学成像设备检测中很重要。如果多功能的工具能够直接测量这种电流，就可以提高工作效率。而 190M 示波器就可以直接测量流过 X 射线管的电流。

余辉显示模式在测量复杂的调制信号时（如显示射频脉冲载波的包络线）很有用，它在磁共振成像（MRI）设备的检测中会用到。

在复杂的医学成像系统中，时序和同步问题会导致多种故障，因而具有独立参考的测量很重要。如果没有这种功能，这类故障的根源就很难找到，会导致不必要的停机、维修和电路板更换等麻烦。190M 数字示波器能够同时允许多个独立测量，便于追踪复杂故障的根源。

来源：美国 Fluke Biomedical 公司

示波器的重要功能之一是存储波形，以便于不同信号波形之间的比较，也可以捕获瞬间即逝的事件。与存储功能相关的另一个功能是延迟，它有助于观察在较长时间周期里发生的短时事件。

如图 10.6 所示的彩色显示屏有助于分辨不同信号的波形。

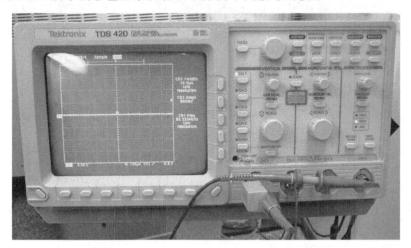

图 10.6　配备 CRT 显示屏的老式彩色示波器

如果要检测的信号各不相同、种类很多，可以利用自动设置功能来加快测量工作。使用此功能时，示波器检测所连接的信号并进行分析，以确定信号的频率和幅值，然后利用这些信息自动设置时间和电压的显示标尺，以获得信号波形的最佳显示效果。

有些示波器可以进一步分析波形，测量各种参数，如频率、峰值、上升时间和下降时间、正负脉冲的宽度等。

示波器的功能和特殊应用五花八门，要学会熟练有效地使用示波器就必须努力实践。有些厂家会提供教程，甚至会将教程放在示波器内，有助于用户学习使用方法。

图 10.7 所示，是一种专用于电子元件故障排除的示波器。它可以在半导体等元件上施加特定的信号，并显示电路的响应信号波形，不同的响应信号可以反映被测元件的不同状态。半导体元件、电容、电阻和电感等元件都可以用这种示波器检测。这种示波器有一种功能，它允许所显示的波形在两组探头的测量信号之间快速切换，便于将可疑元件与确认完好的元件进行比较。

10.2.3　其他测试仪器

在临床工程师的科室里，还会用到下列测试仪器。

● 声级计：如图 10.8 所示，可以定量测量各种场合的声音。

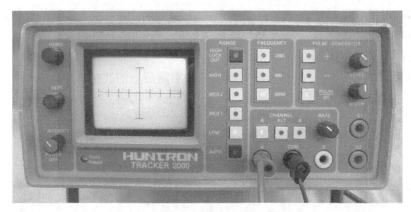

图 10.7　电子元件测试仪

● 温度计：用于核查医用温度计，或者仪器检修时用于定位过热器件。温度计可以是独立仪器，也可以是万用表的配件。

● 转速计：用于测量离心机等设备的转速，其测量基于光学传感的原理。

● 氧气分析仪：如图 10.9 和图 10.10 所示，用于测量婴儿培养箱、空气压缩机和呼吸机等设备中的氧浓度。

● 气压表：用于测量呼吸机、血压计、抽吸器内的气压或真空度。

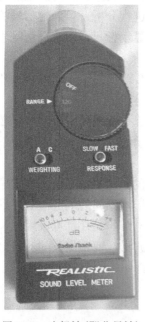

图 10.8　声级计(即分贝计)

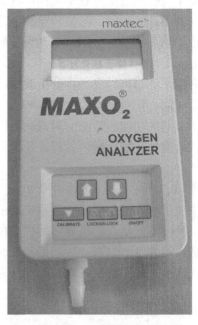

图 10.9　一种氧气分析仪

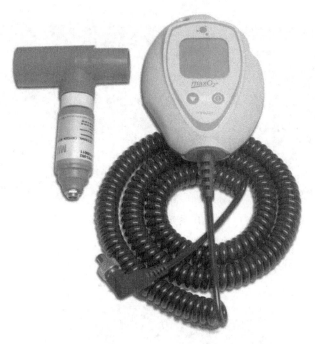

图 10.10 另一种氧气分析仪(配备氧气池和连接电缆)

10.3 医疗设备的专用测试仪器

许多医疗设备在预防性维护的测试中都需要检测各种特定的参数。因此,生产厂家设计了许多专用测试仪器,尽可能将各种功能集成在一起,以便快速、精确地完成所需测试。这些专用测试仪大多数都配有打印机接口,可用于打印测试结果。也配有串行接口,用于连接计算机及设备的控制软件。

与其他测试仪器一样,这类仪器也必须定期按照相关标准进行校准。(注:电气安全测试仪在第 9 章已介绍。)

10.3.1 电刀测试仪

电外科手术设备发出的高功率电信号必须符合特定的性能标准,从而保证手术的疗效。图 10.11~图 10.13 所示的电刀(electrosurgical unit,ESU)测试仪可用于检测设备是否符合这些标准。测量内容包括:

- 可选的输出功率;
- 电流;

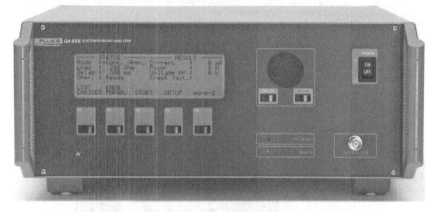

图 10.11 Fluke QA-ES III 系列 ESU 测试仪(美国 Fluke 公司提供)

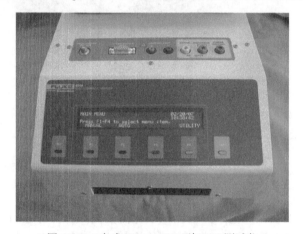

图 10.12 老式 Fluke 454A 型 ESU 测试仪

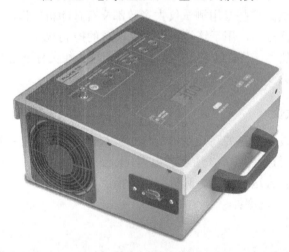

图 10.13 Fluke RF-303 型 ESU 测试仪(美国 Fluke 公司提供)

● 电压的峰-峰值；

● 波峰因数，它是一个无量纲数值，等于电信号的峰值除以有效值（即均方根值 RMS），用于衡量波形的"纯度"；

● 射频漏电流，它属于安全性测量，漏电流过大会灼伤人体；

● 回路电极监测系统的上限和下限阈值。

在进行电外科手术时，人体组织的阻抗变化很大，ESU 测试仪提供了多种不同的测试负载来模拟组织阻抗的变化。ESU 的输出功率等参数在所限定的负载变化范围内应保持稳定。

Fluke QA-ES III 系列 ESU 测试仪的特性

要测试 ESU 的主要功能，最方便的方法是使用 QA-ES III 系列测试仪，测试结果还可以无线发送至计算机（PC）。它的用户界面也很友好，可指导用户一步步进行测试，快速完成所有测量，包括血管闭合功能、电接触的良好性监测（contact quality monitor，CQM）、高频（high-frequency，HF）电流的泄漏和输出功率的分布（单次模式或连续模式）。其测试项目如下：

● 测试所有关键的 ESU 功能，包括功率、电流、频率、波峰因数和负载电阻范围等的精确测量。

● 在单次模式或连续模式下进行测量。

● 蓝牙无线通信的测试，核查记录数据的无线传送不受电缆和导线的干扰或限制。

● 功率分布的自动测试，包括功率、电流、电压峰-峰值和波峰因数等。

● 一体化工具：测试仪内包含预防性维护和故障排除所需的所有硬件和软件，无须另外购买或挪用其他电缆、导线、开关盒和 RECM 盒等。

● 友好的用户界面：大按钮和 LCD 显示屏，可以引导用户一步步完成测试。

● 存储器可保存多达 5000 条测试记录，无须每次预防性维护或故障检测后就下载数据。

● 遵循所有国际标准，包括 ANSI/AAMI 和 IEC。

它具有如下测量模式：

● 连续模式：连续测量功率、电流、电压峰-峰值（仅限负载闭合时）和波峰因数。

● 单次模式：过了预先设置的延迟时间之后测量一次 ESU 输出的功率、电流、电压峰-峰值（仅限负载闭合时）和波峰因数。

● 功率分布："新型 ESU 功率保证功能"的阻抗传感电路测试。在测试仪自动地依次输出能量实施测量时，得到某些有用的参数，包括功率、电流、电压峰-峰值（仅限负载闭合时）和波峰因数。

● 射频漏电流：提供接头和负载配置，用于测量接地和隔离状态的高频漏电流。

● RECQM：利用 QA-ES 测试仪内部的负载，测试"回路电极"状态监测系统。

测试仪中还可能包含自动化的标准测试程序。

来源: 美国 FlukeBiomedical 公司

10.3.2 输液设备测试仪

输液泵必须能够以设定的速度准确地输液, 并且能够符合安全性要求。图 10.14 和图 10.15 所示的输液设备测试仪可以测量液流的速度和输液总量, 以便核查实际输液量与输液泵所设定的值是否相符。

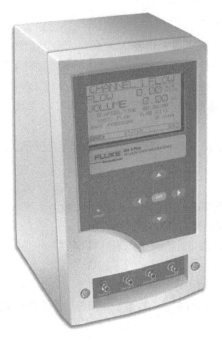 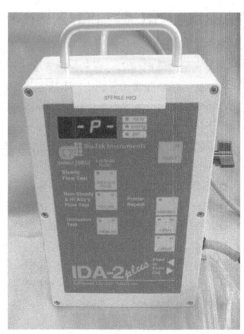

图 10.14　Fluke IDA 5 输液设备测试仪　　　图 10.15　Fluke IDA 2plus 输液设备测试仪
　　（美国 Fluke 公司提供）

Fluke IDA5 输液设备测试仪的特点

此分析仪可以准确、快速地测试输液泵。它是一台多通道分析仪, 其可靠的测量技术享誉全世界生物医学工程界已有 20 多年。

与其他种类的输液设备分析仪不同, IDA-5 分析仪内置自动测试软件包, 允许用户创建自定义的测试模板, 这样, 几乎无须什么人工干预就可以快速完成静脉输液泵的标准测试。该自动化软件包就是用于全面测试的 Ansur 软件。分析仪的主要功能如下：

- 可同时测试多达 4 台输液泵；
- 用户自定义测试模板，可快速完成输液泵的标准化测试；
- 几乎可以兼容任何类型的输液泵；
- 可实时捕获流量和液压数据，以便立即发现问题；
- 瞬时流量和平均流量的测量上限可达 1500 mL / h；
- 堵塞压力测量上限可达 45 psi[1]；
- 单流量、双流量和 PCA 测试；
- 具有自动启动测试的功能，可以保证仅在检测到液流时才开始测试，从而获得最好的测量精度；
- 能够按照用户设定的时间、容积或两者兼顾，自动结束测量；
- 可采用即插即用件、USB 插件、键盘或条形码扫描等方法便捷地输入数据；
- 能够兼容现有的各种打印机；
- 具有内置存储器，可以保存测试结果，用于打印或由计算机下载；
- 可选的 Ansur 自动化测试软件包，完整地集成了输液设备所需的各项测试，包括电气安全、目测检查和其他性能参数的检查，以全面实现数字化数据管理；
- 可以与其他采用 Ansur 自动化测试软件的分析设备配合使用，以实现统一的工作流程和报表管理；
- 全球化的网络服务支持，为全世界的 Fluke 用户提供及时、竭诚的服务。

许多输液泵的输液不够平稳，特别是在液流速度较低时，液流会呈现为断断续续的状态。而测量的流速是在一定时间内的平均值。输液泵分析仪必须能够准确地检测这种断续的液流，并计算出平均流速。

液流阻塞报警是输液泵的重要功能之一。分析仪具有测量阻塞引起的液压升高的部件和功能。

来源：美国 Fluke Biomedical 公司

10.3.3　生命体征模拟器

在测试和检修生命体征监护仪时，如果有真实的患者生理信号可以连接到监测仪上，就可以方便检测。但要随时找来患者作设备测试不现实，因此人们开发了如图 10.16 和图 10.17 所示的生命体征模拟器来替代患者。

1　1 磅/平方英寸 (psi)=0.0068948 兆帕 (MPa)。——译者注

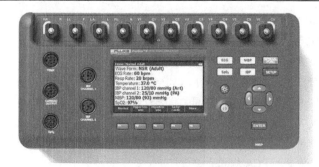

图 10.16　Fluke ProSim 8 生命体征模拟器（美国 Fluke 公司提供）

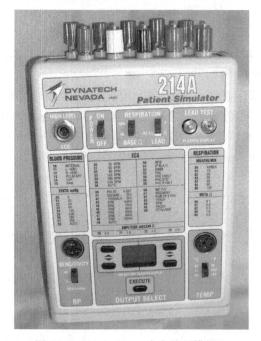

图 10.17　Fluke 214A 生命体征模拟器

Fluke ProSim 8 生命体征模拟器的特点

　　该款模拟器设计用于全面、快速、简便地测试生命体征监护仪。包括无创血压（NIBP）测量的静态线性度和动态重复性测试，提供 EC13 和 ACLS 心电图波形，完成美国泰科（Nellcor）、燕牌（Nonin）和迈心诺（Masimo）公司的 Rainbow SET 的低灌注下血氧饱和度（SpO₂）测量功能的测试。ProSim 8 具有专用的心电图导联接线柱，确保导联的稳固连接。它是测试生命体征监护仪的功能和安全性的首选工具。

　　ProSim 8 只需短短 5 分钟的预防性维护测试，即可完成心电图（包括胎儿心电图、宫内压和心律失常）、呼吸、温度、心脏导管术的有创血压（invasive blood pressure，IBP）、心输出量、无创血压和血氧饱和度等测试。该模拟器还具有无线 PC 通信、自定义预设、自动定序、条形码扫描、板载存储器、直接数据捕获、打印和单步调节等功能，可最大限度地提高测试效率。还可定制便携箱，成为移动工作站。

模拟器的用户界面有多种语言可以选择，包括英语、西班牙语、德语、法语、日语、意大利语和汉语。

● 一体化的生命体征模拟器比单一功能的分离式模拟器组合的体积要小 80%，且重量要轻，只有 17 磅(7.7 千克)。

● 该生命体征模拟器将 8 个功能模块组合在一起，包括心电图(ECG)模拟器(含胎儿 ECG 和心律失常模拟)、呼吸模拟器、温度模拟器、有创血压模拟器、心输出模拟器、心导管术模拟器、无创血压模拟器和血氧饱和度模拟器。它是测试 Masimo 公司推出的 Rainbow 多波长脉搏灌注 SpO_2 测量功能的首选工具。

● 接触稳固的心电图接线柱，可方便可靠地连接心电图导联。

● 自定义的 SpO_2 的 R 曲线技术，可精确测量最新的 SpO_2 数值并预测未来血氧状况。

● 静态血压的线性测试。

● 可重复的 NIBP 模拟，用于动态血压测量的重复性测试。

● 所有生理参数的同步脉冲。

● 条形码扫描、直接的数据捕获、打印功能。

● 板载的可定制的生理数据预设和自动定序，可用于加快测试速度。

● 支持多种语言的用户界面，供用户选择。

● 电池的使用期较长且易于更换。

● 可选的 PC 接口软件，提供可自定义的测试流程、检查表及自动的数据捕获和保存。

● 具有无线通信功能，用于 PC 遥控模拟器，并实现数据传输和自动生成报表。

来源：Fluke Biomedical 公司提供

这类生命体征模拟器采用微处理器和数模转换器，以产生多种生理信号的精确波形。其中，心电图(ECG)是最基本的生理信号。新型的生命体征模拟器不仅能够产生具有不同心率和波形幅度的正常 ECG 的 QRS 波群，还能够产生各种心律失常的 ECG 波形，以及正弦波、方波和三角波等信号。模拟器的接线柱采用颜色编码，可以连接各种类型的 ECG 测量电极的端口。ECG 信号中还可以包含呼吸信号，用于测试具备相应识别功能的监护仪，且呼吸频率、信号幅度和阻抗等参数都可调。

模拟器还可以模拟有创测量的血压信号，包括人体不同部位的动脉血压、中心静脉压和颅内压等。血压波形的频率(或周期)跟随设定的 ECG 心率，如果设定为心律失常 ECG，那么血压波形的周期也随之改变。

如图 10.18 所示，孕妇和胎儿的生理信号可以由专用模拟器产生。

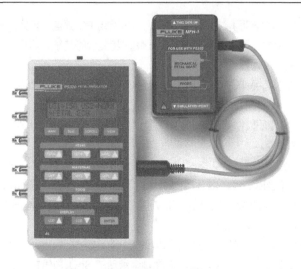

图 10.18　Fluke PS320 胎心模拟器(美国 Fluke 公司提供)

10.3.4　血压计分析仪

无创血压(NIBP)检测的方法是：先将袖带充气至血流完全被阻断，然后逐渐放气，缓慢减小袖带的气压，同时监听科氏音，记录科氏音出现和消失时的气压数据，分别获得血压的收缩压和舒张压。

为了检测监护仪的 NIBP 测量是否正确，如图 10.19 所示的 NIBP 分析仪必须能够产生模拟真实人体上臂的脉动血压波形，而且必须能够精确测量血压，即包含血压计功能，还需要将模拟的血压数值显示出来，以便与被测设备所测定的血压值进行比较。

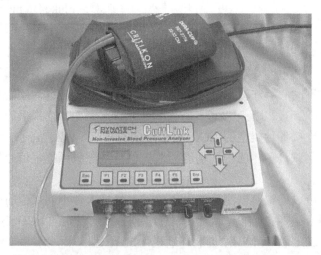

图 10.19　Fluke CuffLink 无创血压分析仪

监测仪的 NIBP 测量精度在不同血压水平上有所不同，因此，分析仪应能够模拟多种血压状况，包括低血压、高血压及儿童和婴儿的血压波形。

Fluke CuffLink 无创血压分析仪的特点

CuffLink 无创血压分析仪可以快速、可靠、稳定地评估示波式无创血压计的功能和性能。

根据用户的编程选择，CuffLink 分析仪可模拟全范围的无创血压(NIBP)波形，包括典型的成人、婴儿和新生儿的正常、高血压和低血压的动态 NIBP 波形。该分析仪还可以选择产生正常、心动过缓和心动过速的心脏搏动节律，以及各种正常、偏弱和偏强的外周脉搏。分析仪中可以创建并保存 5 个自定义的自动分测试序列，其中的设置除了可编程的目标血压值之外，还包括静态血压、漏气以及超压时安全阀的泄压测试。

CuffLink 分析仪具有内置空气压缩机，可自动进行静压测量、漏气测试和安全阀测试，易于设置和调节袖带内的气压水平，测试中可保持稳定的袖带充气水平。分析仪的主要功能如下：

- 示波式 NIBP 信号的动态模拟；
- 自动化静压测量、漏气测试和安全阀测试；
- 可设置 5 个 NIBP 自动测试序列；
- 有 5 种心律失常模式可供选择；
- 有成人和新生儿的 NIBP 可供选择；
- 心率值可调；
- 具有连接 medTester 5000C 自动电气安全分析仪的直接接口。

来源：美国 Fluke Biomedical 公司

NIBP 监护仪的漏气速率必须符合规定的标准，不能超过某个数值。NIBP 分析仪在测定血压计的漏气速率时，将其袖带系统充气至规定的气压后保持一段时间(通常为 1min)，测量此段时间内气压的降幅，即得漏气速率。

如果 NIBP 血压计具有自检和校准功能，那么，测试时利用分析仪提供一系列的模拟气压，并将这些气压的数值与血压计的读数相比较，即可完成此类血压计的校准。

10.3.5　呼吸机分析仪

医用呼吸机的主要功能是控制通气，它通过控制进和出两个方向通气的气压、流量和频率，为患者提供最优呼吸支持。呼吸机可以响应患者的某些状况，根据患者的反馈信号来调整通气控制。

图 10.20 所示的气流分析仪(即呼吸机分析仪)可以满足呼吸机性能测试的需求。它能够精确地测量气体的流量和气压，并将测量结果用数字和图形显示出来，

以便与呼吸机的预期性能相比较。分析仪的量程、精度和响应时间都必须达到一定的标准，才能获得有用的测试结果。

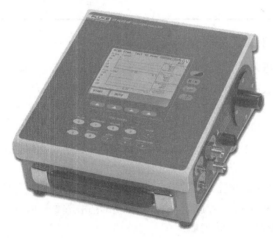

图 10.20　Fluke VT PLUS HF 气流分析仪（由美国 Fluke 公司生物医学部供图）

Fluke VT PLUS HF 气流分析仪的特点

　　该气流分析仪是福禄克生物医学公司生产的一款通用型气流分析仪。它具有特殊的显示模式和双向气流功能，非常适合全面有效地测试传统的机械式呼吸机和高频呼吸机。根据 EC.6.20 标准，现在要求每年 100% 完成生命支持设备的定期预防性维护，该分析仪可以帮助用户完成此类工作。它可进行多项呼吸机专有功能的测试，因此，可以快速高效地排除故障。

　　VT PLUS HF 分析仪能够测量大小不同的气流量和气压值，测量时不需要其他流量计等仪器。它可以测量呼吸机的 21 个参数，并将测量结果全部显示在一屏上。它本身还可以直接打印测量结果，也可利用安装了 Windows 兼容软件的 PC 打印测量结果。该分析仪还具备内置图形显示功能，也可显示所有参数的最小值、最大值、平均值和绝对值等数据。

　　分析仪的使用很简单，工程师可利用其友好的用户指令界面完成操作。此外，如果工程师熟悉 RT-200 型呼吸机分析仪，则可以切换到使用 RT-200 指令的特殊控制模式。

　　分析仪可以联合多种精密的模拟肺一起进行呼吸机的测试，形成完整的美国国家标准与技术研究院（National Institute of Standards and Technology，NIST）可溯源的测试系统，以确保呼吸机符合厂家的技术规范和临床的预期要求。该分析仪的主要功能如下：

- 可测量双向气流的流速、气压、容积和氧气浓度；
- 具有低压和高压气流及其流速测量功能；
- 可完成特殊的高频通气模式测试，通气频率可达每分钟 900 次（即 900 BPM，15Hz）；
- 具有 RS-232 打印机接口；
- 附带 Windows 兼容的图形软件；
- 同时将呼吸机的 21 个参数显示在一屏上；

- 操作可选用友好的 VT PLUS HF 用户指令模式或特殊的 RT−200 指令模式；
- 输出所有参数的最小值、最大值、平均值、绝对值的数据及其图形；
- 具备多项特殊功能的测试，可高效完成故障排除。

测试仪的可选功能有：
- 可与福禄克生物医学公司生产的各种精密模拟肺一起使用，以形成完整的 NIST 可溯源的呼吸机测试系统。

来源：美国 Fluke Biomedical 公司

测试呼吸机时还要用到人肺的模拟器，例如，与人肺有相似特性的橡胶袋那样的模拟肺。图 10.21 所示则是一种精密的模拟肺。

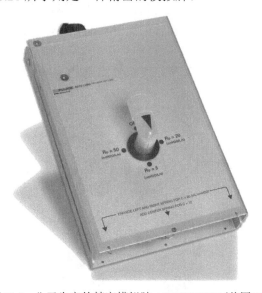

图 10.21　美国 Fluke 公司生产的精密模拟肺 ACCU LUNG（美国 Fluke 公司提供）

Fluke ACCU LUNG 精密模拟肺的特性

该精密模拟肺是一种能够产生所需负载的肺模拟器。用户根据临床预期和厂家的规范，通过设置顺应性和阻力来改变负载的大小，用于评估呼吸机的性能。模拟肺是便携式设备，可以挂在手推车或呼吸机旁，也可以手持，几乎不占空间。它有如下特性：

- 小巧轻便，携带方便；
- 用户可设置顺应性和阻力；
- 提供顺应性和阻力的校准精度；

- 符合 IEC 呼吸回路连接的标准；
- 经认证的模拟肺符合可溯源的标准。

来源：美国 Fluke Biomedical 公司

10.3.6　培养箱分析仪

　　婴儿培养箱用于给婴儿提供免受打扰的生活环境，更有利于他们的治疗或术后恢复。但是，与此目的有冲突的是，培养箱还要提供通道便于护理员实施婴儿护理和治疗。

　　培养箱性能测试的重点是舱内环境指标。为确保培养箱整体环境符合要求，分析仪必须能够测量多种参数。新生儿调控自身体温的功能通常不健全，因此培养箱内的温度必须稳定，供热必须均匀，必须能够迅速调整舱门开或闭带来的环境突变。培养箱的舱内各处或其箱体的温度可能不同，因此，分析仪应能同时监测多个不同位置的温度。

　　培养箱分析仪还需要分析氧气浓度、气流速度、湿度和声音级别等重要参数（图 10.22）。

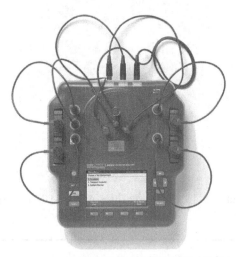

图 10.22　Fluke INCU™ II 培养箱/辐射加温器分析仪（美国 Fluke 公司提供）

Fluke INCU™ II 培养箱/辐射加温器分析仪的特性

　　婴儿不会说话，不能告诉你出了什么问题，因此，必须定时检查婴儿培养箱的性能和安全。

　　福禄克公司生产的 INCU™ II 型培养箱/辐射加温器分析仪简化了婴儿培养箱的测试，便于验证培养箱的输送系统、辐射加温系统等是否安全且符合全球性 IEC 60101-2-19 和

IEC 60601-2-21 的标准。

　　该分析仪便携易用，配有易于使用的 LCD 大显示屏，可作为独立设备使用。它能同时测量和存储温度、气流、声音、湿度及其他常见环境指标和操作参数。除了标准测试之外，它的内置自动化功能还允许用户创建自定义的测试程序。

　　分析仪还简化了测量结果的分析与输出。不仅可以实时显示测量结果，还有"通过/失败"(pass/fail)指示灯快速指明故障和问题。此外，它还具有 Excel 软件功能，可利用图表详细分析测试数据，并可选择创建单项或标准化的测试报告。

　　测试结果可以保存在分析仪内，也可以传送至计算机。该分析仪的电池可支持 24h 运行时间；其内存可存储长达 48h 的测试结果。分析仪的主要特性如下：

- 可以同时测量 6 个不同位置的湿度、气流、声音和温度；
- 具有无线传输功能，有助于快速方便地下载测试结果和数据；
- 温度探头采用颜色编码，并与插口颜色相匹配，从而便于各种接线的连接；
- 具有"通过/失败"指示灯，并在大 LCD 屏上实时显示测试结果；
- 设计便携紧凑，重量不到 9 磅(约 4kg)；
- 可创建用于实现自动测试的个性化测试程序；
- 用户界面具有 8 种不同语言可供选择；
- 符合全球性标准，包括 IEC 60601-2-19、IEC 60601-2-20 和 IEC 60601-2-21。

来源：美国 Fluke Biomedical 公司

10.3.7　血氧计分析仪

　　现在已经有模拟人体内含氧血液的装置(图 10.23)，它含有液体或凝胶腔室。这种设备可以模拟各种脉搏速率、氧气水平和灌注水平，用于测试血氧饱和度计。

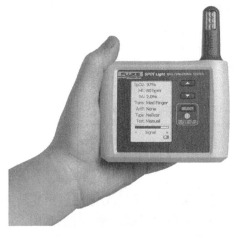

图 10.23　Fluke ProSim SPOT Light 血氧计分析仪(美国 Fluke 公司提供)

Fluke ProSim SPOT Light 血氧计分析仪的特性

ProSim SPOT Light 分析仪是首款综合性的血氧计功能分析仪，它采用了独特的人体工效学设计，是一款易于使用的手持式设备。它轻便灵活，有3种自定义预设模拟状态，独特的设计使其成为目前市场上最快速、最便于使用的脉搏血氧计分析仪。它的面板上仅包括一块 LCD 显示屏和3个简单按钮，可以轻松快速地更改参数，并查看发送至血氧计的每个输出信号。可更换的长寿命电池可确保全天不间断工作，不需外接电源。

只需短短数秒钟的设置，该分析仪即可向血氧计或监护仪发送外周毛细血管的血氧饱和度、脉搏、灌注、传输性、模拟噪声干扰和不同厂家自定义的8种R曲线。分析仪的设计还可以承受各种日常使用不当带来的风险，包括运输、房间之间和设备之间搬运承受的压力，以及从工作台的意外摔落等。

现在越来越多的医疗设备都有内置脉搏血氧计，SPOT Light 分析仪可以与福禄克公司生物医学工程部生产的其他测试工具配合使用，使新型设备的测试更快速简单。例如，如果要检查带脉搏血氧计的除颤器，那么，该分析仪与 Impulse 7000 除颤器分析仪一起使用，就可以检测目前市场上所有的体外除颤器。或者要检查新型患者监护仪，只要把该分析仪与 ProSim 4 生命体征模拟器一起使用，就可在数小时内轻松完成任务，不再需要数天时间。

SPOT Light 分析仪的主要特性如下：

- 体积小、便携、重量轻；
- 具有清晰易读的 LCD 显示屏；
- 可充电的电池，可持续工作 10h 以上；
- 具有信号强度指示器；
- 模拟多种血氧饱和度：80%、85%、90%、95%、97%、98%、99%、100%；
- 脉搏（次/min）：30、60、80、100、120、150、245；
- 灌注率：0.2%、2%、10%；
- 传输性能：暗/厚、正常、亮/薄；
- 噪声干扰：呼吸和环境光干扰；
- 8种R曲线的来源：美国燕牌（Nonin）、美国迈心诺（Masimo）、美国泰科（Nellcor）、日本光电（Nihon Kohden）、中国迈瑞（Mindray）、美国通用电气公司（GE）、荷兰飞利浦（Philips）和美国 BCI（Broadata Communications Inc）。

10.3.8　超声波分析仪

无论是用于治疗还是诊断，超声波医疗设备输出的超声波功率都必须符合规定。图 10.24 所示的超声功率计可以测量超声波的功率，它将声能转换为电能，测量并显示声波功率值。

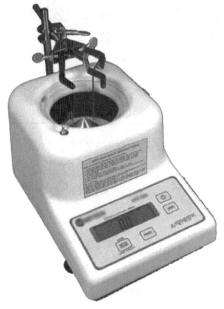

图 10.24　超声(波)功率计

　　超声功率计包含一个用于浸入超声探头的脱气水池、一个检测传感器及相关的电子电路。声级的测量可采用脉冲式或连续式。此外，功率计还具有串行口，用于与计算机通信。

10.3.9　除颤器分析仪

　　除颤器是极其重要的生命支持/复苏设备，必须始终保持良好的工作状态，需要专门的测试设备(即除颤器分析仪，见图 10.25)来维护。这种分析仪可以提供测

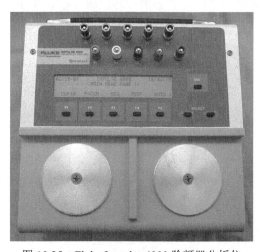

图 10.25　Fluke Impulse 4000 除颤器分析仪

试除颤放电所需的负载，负载的阻抗大小接近人体胸部，且能够吸收多次放电而不会过热。分析仪能够自动分析流经负载的电信号，计算出除颤器放电的能量；还能够分析各种常见的除颤器输出波形，尤其是单相和双相脉冲；可以显示计算结果，并可传送给计算机。此外，除颤器分析仪大都包含心电图模拟器，有助于测试除颤器的心脏同步电复律功能。

Fluke Biomedical 公司生产的 QED 6 除颤器分析仪的特性

　　QED 6 分析仪可精确测试除颤器。它轻巧便携，可测量除颤器的各种能量输出参数，且有 RS-232 串行口，支持远程计算机控制和测试文档的传输。其主要特性如下：

- 可测量单相和双相脉冲电能；
- 可测试心脏同步复律功能；
- 可测量峰值电压、峰值电流和过冲值；
- 具有 24 字符 × 2 行的显示屏；
- 具有双向 RS-232 串行口，可与计算机通信；
- 可以存储和回放除颤器的输出波形，以便事后详细查看结果；
- 可选配 Ansur 自动测试软件，它提供标准化的测试流程，可捕获波形、记录测试结果，并打印测试结果和生成记录文档。

来源：美国 Fluke Biomedical 公司

10.3.10　起搏器分析仪

　　心脏起搏器与除颤器一样，必须始终保持正常功能，其输出信号的电压、电流、频率和波形都必须满足特定的要求。利用图 10.26 所示的起搏器分析仪可以轻松地检测起搏器的各项参数是否符合规定。

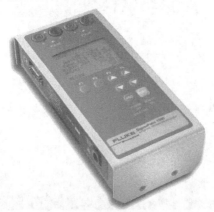

图 10.26　Fluke SigmaPace 1000 起搏器分析仪(美国 Fluke 公司提供)

Fluke SigmaPace 1000 体外起搏器分析仪的特性

SigmaPace 1000 是一款功能强大的手持式分析仪，具有体外起搏器生产厂家规定的全套测试、测量算法和测试负载，可快速有效地完成所需测试。其主要特性如下：

- 是独特的全功能测试产品；
- 可用于完成经皮和经静脉的体外起搏器测试；
- 具有用户可选的各种测试算法和各种测试负载；
- 具有双通道信号采集，可用于捕获同步的房室脉冲序列；
- 具有包含起搏信号的 5 导联 ECG 模拟输出；
- 具有 21 字符 × 8 行的字母数字式 LCD 显示屏；
- 独特的读数"保持"（"HOLD"）功能；
- 特有的测试功能：静态和动态的直流漏电流测量和耗电测量。

来源：美国 Fluke Biomedical 公司

10.3.11　专用校准和测试设备

有些厂家会为自己生产的产品提供专用的测试设备，以帮助现场工程师测试和维护医疗设备。例如，图 10.27 所示是 IVAC 公司生产的用于 IVAC 耳温计的校准仪。

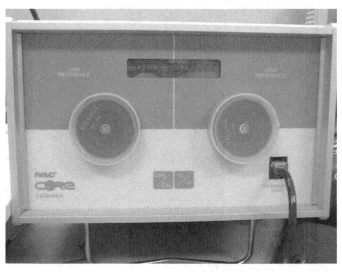

图 10.27　IVAC 公司生产的 CoreChek 型耳温计的测试校准仪

测试时，用一根电缆线将被测耳温计连接到校准仪上，再将耳温计的探头尖端插入温度精确控制于 26℃ 的温控井中；然后启动耳温计，测得的温度值即刻出现在显示屏上；再在 38℃ 温控井中重复同样的测量过程。如果两次测量值都在规定范围之内，则测试通过，被测耳温计可以正常使用。如果其中一次或两次测量值超出了规定范围，就在校准仪上选择"校准"功能。然后将探头插入 26℃ 温控井中，启动耳温计并开始测量，将数值精确校准到 26℃；接着在 38℃ 温控井中重复此校准过程。这样，经过两个温度参考点的精确校准，就可以完成耳温计的校准。

再举一例，图 10.28 所示是一台温度探头模拟器，可用于测试某些老式婴儿培养箱。使用时，只需用该模拟器代替实际的空气和皮肤温度探头，插入培养箱内相应的插口中。用旋钮开关调节其内部电阻，从而模拟产生开关上指定的温度。旋转开关还能够模拟探头开路或短路状态，从而快速准确地检测婴儿培养箱的温度测量功能，或对其进行校准。

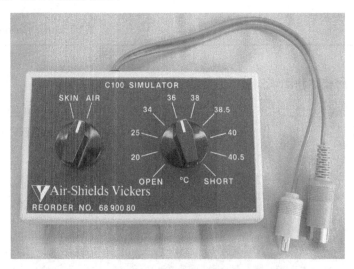

图 10.28　婴儿培养箱温度探头模拟器

10.4　工　　具

各种医疗设备的维修需要用到各种不同的工具，包括通用的手动工具和电动工具，以及针对某种特定设备的专用工具。

高质量的工具适用性强、耐用、坚固，且不太会损坏器件。虽然它们的售价较高，但在使用中会不断获得回报。

10.4.1　通用工具

通用的手动工具包括螺丝刀、扳手、锤子、钳子、剪刀和量具等(图 10.29 和图 10.30)。

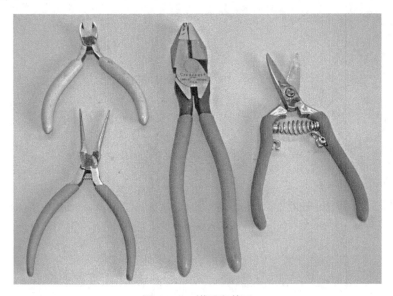

图 10.29　钳子和剪刀

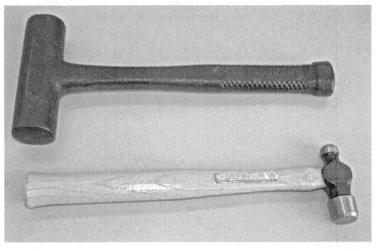

图 10.30　锤子

螺丝刀的种类和尺寸五花八门(图 10.31 和图 10.32),而且,在医疗设备维修中似乎每一种都会用到。各个生产厂家有自己喜欢采用的特定类型的紧固件。

有的用一字槽螺丝钉，有的则用十字槽螺丝钉（也称飞利浦螺丝钉），还有的偏好 Torx 花键（梅花槽）、Bristol 花键（6 凹槽）或内六角螺丝钉（也称 Allen 螺丝钉）等。

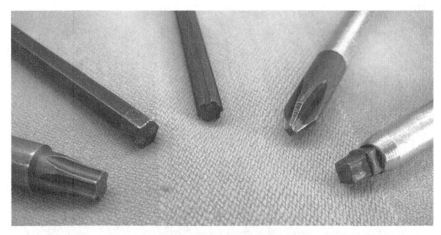

图 10.31　几种螺丝刀的头型

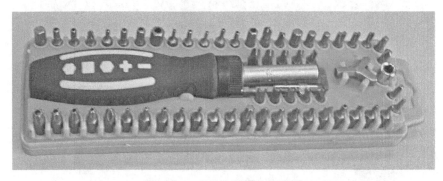

图 10.32　各种专用螺丝刀头型

"扳手"也多种多样，如图 10.33 所示，包括固定开口的呆扳手、可调月牙扳手，以及各种尺寸的标准套筒扳手等。还有一种扭矩扳手，使用时可以精确地测量出扭矩数值，适用于拧紧有特定扭矩数值要求的紧固件。

钳子和剪刀的种类也很多，医疗设备维修时需要用到多种类型，关键还是质量要可靠。廉价的钳子会变形而损失握力，质量差的剪刀只会损坏物件，却不能整齐、准确地修剪东西。

如图 10.34 左边所示是一种特殊的工具——芯片起拔器，用于从插座上拔出集成电路芯片，还有用于微处理器等芯片的专用起拔器。

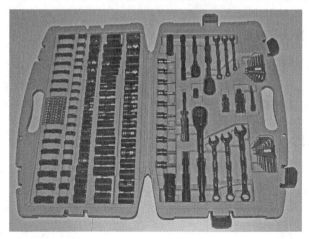

图 10.33　扳手套装

卷尺测量是经常会用到的。例如，测量所需电缆布线的长度或机箱尺寸等。如图 10.35 所示的游标卡尺在订购未知型号的器件时也很有用。

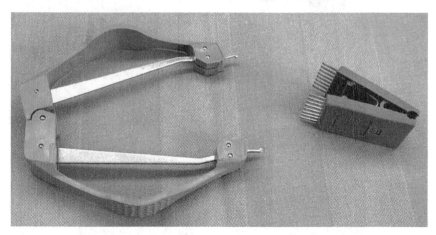

图 10.34　集成电路芯片起拔器(左)和芯片引脚延伸器(右)

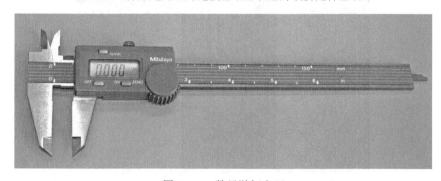

图 10.35　数显游标卡尺

10.4.2　专用工具和组件

有些设备的维护，通用工具无法胜任，厂家可能会配备或销售所需的专用工具，有能力的厂家也可能自行生产工具。这种特殊工具的配备会增加成本，而且维修人员也不太愿意使用，因此，特殊工具现在已经越来越少见了。

10.4.3　电动工具

在医疗设备的维护中有几种通用的电动工具必不可少，包括无线电钻(图 10.36)、钻床(图 10.37)和砂轮机(图 10.38)等。

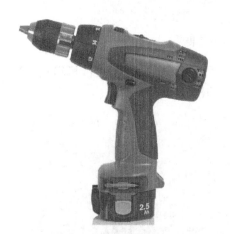
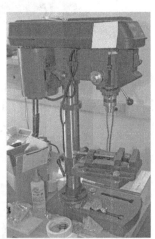

图 10.36　无线电钻　　　　　　　　　图 10.37　钻床

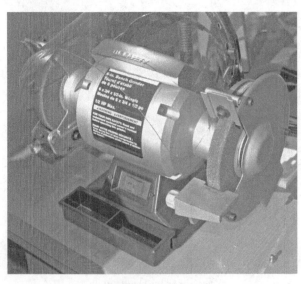

图 10.38　砂轮机

　　无论哪种电动工具，使用时都必须采取适当的防护措施，佩戴面罩和防护眼镜(图 10.39)，保护眼睛！

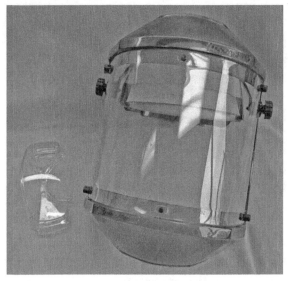

图 10.39　面罩和防护眼镜

10.4.4　焊接工具

　　如今的医疗设备维护中，元器件的更换越来越少，但是，偶尔仍需要更换电阻或二极管等简单元件。而且，焊接电线和接插件等工作是常会遇到的。因此，必须配备一台质量较好的焊台。

　　图 10.40 所示是一种简单实用的焊台，包括电源、焊头可更换的电烙铁、烙铁支架和海绵擦拭盘。这是最常见的焊台，其焊头的温度不可调。

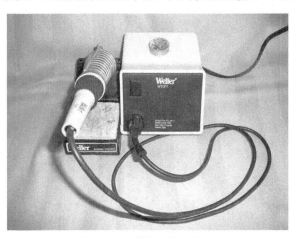

图 10.40　普通电烙铁焊台

　　图 10.41 所示是一种较为高级的焊台，其焊头的温度可调，还配备多种可替换的焊头，具有吸锡和送锡功能，还可能包含除烟系统。

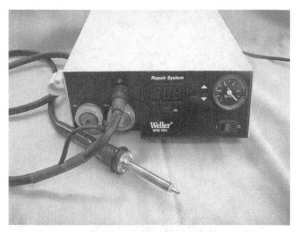

图 10.41　高级电烙铁焊台

　　焊料的类型和粗细有多种。用于电路板维修的焊锡通常含有松香芯，有助于减少焊接部件的氧化，从而形成良好的焊接。

　　常用的焊料是一种锡与铅的合金材料(锡铅焊料)。这种焊锡不适用于某些物质的焊接。有些特殊的焊接需要其他专用焊料，其中比较常见的是银焊料。银焊料的主要成分还是锡和铅，只是添加了少量银来改变焊料的性质。银焊料的熔点要高于锡铅焊料。

　　从电路板上拆卸元器件时，需要先熔化用于固定的焊锡，再吸除这些焊锡。吸除焊锡的操作可以利用高级焊台所配备的吸锡功能来完成，也可以用一支独立的机械式"吸锡器"(图 10.42)来完成。

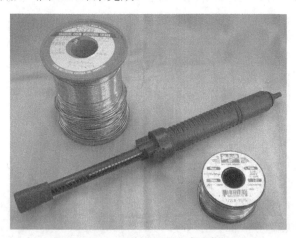

图 10.42　两种焊料和一支吸锡器

焊接时会产生大量刺鼻的烟雾，最好不要长时间接受这种烟熏。高级焊台具有除烟功能，是一种抽吸装置，将焊头周围的空气和烟雾吸入，过滤其中的烟雾颗粒。如果要经常使用焊接，可采用这种焊台。

10.4.5　其他工具

医疗设备维护时还会用到许多其他材料，例如：

● 黏合剂，如硅胶胶水、氰基丙烯酸酯胶黏剂、环氧树脂胶黏剂（图 10.43）和螺纹锁固剂等。如果要黏合破裂的有机玻璃，其他黏合剂几乎都没用，而几滴二氯甲烷却能牢固地粘住。

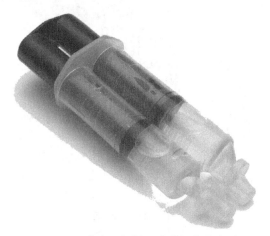

图 10.43　装有环氧树脂胶黏剂的混合器

● 润滑剂，如硅油脂、石墨粉、专用润滑油和防锈润滑剂（图 10.44）等。

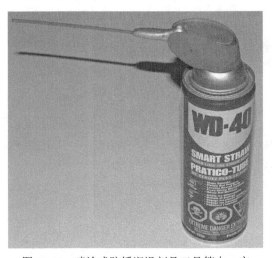

图 10.44　喷涂式防锈润滑剂是工具箱中一宝

● 设备清洁剂，如各种醇类溶剂、专用胶带、标签去除剂，以及去除橡胶表面釉料和污垢的特殊清洁剂等。

● 触点清洁剂，可去除元器件边缘和引脚等连接点部位的污垢和氧化物。

● 热缩管，是图 10.45 所示的一种特殊塑料管，受热时其直径可以减少一半以上，而其长度几乎不变。用于包裹导线等导电体时很有用，既整洁又耐用。

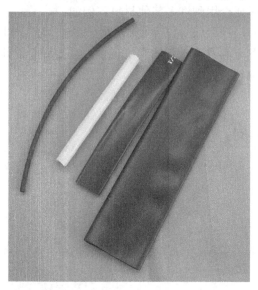

图 10.45　热缩管

● 各种放大器械和立体（解剖）显微镜（图 10.46 和图 10.47），可用于仔细检查电路板等部件。

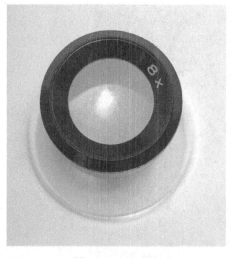

图 10.46　放大镜

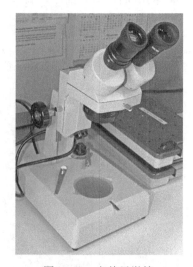

图 10.47　立体显微镜

10.5　本　章　小　结

本章介绍了医疗设备维护所需使用的工具，包括通用和专用的测试设备，以及手动和电动工具。

10.6　思　考　题

1. 数字万用表的基本测量参数有哪些？
2. 各种示波器可以测量什么？它们如何显示测量结果？
3. 请列举 3 种不同的专用测试设备，并说明它们在医疗设备维护中的用途。
4. 请列举 ESU 分析仪可测量的 4 个参数。
5. 为什么输液设备分析仪必须能够测量平稳流体和断续流体的流速？
6. 生命体征模拟器有什么用途？
7. 测试呼吸机时，其分析仪是怎样模拟人体肺活动的？
8. 婴儿培养箱分析仪测量的参数有哪些？为什么要测量这些参数？
9. 为什么高档的焊料要有松香芯？
10. 为什么焊台要设计除烟装置？

第 11 章　电池、辐射和计算机

本章要点

● 简介医疗设备中使用的各种电池。

● 介绍与医疗技术相关的电磁辐射的特征参数及其范围。

● 简介数字电子技术及计算机在医疗设备和临床工程师工作中的应用。

11.1　电　　池

许多医疗设备都有电池。有些设备只能用电池供电；有些设备则将电池作为备用电源，当线路供电不能用时才用电池；还有些仪器的电池用于维持数据存储或时钟功能。电池有大有小。小的可以是时钟电路中的微型纽扣电池；大的则可以是重达数百公斤的铅酸蓄电池组件，为可移动的 C 形臂 X 射线机供电。

电池一般分为可充电和不可充电两大类，每一类都有许多品种。电池的工作原理是：由不同化学活性物质构成的两个电极浸泡在电解质溶液中，产生不同的化学反应，进而在两电极之间产生电势差。一旦电池被接入电路回路，电流就从电池的一端流过电路中的各个元件，最后流回电池的另一端。电池内的化学反应不断补充供应电子，以维持电路中的电流持续流动。当化学反应耗尽所有可用的反应物时，电流就没有了。对于可充电电池，在电池两端外加反向电压，就可以产生逆向的化学反应，迫使反应物恢复到原始的"充电"状态。

本章将概述一些常见电池的电化学特性和性能指标，并介绍它们在医疗仪器和设备中的使用情况。电池的电化学特性和性能指标包括：

● 电池的电压；

● 电池的化学特性；

● 能量密度，即电池每单位重量中包含的电能；

● 内电阻，它决定电池可提供的电流大小；

● 保质期，电池断开连接时能够保留电荷的时间；

● 电压放电曲线，通常较为平坦或稍有斜度。

电池的电量快用完时，电压放电曲线会快速或逐渐下降。电压放电曲线指标很重要。有些设备要求电源(电池)提供的电压保持在某个电压值以上才能运行，而有些设备当电池电压降至满电量水平的 75% 甚至更低时仍然可以运行。碱性电池可以储存的总电量要比镍氢电池多。

11.1.1 不可充电电池

下面介绍的不可充电电池有：碱性电池、水银电池、锌-空气电池。

碱性电池

电池电压	1.5V
电池的化学成分	
阳极	锌
阴极	二氧化锰
电解液	氢氧化钾
能量密度	高
内阻	小
保质期	很长
放电曲线	有斜度，后期快速下降

应用：如图 11.1 所示，大大小小的碱性电池有许多种，可用于相机的闪光灯、模拟对讲机、手电筒、脉搏血氧仪、鼓膜温度计和探头式温度计等。

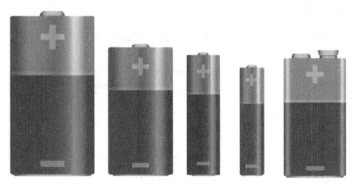

图 11.1 碱性电池的种类

水银电池

电池电压	1.35V
电池的化学成分	
阳极	锌
阴极	氧化汞
电解液	氢氧化钾
能量密度	高
内阻	大
保质期	很长
放电曲线	非常平坦，后期急剧下降

应用：用于助听器等小型电子产品。由于这种电池含汞，不再常用。

锌-空气电池

电池电压	1.65V
电池的化学成分	
阳极	锌
阴极	氧气
电解液	氢氧化钾
能量密度	高
内阻	大
保质期	密封可长久保存，否则保质期很短
放电曲线	非常平坦，后期急剧下降

应用：用于助听器和无线发射器。

11.1.2　可充电电池

下面介绍的可充电电池有：锂电池、镍氢电池、镍镉电池和铅酸电池。

锂电池

电池电压	可高达 4V，有不同的设计品种
电池的化学成分	
阳极	锂
阴极	可变
电解液	有机溶液
能量密度	非常高
内阻	小
保质期	较长
放电曲线	有斜度，后期逐渐下降
可充电次数	非常多

应用：用于便携式数字电子产品，如手机、数码相机、笔记本电脑、自动体外除颤仪和火星探测器等。

镍氢电池（NiMH）

电池电压	1.35V
电池的化学成分	
阳极	稀土或镍合金
阴极	羟基氧化镍
电解液	氢氧化钾
能量密度	高
内阻	小
保质期	较长
放电曲线	平坦，后期逐渐下降
可充电次数	多，如果使用仔细，可充电次数极多

应用：用于手机、数码相机、便携式摄像机、电动工具、紧急备用照明、笔记本电脑、汽车和卫星等。

镍镉电池（NiCd 或 NiCad）

电池电压	1.3V
电池的化学成分	
阳极	镍
阴极	羟基氧化镍
电解液	氢氧化钾
能量密度	中等
内阻	小
保质期	较长
放电曲线	平坦，后期逐渐下降
可充电次数	如果使用仔细，非常多次；否则中等或较少

应用：如图 11.2 所示的镍镉电池，可用于计算器、数码相机、太阳能设备、笔记本电脑、除颤仪和电动汽车等。

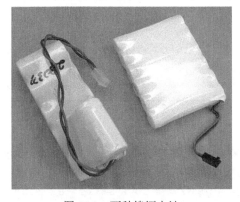

图 11.2　两种镍镉电池

铅酸电池

电池电压	2.0V
电池的化学成分	
阳极	铅
阴极	二氧化铅
电解液	硫酸
能量密度	中等
内阻	小
保质期	短
放电曲线	逐渐倾斜，后期缓慢下降
可充电次数	多

应用：如图 11.3 所示，铅酸电池可用于汽车、太阳能和风能存储设备、除颤仪、自动体外除颤仪（AED）、静脉输液泵、便携式监护仪和运输用的保温箱等。

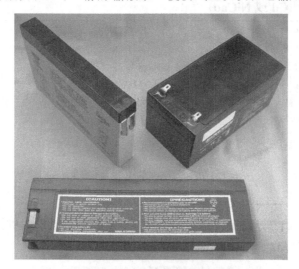

图 11.3　几种铅酸电池

铅酸电池可以使用胶体电解质替代液态电解质，允许任意方向摆放，不会漏液。这种电池有时被称为密封铅酸电池。

膨胀的电池

"快来看！我取不出电池！" Joe 叫嚷着，要 Angela 去他那里。Joe 正在修理一台生命体征监护仪，已经卸下电池仓的盖子，正试图拔出铅酸电池。通常，电池仓内的两侧有弹簧接触片，卡住电池的正负两端，电池很容易拔出来。但是这个电池卡死了。

"让我试试。你昨晚打曲棍球太猛了吧，手没劲了？"Angela 开玩笑道。她用拇指和食指捏住电池，使劲往外拔，但不一会儿就放弃了。

"你说得对，是卡死了。"

他们仔细看了一下，Joe 问道："我们只能强行拆出电池吗？可能会弄坏电池仓的。"

"好吧，也没别的办法，拆吧！不过，你来拆。万一弄坏了，我可不想担责任。"

Joe 微笑着翻了下白眼，去拿来一把鱼嘴钳，按照电池的厚度，调整好钳子开口的大小，钳住电池。他显然用了很大力气，才慢慢地拔出了电池。把取出的电池放到桌上时，他们看到电池表面好几个地方都鼓出来了，如图 11.4 所示。怪不得会被卡住。

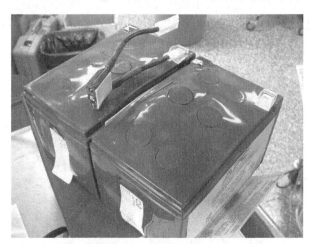

图 11.4 这两个电池的外壳明显凸出并已变形

"电池仓好像没事，"Angela 看着空空的电池仓说道，"只有几道划痕，我觉得没损坏。为什么电池会膨胀成这样？"她问道，又转回来看着坏了的电池。

"我以前看到过密封铅酸电池充电过度时会变成这样，但是，监护仪的充电电路应该会防止过度充电的啊，"Joe 推测道，"这是换过的电池，不是厂家原装的电池。因此，可能质量不够好。这种电池指标看起来还可以，但便宜很多。我觉得有时候还是一分价钱一分货。"他皱着眉头道，"我们要检查下带负载时监护仪充电器的输出，还要检查其他几台换过电池的监护仪。"

"我来列个检查清单，"Angela 说，"电池的编号在使用记录里有，花点时间可以查到。这种信息在数据库里不容易搜索，但至少信息是有的。"

"太好了，谢谢 Angie！我马上与采购部联系，告诉他们暂时不要再买便宜电池了，等我们查清楚再说。"

11.1.3 电池测试仪

可充电电池使用寿命的长短与使用方式有关，特别是镍镉、镍氢和铅酸等类型的电池，使用是否恰当，对于其寿命有很大的影响。如果要求终端用户定期检查电池部件以避免电池过度放电或过度充电，这通常很难办到。

实际上，大多数医疗设备的充电电路都不会发生过度充电的情况。有些厂家把电池调控电路或者充电系统安装在仪器内部，或者甚至与电池成为一体。这样就可以保证电池的正确使用。但是，其他有些形式的电池使用情况就不太理想，往往会导致电池丧失原有的某些性能。

如图 11.5 所示的电池测试仪有助于解决这个问题。利用这种仪器，医院医疗设备科可以定期将各种医疗设备中的电池取出，实行规范的充电和检测。测试仪可以测量电池电压、内阻和充放电曲线，并根据测试结果来选择特定的处理和充电程序。这样通常可以恢复可充电电池的大部分原始容量。

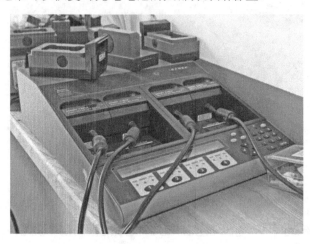

图 11.5　电池测试仪及各种电池适配器

电池测试仪还可以对各种新电池进行不同的测试和充电。将电池的参数、类型、电压和额定容量(单位为 Ah)等输入测试仪，并选择特定的程序或者选择"自动"档，测试分析仪随即进入各种测试程序，完成后会输出电池的状况和测量数据。将数据传输至计算机，可以收集保存并用于评估。再将测试数据打印在标签纸上，贴在电池上。

11.1.4　废电池的处理

水银电池由于采用有毒的汞，已不再使用。但是，绝大多数其他在用的电池也含有不应释放到生活环境中的化学物质。有专门的机构回收废旧电池，要么再次利用，要么安全地处理掉。有些公司甚至出钱回收废旧电池。

任何类型的电池，绝对不要丢入日常普通垃圾箱里！

11.2　电　磁　辐　射

有些物理作用(如加热等)可导致物质发射光子，光子是产生所有电磁波现象的基本"粒子"。光、无线电波、X射线和伽马射线等都是电磁波。光子没有质量，它们以"光速"行进，在真空中的速度是 300000km/s。

光子的重要特征之一是波长，其倒数是频率，如下表所示[1]。

电磁辐射的类型	波长
伽马射线	1～10pm
硬 X 射线	10～100pm
软 X 射线	100pm～1nm
极紫外线	1～10nm
近紫外线	10～380nm
紫色	380～430nm
蓝色	430～500nm
青色	500～520nm
绿色	520～565nm
黄色	565～590nm
橙色	590～625nm
红色	625～740nm
近红外线	740nm～5μm
中红外线	5～12μm
远红外线	12μm～1mm
极高频无线电(微波)	1mm～1cm
超高频(微波)	1～10cm
特高频(UHF)	10cm～1m
甚高频	1～10m
高频	10～100m
中频	100m～1km
低频	1～10km
特低频	10～100km
音频	100～1000km
极低频	1000～10000km

注：pm 为皮米(10^{-12}m)，nm 为纳米(10^{-9}m)，μm 为微米(10^{-6}m)。

1　其中 380～780nm 为可见光的波长范围。——译者注

11.3　数字电子技术

几乎所有现代化医疗电子设备都含有数字电路，下面简要介绍"数字"的概念。它是一个非常复杂的领域，深入介绍该领域的资料有很多。

11.3.1　概述

自然界的信号几乎都是模拟量，也就是说，如果将它们量化，那么，得到的数值可以是正负最大值之间的精确到任意位数的数字。无论放大多少倍，模拟信号随时间变化的曲线总是光滑的。早期的电子电路都以模拟信号的形式完成信号处理，包括信号的放大、滤波等处理。无论怎样处理，信号在最大值与最小值之间总是可以细分出无限数量的等级。

随着电子技术的发展，人们发现，如果停留在模拟信号处理上，要实现某些电信号的处理非常困难。计数或者确定测量值的数字时总是需要将连续的模拟信号离散化，并且离散的数值等级有限，处于这些等级之间的数值就必须上调或下调至邻近等级的数值上。如果离散的等级数太少，那么，就可能丢失信号的重要信息。不过，对于任何信号，都存在某个等级数；如果将该信号按照这个等级数(或者大于此等级数)进行离散化，无论进行什么分析处理，都可以保留足够的信号信息。不过，如果等级数太多，就可能造成"浪费"。过度密集的等级使得许多不同等级间数值的变化太微小，在信号分析中没有什么意义。

11.3.2　数字信号

将模拟信号分解成一系列离散数值，这是数字电子设备的基础。术语"数字"来自计数，就像用手指头数个数一样。换句话说，是整数。

实际上，几乎所有"数字"电子设备本质上都只用到"0"和"1"两个整数。这两个数字用于表示电子元件的"开"(为 1)和"关"(为 0)两种状态。不需其他中间数值，只要开和关就够了。或许这种方式应该被称为"二进制"而不是"数字"，但数字这个术语已无法动摇。

11.3.3　二进制数

单个二进制数值被称为"位"(bit)。通过转换，十进制数可以用多位二进制数来表示。两者只是基数不同而已，十进制数的基数为 10。

多位数字组成的十进制数中，每位数字的权重不同，取决于其所处的位置。例如，基数为 10 的十进制数"3692"中，数字"3"的权重为 1000，"6"的权重为 100，"9"的权重为 10，而"2"的权重为 1。如此构成了 3692 这个数字。可见，此数中"3"是最重要的数字，它的权重最大，而"2"则是最不重要的数字。

二进制数的构成方式一样，区别在于它仅有 0 和 1 两个数字，每位数字的位置权重是 2 的倍数。例如，含 8 位数字的二进制数"11010011"中，最右边的"1"权重为 1，而其前一个"1"的权重为 2，以此类推，直到最左边的"1"权重为 128，即 2 的 7 次方(最右边位的权重是 2 的 0 次方)。"11010011"转换为十进制数就是 $1 \times 128 + 1 \times 64 + 0 \times 32 + 1 \times 16 + 0 \times 8 + 0 \times 4 + 1 \times 2 + 1 \times 1 = 211$。

将模拟信号转换成二进制数来表示，便于信号处理，也可以完美地实现数据传输、存储和复制。

11.3.4　模数转换

将模拟信号转换为(二进制)数字时需要用户决定所需的精确度。这里涉及两个参数：频率和幅度。任何模拟信号都包含频率和幅度两个量。频率衡量信号随时间变化的快慢，而幅度则衡量变化的大小。

为了正确地表示信号的频率，模拟信号数字化时的采样速度必须足够高，否则会错过信号的重要特征。这个采样速度用采样率来表示。

在各个采样点上，模拟信号幅度的过于微小变化对于给定的设备而言可以忽略不计。只要一个二进制位代表的数值足以表示幅度的最小有效变化数值，数字化的精度就足够高了。一旦这个数值确定了，就可以计算出需要多少位二进制数来表示模拟信号的最大值。例如，如果某信号的最小有效数值为 1mV，且信号的最大幅度为 75mV，那么，就需要用 75 个不同等级的二进制数来表示该信号。7 位二进制数可以表示 128 个不同的数值，从 0(即"0000000")到 127(即"1111111表示")。因此，使用 7 位二进制数就足以正确地表示该模拟信号。这个幅度等级用分辨率来表示。

实际应用中，二进制数常用 4 的幂来表示，如 4、8、16、32、64、128 等。而且每 8 位二进制数作为一个单位，被称为"字节"。模拟信号数字化时，一旦确定了所需的采样率和分辨率，就可以将原始信号转换成合适的数字数据。实际选用的采样率和分辨率通常都要大于理论估计的最小值。

将模拟信号转换为数字数据的器件被称为模数转换器(analog-to-digital converter，A/D)。这类器件采用的转换技术有许多种，电路细节也不同，不过，转换结果没什么差别。医疗设备中使用的绝大多数模数转换器都是现成的集成电路芯片。

11.3.5　微处理器

许多集成电路的开发都是用于处理数字信息。有些系统设计只需要使用简单的数字集成电路芯片(IC)，不过，越来越多的系统需要使用所谓的微处理器这种复杂的特殊芯片。微处理器可以载入多组数字信息(即数据)，并利用所谓的程序以各种灵活的方式来处理数据。程序就是一系列运算数据的指令。

微处理器系统通常都包含四个基本组成部分：输入、存储、处理和输出。微处理器的范畴非常大：体积小的有廉价的用于计算器的微处理器，几乎计算器中用到的所有元件都被集成于单片 IC 芯片内；而体积大的则可以是充满整个大房间的超级昂贵的超级计算机。在某种意义上，甚至整个互联网也可以被看作一种卫星式微处理器系统。

11.3.6　计算机与网络

如图 11.6 和图 11.7 所示的基于微处理器的通用计算机在医院设备科工作中很有用。例如：设备管理、通知单处理、仪器校准和故障排除、零部件订购、数据分析、报告撰写和电子邮件通信等，利用计算机来完成这些日常工作可以提高工作效率。

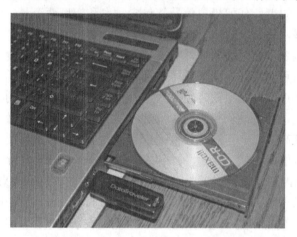

图 11.6　笔记本电脑与光驱和 U 盘

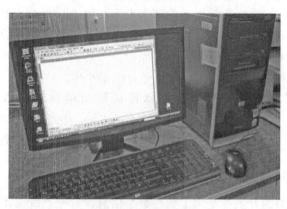

图 11.7　台式电脑

无论是台式电脑、笔记本电脑还是平板电脑，医院使用的计算机通常都连接在内部数据网络上，称为局域网(local area network，LAN)或内网。便于医务人员之间相互通信，也可以访问各种机构的数据库(如病人数据系统等)，还可以连通互联网(Internet)。

如图 11.8 所示，随着"智能化"水平的不断提高，手机在医院的生物医学信息系统中发挥的作用也越来越大。

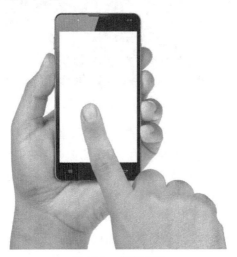

图 11.8　智能手机

如今，越来越多的医疗设备采用类似于通用计算机的微处理器系统作为设计的基础，并根据不同的应用需求改变封装，配上专门设计的输入和输出部件。而系统的"核心"通常是标准配置。有些厂家更是直接采用高质量的现成计算机及其操作系统，加上自己开发的软件和专用输入和输出部件，与自家生产的仪器实现接口连接。相比于从零开始设计每个部分，这种产品设计要容易得多，且便宜很多，可以缩短开发周期并节省成本。许多系统使用标准键盘和鼠标，以及通用的显示器和打印机(有可能价格会高些)。

厂家也不再设计和制造特定的数据通信系统，而是直接利用标准串行口和网络系统实现数据通信。这样，各种医疗设备与医院内网和互联网之间的连接就变得很简单。如图 11.9 和图 11.10 所示，插上网线即可。

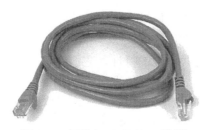

图 11.9　网线(LAN CAT-5 线缆)

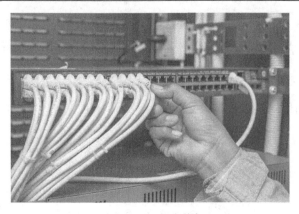

图 11.10　网络交换机

　　无论是对内部的还是向世界开放的，数据共享使得专家可以远程查看患者的记录，包括心电图、化验单、X 射线和 MRI 图像、药方和生命体征信息记录等。而后，专家们可以与当地医务人员沟通，指导诊断和治疗过程。这种联系越来越有可能通过计算机及其网络来实现。

　　此外，在数据共享平台上，学生可以查看真实的患者信息和病历，不同机构之间可以分享流行病学数据和资料，而研究人员则可以获得大量数据用于科学研究。

　　不过，这种数据共享的实施必须谨慎，因为医疗系统通常包含患者的隐私和身份信息。可靠的安全措施和定期的维护至关重要。安全工作及计算机维护的其他工作可能要由临床工程师来承担，或者可能由信息管理部门负责，或者也可能出现其他新部门来管理。

11.4　本 章 小 结

本章讲述了电池、电磁辐射、数字系统和计算机。

11.5　思 考 题

1. 请简要讲述电池的工作原理。
2. 请列出电池的一些重要特性。
3. 请简要说明以下几种电池的特性，它们各有哪些优点和缺点？
   ● 碱性电池
   ● 铅酸电池
   ● 镍镉电池

● 镍氢电池

● 锂电池

4. 电池测试仪具有哪些功能？

5. 硬 X 射线和特高频(UHF)无线电波有何关系？它们的区别是什么？

6. 与模拟系统相比，数字系统有哪些优势？

7. 哪两个参数决定了用数字信号表示模拟信号时的准确性？

8. 微处理器系统的四个基本组成部分是什么？

9. 为什么普通计算机可以直接作为医疗系统的组件？

10. 为什么在医疗网络系统中数据安全尤其重要？

第 12 章　医疗技术管理

本章要点

● 了解医疗技术管理所涉及的内容。

● 了解现有的医疗技术管理软件包。

● 了解医疗设备自动化测试的管理软件。

12.1　概　　述

即使小型医院也拥有相当数量和种类的医疗设备，必须要有完整有效的技术支持来维护这些设备，必须建立设备管理系统。

医疗技术管理涉及医疗设备的各个方面，包括：规划、评估、采购、到货验收、安装调试、员工培训、性能测试(performance assurance，PA)、维修、运行评估、寿命周期成本分析、使用、供应管理及报废。

有效的管理很有益处，例如，可以获得最优性价比、延长使用期、并使风险最小化及资源利用最大化。此外，通过分析设备的 PA 测试结果和维修数据可以给设备和系统的更新和采购计划提供参考。而且，拥有完整的管理系统也有利于确保设备符合相关法规和标准。因此，医疗技术管理系统既实用又规范还有经济效益。

12.2　规　　划

设备规划必须根据医院接收的患者和医务人员的需求来制定。必须考虑费用预算，广泛了解相关医疗设备的功能、原理及其使用的方法和相关的基础知识。此外，了解设备的产品种类及各厂家、供应商和维护机构的优势和劣势，有助于作出最佳决策。医疗设备的规划包括如下流程：

(1) 始终掌握准确的现有设备库存清单；

(2) 评估对新设备的需求；

(3) 根据需求填写采购申请书；

(4) 确保公平竞标过程；

(5)处理报价;

(6)进行设备供应商竞标的比较和评估;

(7)确保所有新设备符合相关标准(见第 13 章);

(8)完成所有新设备的 PA 和安全测试;

(9)监督和/或执行新设备的组装或安装;

(10)监督或记录供应商是否按照合同执行设备的维护维修;

(11)设备出现故障后进行报废、维修或替换的评估;

(12)对所有设备进行有效的性能测试。

上述流程的执行过程可能需要医院其他部门的参与。因此,必须制定有效的医院内部制度,否则可能会导致规划的延误或改变。部门之间的沟通和协调至关重要!相关部门工作人员必须接受培训(或知情),了解特定规划过程中临床工程技术的含义。可能涉及的医院部门和人员如下:

(1)生物医学工程科/临床工程科;

(2)采购科;

(3)财务科;

(4)护理部;

(5)医生;

(6)设备科;

(7)消毒供应室;

(8)后勤部;

(9)主要设备供应商;

(10)提供服务的院外承包商(包括工程改造、线路、管道和暖通)。

12.3 医疗技术管理软件

有效的设备管理需要专业的软件系统。该系统可用于生成设备库存、记录维修和维护费用、安排定期的性能测试、管理不良事件和召回信息、生成工作订单及记录员工的完成情况等。有些系统还可以登记零部件的库存并提供院外的供货平台。管理系统与检测设备的连接也已经越来越普及。通过与检测设备之间的连接,系统可以生成工作订单、识别设备、控制测试过程,并记录测试结果、生成测试报告。

美国急救医学研究所(Emergency Care Research Institute,ECRI)开发了第一代医疗设备管理软件系统,起初只是一个库存数据库,后来发展为集成 PA 测试结果和日期、零部件库存和 PA 计划等功能的软件系统。

现在的医疗设备管理软件系统多种多样,其中包括医疗设备科使用的设备管理软件，它的功能较齐全，可用于管理医疗设备、非技术性护理器材和后勤设备等。还有些软件则专注于管理临床医疗设备。少数软件系统能够与测试设备相连接，将 PA 计划和测试结果与管理软件结合在一起。

12.3.1　各种设备管理软件及其特性

Medixir 软件（网址：http://www.medixir.com/）

● 专注于医疗设备管理；

● 与设备供应商有链接；

● 可从全球任何地方访问各种设备；

● 具有二维码（QR code）功能。

Meditrac 软件（网址：http://novosolutions.com/medical-tracking-software/）

● 几乎包括所有医疗设备的管理功能；

● 可用于使用设备的各个部门；

● 具有条形码功能。

MSI 数据库（网址：http://www.msidata.com/industries/healthcare-medical/）

● 专注于提供外部技术服务的信息；

● 包括服务调度、服务合同、零部件库存和资产跟踪记录的管理；

● 监测数据的管理，包括移动检测数据的采集。

Razorsync 软件（网址：http://www.razorsync.com/medical-service-software/）

● 专注于提供外部技术服务的信息；

● 可通过电脑拨打手机或办公室电话；

● 提供客户和技术人员的地理位置。

Bluefolder 软件（网址：http://www.bluefolder.com/service-management software / industries/medicalequipment-service-software.aspx）

● 可提供外部或内部技术服务的信息；

● 强调法规和标准；

● Web 访问链接；

● 提供客户端，允许客户输入请求或搜索特定信息；

● 集成记录功能；

● 集成的电子邮件和日历。

RAM Series4000 软件（网址：http://www.realassetmgt.co.uk/market-sectors/ medical equipmentmanagement-software.html）

● 提供医疗技术；

● 基于网络；

● 库存管理和订单申请；

● 专用于英国。

TMS OnSite 软件(网址：http://www.frsoft.com/ProductsSolutions/TMSOnSite.aspx)

● 是模块化软件，可以适应不同用户的需求；
● 监督相关法规的执行情况；
● 使用任何设备访问 Internet；
● 多种设备功能；
● 提供医疗设备的搜索平台(PartsSource/ePartsFinder，网址：http://www.partssource.com/)；
● 提供与 Fluke 公司生物医学工程部的 MedTester 的接口(见下文)。

Maintenance Connection 软件(网址：http://www.maintenanceconnection.com/website/)

● 具有移动访问功能；
● 工作订单管理；
● 资产管理；
● 预防性维护计划的管理；
● 库存记录；
● 条形码功能。

Hindsite 软件(网址：http://www.hindsitesoftware.com/medical-equipment-maintenance-software.CFM)

● 专注于提供外部技术服务的信息；
● 一款通用型设备管理应用软件；
● 具有多站点调度的映射集成；
● 包含计费工具。

12.3.2　医疗设备自动化测试的管理软件

Fluke 公司生物医学工程部研发的 Ansur 自动测试软件具有如下功能：

● 能够与 Fluke 公司的大多数新型测试设备兼容，每种测试设备都有独立的插件；
● 预设或由客户创建测试协议；
● 引导每步测试；
● 生成测试报告；
● 通过/不通过自动评估；
● 可以同时测试多台设备；
● 可以在每个测试流程中对设备执行多项预防性维护测试。

12.4 本 章 小 结

本章介绍了医疗设备管理的基本规则和注意事项，概述了设备规划流程，还介绍了各种用于医疗技术管理的软件系统。

第 13 章　法规和标准

```
本章要点
● 区分法规和标准，并了解它们的用途。
● 简介制定法规和标准的主要机构。
```

13.1　概　　述

医疗设备必须安全、有效且可靠。为了确保用于患者的医疗设备符合这些要求，必须有各种标准来定义每个要求的参数，并且要制定法规来监督各种标准的执行。

法规是特定医疗设备销售和使用必须满足的基本法律要求。法规按照适用范围分成国际的、国家的和地区的。从医疗技术管理(health technology management，HTM)角度而言，设备生产厂家和供应商必须遵循有关法规，HTM 管理人员则必须确保相关设备具备符合法规的认证。法规就是获得认证之前必须满足的一系列特定的标准。

各种设备的标准详细描述了相关设备的构造和性能必须满足的要求。它们也指 ISO 9000 系列标准等质量管理体系。采用哪些标准是厂家自愿选择的，所采用的标准可以给消费者提供质量保证。有时大型机构有特定的部门指定所需遵循的标准。

有些标准制定机构仅设计和提供标准，还有些标准机构，如美国保险商实验室 (Underwriters Laboratories, UL) 和加拿大标准协会 (Canadian Standards Association，CSA)，还能够测试设备，以确定设备是否符合其所制定的标准。厂家可以将产品递交给这些机构来完成测试，以便在产品进入市场之前能够确保其符合相关标准，并且终端用户也可以据此来判断先前未批准过的设备是否符合规范。

国际标准允许世界各国的厂家进入更大的市场，相应地，终端用户(如医院、诊所和医生门诊室)也可以有更大的产品选择范围。有些国际标准机构，如国际电工委员会(International Electrotechnical Commission，IEC)，其职能就是协调成员国之间的标准制定。还有些标准机构，如美国消防协会(National Fire Protection

Association，NFPA)，开始时属于国内组织，后来逐渐获得国际地位，因为其他国家也采纳其标准。某些机构可同时制定法规和标准。

13.2　标准和法规的相关机构[1]

13.2.1　国际电工委员会(IEC，网址：http://www.iec.ch/)

数以百万计的包含电子器件的设备及用电和发电的设备，它们的安全装配和运作都遵循 IEC 国际标准和合格评定系统。IEC 成立于 1906 年，是世界领先的制定和颁布各种电气和电子相关技术国际标准的机构。电气和电子技术被统称为电工技术(electrotechnology)。

IEC 为公司、行业和政府提供了一个平台，在此平台上可以开会、讨论和制定所需的国际标准。所有 IEC 国际标准都完全基于共识，可以代表参与 IEC 工作的每个国家的主要利益相关者的需求。每个成员国无论大小，在 IEC 国际标准制定中都有表决权和发言权。来自工业、商业、政府、测试机构和研究室、学术界和消费者团体的近 2 万名专家参与 IEC 标准化工作。IEC 是为全球制定国际标准的三大全球性组织(IEC、ISO 和 ITU)之一。

IEC 60601 标准(网址：https://webstore.iec.ch/publication/2612)

此标准包括医用电气设备第 1 部分：基本安全和基本性能的一般性要求。IEC 60601-1：2005＋A1：2012(E)包含通常适用于医疗电气设备的基本安全和基本性能要求。

IEC 62353 标准(网址：https://webstore.iec.ch/publication/6913)

此标准包括 IEC 62353:2014 医用电气设备标准：有关医疗电气设备维修后的测试和重复测试。此标准适用于医疗电气(medical electrical，ME)设备和系统及其部件的测试，以下简称为 ME 设备和 ME 系统。它们符合 IEC 60601-1:1988(第二版)及其修订版和 IEC 60601-1:2005(第三版)及其修订。在投入使用之前，在维护、检查、维修后，或在重复试验时，此标准用于评估 ME 设备和 ME 系统及其部件的安全性。

13.2.2　美国消防协会(NFPA，网址：http://www.nfpa.org/)

NFPA 成立于 1896 年，是一家全球性的非营利组织，致力于消除因火灾、电气和相关危害而导致的死亡、伤害、财产和经济损失。该协会拥有 300 多项共识准则和标准，通过研究、培训、教育、宣传和倡导、与有兴趣推广 NFPA 使命的人合作等方式，来传播信息和知识。所有 NFPA 条款和标准都可免费在线查看。

---

1 本节内容选摘自各网站。——原书注

NFPA 的全球会员总人数超过 65000 人。

2015 年版的 NFPA 99 医疗保健设施规范以其成功的基于风险的方法为基础，提高了可用性，可以增强医疗保健的安全性。该医疗保健设施规范以 2012 年的 NFPA 99 中引入的基于风险的方法为基础，提供医疗保健设施的执行标准。此处的风险是指患者和员工身上的风险，而不是建筑物之类的风险。它定义了安全指南。有关条款规定了设施、材料、设备和器件(包括原 NFPA 99C 中的医用气体和真空系统)的安装、检查、测试、维护、运行和安全措施。该 2015 年版的 NFPA 99 的下列主要改变使其执行标准更具可行性、强制性和可用性：

● 其要求与 2014NFPA70 国家电气条款相关。

● 新条款规定使用燃料电池系统作为备用电源。在确保相同的最低安全要求上，允许使用该新技术。

● 已从 NFPA 99 中删除了三类基本电气系统要求，遵循其他所需的条款。

● 对护士呼叫系统要求的更新版包含了广泛使用的术语，并且与设施指南研究所颁布的保持一致。

13.2.3 国际标准化组织(ISO，网址：http://www.iso.org/iso/home.html)

ISO 简介

国际标准化组织(International Organization for Standardization，ISO)是一个独立的非政府国际组织，拥有 162 个国家标准机构。其成员中汇集的专家共享知识，并制定自愿的、基于共识的、与市场相关的国际标准，以支持创新并为全球性问题提供解决方案。ISO 的中央秘书处设在日内瓦。

ISO 标准

国际化的标准很有效。它们为产品、服务和系统提供世界级的规范，以确保质量、安全和效率。它们有助于促进国际贸易。

ISO 已颁布了 20500 多项国际标准和相关文件，涵盖了技术、食品安全、农业和医疗保健等几乎所有行业。ISO 国际标准影响着世界各国人民。

ISO 9000 质量管理体系标准(网址：http://www.iso.org/iso/home/standards/management-standards/iso_9000.htm)

ISO 9000 体系涉及质量管理的各个方面，并包含部分 ISO 最知名的标准。这些标准为公司和组织提供了指南和方法，可以确保其产品和服务始终符合客户的需求，且质量不断提高。ISO 9000 体系的标准包括：

● ISO 9001:2015：质量管理体系的要求；

● ISO 9000:2015：基本概念和语言；

● ISO 9004:2009：主要论述如何使质量管理体系更有效；

● ISO 19011:2011：质量管理体系内部和外部审查指南。

ISO 9001:2015 规定了质量管理体系的标准，是该标准系列中唯一可以认证的标准（尽管这不是必要条件）。它可以被任何组织使用，无论大小、无论其活动领域如何。事实上，超过 170 个国家的 100 多万家公司和组织已通过 ISO 9001 认证。

ISO 31000 风险管理标准（网址：http://www.iso.org/iso/home/standards/iso31000.htm）

风险对于机构可能产生的影响包括经济效益、业务声誉及环境、安全和社会影响等方面。因此，有效的风险管理有助于机构在充满不确定性的环境中表现良好。

ISO 31000:2009 风险管理原则和指南中提供了管理风险的原则、框架和流程。无论其规模、活动和部门设置如何，任何机构都可以使用 ISO 31000。使用该风险管理标准可以帮助机构提高实现目标的概率，改进对于机遇和威胁的识别度，并有效地分配和利用资源来应对风险。不过，ISO 31000 不能用于认证，但它确实可以为内部或外部的审查工作提供指南。

使用该标准的机构可以将其风险管理的实践与国际公认的基准进行比较，有效地管理和治理公司。

13.2.4 加拿大标准协会（CSA，网址：http://www.csagroup.org/）

CSA 简介

每天，CSA 都与世界各地的企业、机构和标准组织一起，为大众和企业创造更安全、更加可持续的世界而努力。从测试和认证当前产品的安全性和性能，到开发基于共识标准的未来新技术，他们开发了致力于促进行业和社会安全的解决方案。

厂家、零售商、企业、学术界、消费者和政府机构都借助于 CSA 的全球网络来为不断变化的安全性、可靠性和可持续性的需求寻求创新的方案。

各种标准有助于创造更安全的居家、工作场所和公共场所，旨在解决与可持续发展和环境相关的问题，并鼓励采用新技术和最佳实践，以促进贸易并帮助提高行业在全球市场中的竞争力。因此，各种标准有助于促进当下，预见未来。

标准制定是 CSA 的基础。从 1919 年的最初章程开始，CSA 已经发展成为加拿大最大的标准开发组织（Standards Development Organization，SDO），拥有最广泛的知名度。CSA 还与世界各地的其他 SDO 合作，成为国际上协调有关标准活动的主要贡献者。拥有 3000 多项标准和条款的 CSA 数据库包含了影响行业、消费者、监管机构和公众的利益的内容。

电子医疗设备

CSA 按照美国、加拿大和国际上的各项相关标准测试和认证各种电子医疗设备，有助于获取产品进入市场的许可证。无论在何地生产和销售电子医疗设备，利用 CSA 在北美、欧洲和亚洲设有的各办事处和实验室，技术专家都可以提供当地的服务。

测试和认证

CSA 可以测试和认证各种电子医疗设备，包括：

● CT 扫描设备；

● 除颤仪；

● 心电图仪；

● (婴儿)培养箱；

● 监护设备；

● 超声设备。

CSA 的测试和认证程序不仅包括认证要求，还包括合适的 EMC 测试，以满足美国联邦通信委员会(Federal Communications Commission，FCC)、欧盟(European Union，EU)、加拿大工业部和其他监管机构的要求及电池认证。

IEC 60601-1 第三版：它们有资格提供准许证，以推进电子医疗设备在世界各地销售。事实上，它们是首家通过 ANSI 认证的北美机构，可以根据 IEC 60601-1 第三版的要求来测试电子医疗设备。

根据 IECEE CB 体系，CSA 的测试报告可以确保产品通过许多国际市场的审批。

CSA 标准

CAN/CSA-C22.2 NO. 60601-1-1-02(R2011)——医用电气设备——第 1-1 部：安全的基本要求——相关标准：医用电气系统的安全要求(改编自 CEI/IEC 60601-1-1:2000，第二版，2000-12)。该标准适用于 2.201 中所定义的医疗电气系统的安全性。它描述了为患者、操作者和周围环境提供保护所必需的安全要求。

CAN/CSA-C22.2 NO.60601-1-6:11——医用电气设备——第 1-6 部：基本安全和基本性能——相关标准：可用性(改编自 IEC 60601-1-6:2010，第三版，2010-01)。它取代了之前 2008 年颁布的 CAN/CSA-C22.2 No.60601-1-6(改编自 IEC 60601-1-6:2006)。它是 CSA 颁布的加拿大电气规范第 II 部中的系列标准之一。

该国际标准规定了厂家分析、定义、设计、检验和验证可用性的流程，它涉及医疗电气设备的基本安全和基本性能。

此适用性工程流程可以评估和缓解由适用性问题引起的风险(此处的适用性与正常使用中的正确使用和使用不当相关)。它可用于识别但不评估或缓解与异常使用相关的风险。

如果符合此标准中详述的适用性工程流程并且满足适用性验证计划中的验收标准(参见 IEC 62366:2007 的 5.9),那么,ME 设备的适用性所附带的 ISO 14971中定义的剩余风险被认为是可接受的,除非客观证据相反(见 IEC 62366:2007的 4.1.2)。

13.2.5　美国和加拿大保险商实验室(UL 和 ULC,网址: http://ul.com/)

UL 简介

美国保险商实验室(UL)是一家全球性的独立安全科学公司,拥有超过百年的历史,其技术创新安全方案很广泛,从公共用电到可持续可再生能源和纳米技术的新突破,UL 致力于促进安全的生活和工作环境,保护人员、产品和场所,促进贸易、维护安宁。

UL 的工作包括认证、验证、测试、检查、审核、建议和培训。他们提供知识和专业技能,以帮助应对供应链中日益增加的复杂问题,从合规和监管问题到贸易困难和市场准入等。

加拿大保险商实验室简介

加拿大保险商实验室(Underwriters Laboratories of Canada,ULC)是一家独立的产品安全测试、认证和检验机构。他们为公共安全进行的产品测试工作已经有90 年历史,并具有加拿大标准委员会(SCC)的认可。

13.2.6　加拿大标准委员会(SCC,网址: https://www.scc.ca/)

SCC 简介

加拿大标准委员会(Standards Council of Canada,SCC)负责在加拿大有效和高效地推进标准化工作。

关于标准化

标准化包括标准出版物的开发和应用,为产品、技术服务和系统建立公认的实践、技术要求和术语。标准有助于促进更好、更安全、更有效的方法和产品的应用,它们是技术、创新和贸易的基本要素。

标准委员会执行各种职能,旨在确保加拿大标准化工作的有效且协调的运行。在与标准相关的国外和国际论坛上,它还能够代表加拿大的利益。

13.2.7　美国食品与药品管理局(FDA,网址: http://www.fda.gov/)

美国食品与药品管理局(Food and Drug Administration,FDA)负责保护公众健康,确保食品(受美国农业部监管的家畜、家禽、肉类和一些蛋制品除外)安全、健康、卫生且有正确标记,确保人用和兽用药物、用于人类的疫苗和其他生物制品及医疗器械安全有效。

产品和医疗程序

医疗设备的范围很广，从简单的压舌板和便盆，到采用微处理芯片技术的可编程的复杂心脏起搏器和激光手术设备等都包括在内。此外，医疗设备还包括体外诊断产品，如通用实验室设备、试剂和试剂盒(包括利用单克隆抗体技术的试剂)。面向医疗应用的某些电子辐射发射产品也属于医疗设备，如诊断超声产品、X 线机和医用激光器等。

医疗器械安全

FDA 监管医疗设备相关的不良事件和其他问题的报告，并在需要时通告医疗卫生专业人员和公众，以促进医疗设备的正确使用，确保患者的健康和安全。

13.2.8　加拿大卫生部(网址：http://www.hc-sc.gc.ca/index-eng.php)

医疗设备

食品与药品法中定义的"医疗设备"涵盖了用于治疗、缓解、诊断，以及预防疾病和身体异常的各种保健器材或医疗仪器。

加拿大卫生部的职责

加拿大卫生部在批准医疗设备在加拿大销售之前，会对它们进行审查，评估其安全性、有效性和质量。

13.2.9　医疗器械促进协会(AAMI，网址：http://www.aami.org/index.htm)

医疗器械促进协会(Association for the Advancement of Medical Instrumentation，AAMI)成立于 1967 年，是由 6000 多名会员组成的一个独特联盟，其共同目标是促进对于医疗仪器的认识和有效应用。AAMI 是关于医疗仪器及其技术的知识和新信息的主要来源，它也为行业、专业机构和政府提供了国家标准和国际标准的主要资源。

13.2.10　美国国家标准协会(ANSI，网址：https://www.ansi.org/)

美国国家标准协会(American National Standards Institute，ANSI)通过认证标准制定机构的方案来促进美国国家标准的发展。此类组织协作制定自主的国家共识标准。拥有 ANSI 的认证可以表明标准制定机构的方案符合协会对开放性、平衡性、共识性和正当法律程序的基本要求。

13.2.11　电气与电子工程师协会(IEEE，网址：http://www.ieee.org/portal/site)

电气与电子工程师协会(Institute of Electrical and Electronics Engineers，IEEE)是世界上最大的专业协会，致力于推进技术创新和普及成果，以造福人类。IEEE

及其会员通过其高引用的出版物、会议、技术标准及专业活动和教育活动来促进世界交流。

IEEE 简介

IEEE 拥有

● 超过 160 个国家的 426000 多名会员，其中 50% 以上来自美国之外的国家；

● 超过 117000 名学生会员；

● 全球 10 个地理分区中的 334 个分会；

● 2116 个地方分会，将具有共同技术兴趣的当地会员联合起来；

● 在 80 个国家的大学和学院设有的 2669 个学生分会机构；

● IEEE 技术协会的 922 个学生分会；

● 440 个兴趣小组。IEEE 的兴趣小组是一个或多个协会的非技术小组，它包括 IEEE-USA 咨询网络、青年专业人员(Young Professionals，YP)、女性工程师 (Women in Engineering，WIE)和终身会员(Life Members，LM)；

而且，IEEE 还拥有

● 39 个协会和 7 个技术委员会，代表了广泛的 IEEE 技术兴趣；

● IEEE Xplore®数字图书馆，其中拥有超过 350 万份文献资料，每月下载量超过 800 万次；

● 超过 1671 个发布的标准和项目；

● 约 180 种会刊、期刊和杂志；

● 91 个国家的 1600 多个学术会议。这些会议与全球 1000 多个非 IEEE 组织联合举办；参会者超过 480000 人；在 IEEE Xplore 上发表超过 1400 册会议论文集。

13.2.12　药物管理局(TGA，网址：https://www.tga.gov.au/)

澳大利亚药物管理局(Therapeutic Goods Administration，TGA)是澳大利亚卫生部所属机构，它通过有效且及时地监管治疗用食品(药品)来保障和增强澳大利亚民众的健康。TGA 负责监管药品的供应、进口、出口、制造和广告。它包括的监管措施有：上市前评估、上市后监测和强制性的标准执行、澳大利亚的生产许可认证，以及验证海外厂家是否遵循与澳大利亚同行相同的标准。

13.2.13　英国标准学会(BSI，网址：http://www.bsigroup.com/en-GB/)

英国标准学会(British Standards Institution，BSI)是英国的国家标准机构，它具有如下职能：

● 制定私人的、国家的和国际的标准；

● 认证管理系统和产品；

- 提供产品和服务的测试和认证；
- 提供有关标准和国际贸易的培训和信息；
- 提供运行管理和供应链管理的软件方案。

13.3　本 章 小 结

本章讲述了医疗技术管理(HTM)中法规和标准的作用，并简单介绍了这方面所涉及的主要机构。

第 14 章　医疗设备使用中出现的实际问题示例

本章将举例说明作者作为临床工程师在医院工作时遇到的一些关于设备的实际问题(图 14.1～图 14.23)。采用图示的方法,每个问题配一张照片,图注就是说明。对于其中有些问题,展示的照片或许不太符合;不过,照片可以给读者一种身临其境的感觉。

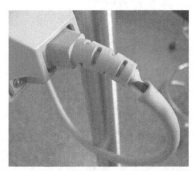

图 14.1　这是一台输液泵的交流电源线。遭受多次扭曲后,电源线的绝缘层已被拧破,破口就在剪切应力最大处。虽然当时内部每根电线各自的绝缘层仍然完好无损,但是,一旦这些绝缘层再遭受破坏,就可能发生触电。因此,当时更换了一根电源线。只要拧下两颗固定螺丝,取下电源线的固定器,换上新电源线,再重新固定好就可以了。

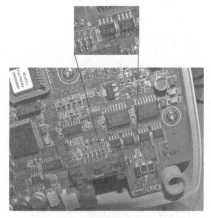

图 14.2　有时电路板上的电子元件会烧坏,就像图中所示输液泵电路板上的这块 8 个引脚的集成电路芯片,有烧坏的痕迹。这台泵已不能使用。虽然可以利用专用工具更换这种表面贴装的元件,但是,这种维修操作很容易损坏周围其他元件。而且这块烧坏芯片的故障可能已经引起其他元件的损坏,即使换了这块芯片,输液泵可能仍然无法工作。基于这些考虑,而且为了赶时间,当时就更换了整块电路板。

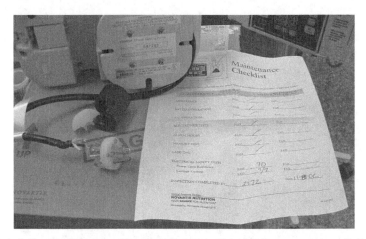

图 14.3　这台营养泵是医院新购买的，送到医疗设备科来例行检查。一开机，发现它根本不工作。经仔细检查，发现交流电源的插头里面，用于固定导线的螺丝没有拧紧。如果这些导线接头处接触不良或者忽通忽断，那么，就可能在使用时导致过热和/或不能工作。而随带的出厂检查单上却显示交流电源运行合格，这说明设备到达医院后还是需要仔细检查之后才能使用。如果送厂里返修，要填写一大堆单子，还要耽误时间。作者就直接把插头里的导线固定好。开机后，其他的测试都通过，就可以正常使用了。

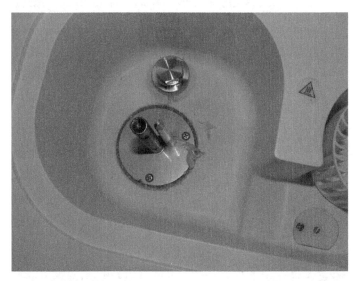

图 14.4　这是一台拆开的婴儿培养箱的加热仓。右侧的风扇将空气不断循环送入仓内，以加热仓内空气。圆柱形的加热元件上原本装有金属散热片，已被揭掉。它旁边的银色小杆里面有温度传感器，用于温度控制。培养箱里用于包裹婴儿的棉布等材料会产生棉绒。通常每次使用之后，会清洁培养箱，将棉绒等清理掉。但是，如图所示，有时清理不彻底，加热仓内有残留的棉绒，这可能降低加热效率，而且这些碎棉绒还会被吹入婴儿室，在培养箱内四处飞舞。作者当时把加热仓里内的棉绒清理干净，并向清洁部门发了通知，提醒相关人员清理时要检查加热仓。

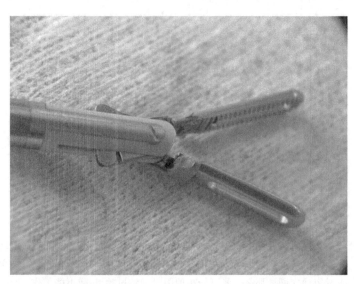

图 14.5　图中所示是双极电刀外科手术中使用的钳子，可在腹腔镜手术时烧灼血管、息肉或胆管等小块组织。有两根导线穿过金属管连接在钳子上，导线之间必须相互绝缘且与金属管绝缘。一旦绝缘层被破坏（如图所示），就会导致短路，使得周围组织受到意外加热。更严重的是，电刀的烧灼作用会减弱甚至丧失。这类问题不能现场解决，要将电刀送回厂家维修。

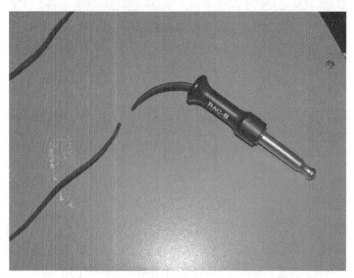

图 14.6　此图所示的单极电刀也需要完整的电路回路才能工作。可能受到过分的拉扯或者挤压，图中所示返回电极电缆绝缘层内的回路导线原本已经断开，轻轻一拉电缆，连绝缘层也断了。将导线的 2 个断头压在一起，焊接好。接头外面套上热缩管作为绝缘，可以暂时使用。但应尽快更换这根电缆。

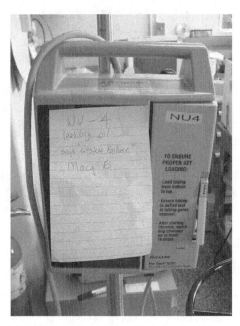

图 14.7　这台输液泵上贴的字条上写着：漏油，显示"系统故障"。如果出现"系统故障"，许多时候是严重问题，通常意味着必须更换含 CPU 的主板；不过有时可能是电缆线接触不良。漏油则是另一回事。因为这种输液泵没有油，"漏"很可能是液体溅到泵上造成的，这表明病房的设备保护不到位。此外，溅到的液体不知是什么，因此需要先将输液泵送去清洁之后才能继续使用。

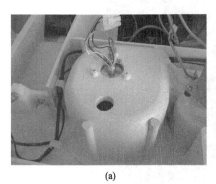
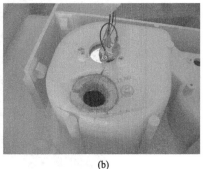

(a)　　　　　　　　　　　　　　　(b)

图 14.8　这两张照片是婴儿培养箱翻过来后看到的塑料外壳，里面是加热仓。开孔是蒸馏水的入口，蒸馏水通过一个金属喷嘴进入加热仓。水蒸发后，被吹散至整个培养箱内。图(a)是新的壳体，而图(b)的外壳在喷嘴安装孔的周围，塑料已严重老化，这会使得滴在壳底内的水流到婴儿室的地面上。医院的工程师原先还以为，这可能是残留在加热仓内的清洁剂腐蚀了塑料。与培养箱生产厂家沟通后，才知道潮湿就会导致这个问题。厂家可以免费更换外壳。

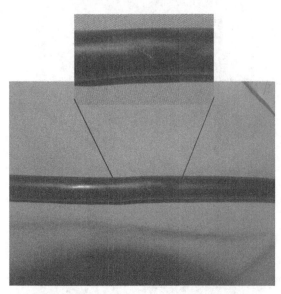

图 14.9　图中所示的这根交流电源线是腹腔镜手术吹入器上的，可能遭受了过度弯曲或者被病床的轮子等重物碾压。这类物理性破坏导致里面有一股导线断了，断头刺穿了电源线的内外绝缘层，露了出来。这存在电击危险和扎伤危险。这种导线的损坏也可能导致设备使用时出故障。更换电源线即可，并要提醒工作人员尽可能不要将电源线放在通道地面上。

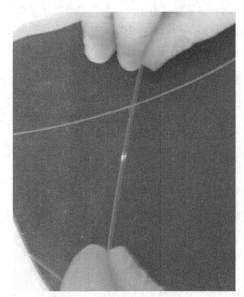

图 14.10　这是一根光纤，用于在碎石手术中传送激光脉冲，以粉碎肾结石。正常磨损或滥用都会使光纤内部产生裂缝。这种裂缝肉眼看不见，却能有效阻碍光的传输，使光纤不能再用。因此，必须定期测试光纤，以确保光路通畅。测试时，可以在光纤中通以强白光，再仔细查看光纤。如图所示，光纤断裂处会透出白光。

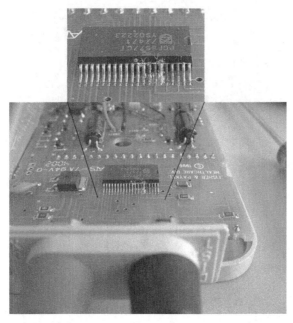

图 14.11　电子元件受到液体浸泡通常会出问题。图中所示是一台神经电刺激仪的电路板。可能是仪器掉进了某种液体(有时还是不要过问为好)，或者是液体溅到仪器上了。无论曾经发生了什么，其结果是，一块集成电路芯片的引脚上有液体残留物，损坏了芯片，导致仪器出现故障。由于这种仪器不贵，而更换部件的价格却较高，因此，就将仪器报废了。

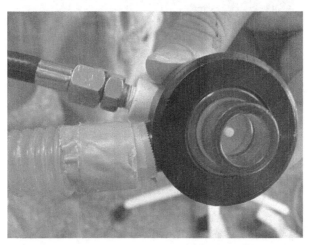

图 14.12　护士们很喜欢用胶带啊！这是一氧化二氮(笑气)设备的患者端接口。孕妇分娩时吸点笑气可以缓解疼痛。使用时，有个橡胶面罩贴在图示的圆孔上，再罩在患者面部。塑料波纹管是用于排气的，呼出的一氧化二氮通过波纹管排出室外，防止它释放到室内。波纹管裂开时护士就用胶带缠上。胶带可用于临时救急，但马上就会失效，泄漏的一氧化二氮会污染周围环境，且胶带缠绕不美观。

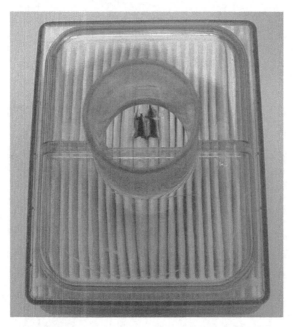

图 14.13　这是一台氧气浓缩器进气口的过滤器。有异物被吸入进气口，且吸入速度很大，打穿了过滤材料。这个孔洞会污染输送的氧气，也会影响设备的气压。通常，泡沫过滤器可以防止这种情况的发生，但图中所示这台设备上的泡沫过滤器不见了。

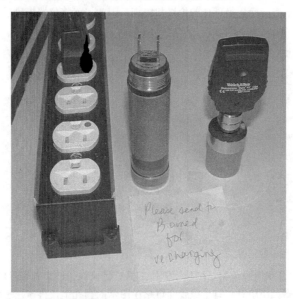

图 14.14　这是一台检眼镜，其手柄中装有可充电电池和内置的充电电路。图中所示检眼镜的头部已被拧开，露出了可插入交流电插座的插脚，插入后即可给电池充电。将检眼镜送来维修室充电的人显然不知道这种充电方式。看来使用人员需要相关的培训。

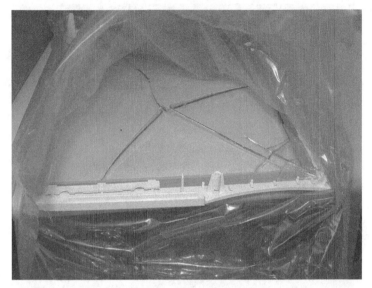

图 14.15　无论如何包装，易破损的器具都无法绝对避免运输途中受损。这台新进的中央监视器的显示屏送到医疗设备科时就成这样了(已破裂)。但外包装箱上几乎看不出任何损坏。当时生产厂家负责更换了显示屏，估计他们会利用我们的这张照片投诉运输公司。

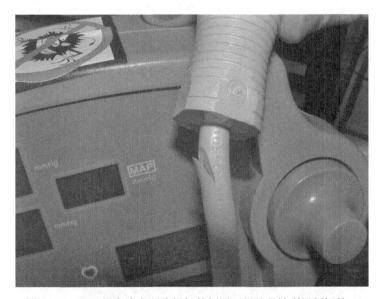

图 14.16　又一根交流电源线损坏的例子，显然是被利器割坏的。

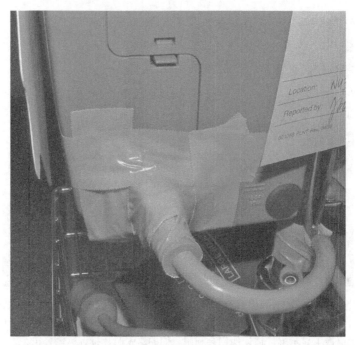

图 14.17 又是护士用胶带缠绕的例子。通常，摩擦力的作用会将电源线插头固定位，但是这个插头松动了，临时用胶带缠住。胶带用得太多了，有点难看，但插头固定牢了。实际上，一旦发现电源线松动，就应该立即把仪器送到设备科更换电源线。

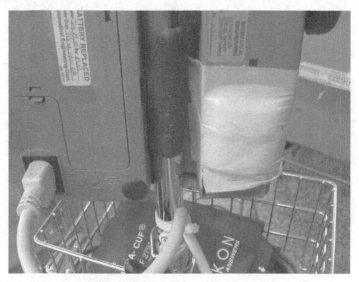

图 14.18 还是用胶带！胶带和纱布把仪器报警的蜂鸣声都捂住了。虽然这类生命体征监护仪的报警音量可以调节；但是，如果使用者忘记如何调大音量，或者根本不知道有音量调节，同时其他仪器的蜂鸣声等声音正好很大……使用者确实需要培训啊！

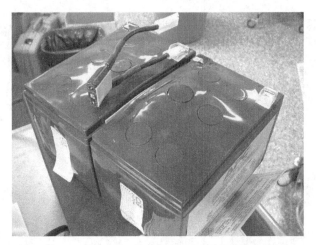

图 14.19　如果密封的铅酸电池充电过度和/或使用不当，气体和热量在电池壳内聚积起来，会导致电池膨胀，外壳变形。在极端情况下，压力过大甚至会导致电池爆炸。由于电池通常安装在设备内部，爆炸引起的破坏也限于设备内部，很可能即刻导致设备功能失常。图示的这台设备的充电电路可能有问题，或者电池的设计不满足使用环境的要求。

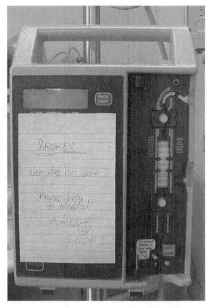

图 14.20　如果输液泵(IV 泵)的门不关好，那么，开着的门就容易被过往的推车等大物体撞坏。就像图中所示这样，有时门的铰链甚至会被彻底折断，整个门掉落了。就像仪器上贴的字条上写的"门坏了"。更换这种输液泵的门需要一点技巧。而且，换门后还需要重新校准压力传感器，有点麻烦。因此，工程师在医院里巡检时，每当看到输液泵的门敞开着，就会走过去关上门。这又是一项需要指导的事宜。可能只要给护士长发个电子邮件，请他们提醒护士"输液泵不用时要把门关好"。

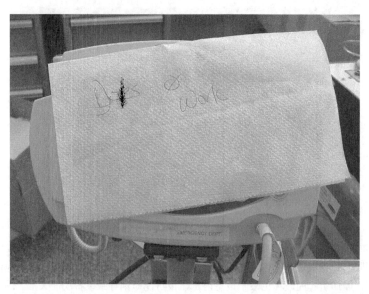

图 14.21　送医疗设备科检修的仪器要附上便条，即便是如此简单的字条也非常有用！

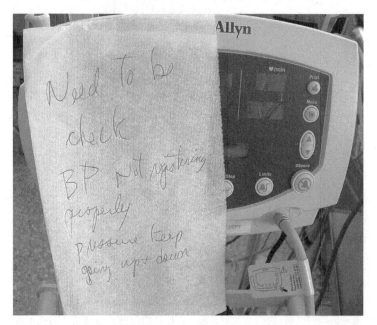

图 14.22　这台生命体征监护仪送到医疗设备科维修，字条上写的故障是血压计气泵不停地充放气。这类监护仪的说明书(应该已保存)提供了基本故障排除指南。当无创血压计(NIBP)的气泵持续充放气时，可能是管道漏气，漏气点几乎都是袖带气囊上的小孔。应该更换袖带。虽然在病房里更换袖带只需要几分钟的时间；不过，如果只需要停机几小时，而不是几天；那么，还是把它送到医疗设备科维修比较方便。

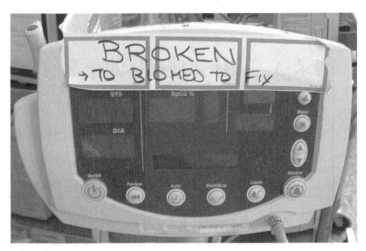

图 14.23　又是一台送来生物医学工程科维修的生命体征监护仪，上面贴着有用的字条！真的坏了吗？也可能只是来休假。

附录 A　人体生理指标的正常值[1]

使用各种医疗设备时经常会遇到各种测量参数和数值。表 A.1～表 A.12 包括了常用的医学测量参数。其中的正常值（Normal values）是指健康的正常人身上测得的数值范围。表格之后有相关指标术语的解释。

表 A.1　血液学指标——红细胞计数（red blood cells，RBC）

RBC（男性）	4.2～5.6M/Ml（百万细胞/μL）
RBC（女性）	3.8～5.1M/μL
RBC（儿童）	3.5～5.0M/μL

表 A.2　血液学指标——白细胞计数（white blood cells，WBC）

WBC（男性）	3.8～11.0k/mm³（千细胞/mm³）
WBC（女性）	3.8～11.0k/mm³
WBC（儿童）	5.0～10.0k/mm3

表 A.3　血红蛋白含量（Hemoglobin，HGB）

HGB（男性）	14～18g/dL（克/分升）
HGB（女性）	11～16g/dL
HGB（儿童）	10～14g/dL
HGB（新生儿）	15～25g/dL

表 A.4　红细胞压积（hematocrit，HCT）

HCT（男性）	39%～54%
HCT（女性）	34%～47%
HCT（儿童）	30%～42%

表 A.5　常规生化指标

总胆红素（T-Bil）	0.2～1.4mg/dL（毫克/分升）
血尿素氮（blood urea nitrogen，BUN）	6～23mg/dL
钙（总量）	8～11mg/dL

---

1 所列是北美人的数据，与中国人的数据有所不同。——译者注

二氧化碳	21～34mEq/L(毫当量/升)
一氧化碳	≥10%饱和度时出现症状
氯	96～112mEq/L
乙醇	0mg%；≥400～500mg%时昏迷
葡萄糖	65～99mg/dL
高密度脂蛋白 HDL(男性)	25～65mg/dL
高密度脂蛋白 HDL(女性)	38～94mg/dL
钾	3.5～5.5mEq/L
钠	135～148mEq/L
尿素氮	8～25mg/dL

表 A.6　血脂指标(成人)

总胆固醇	<200mg/dL 是理想的
高密度脂蛋白胆固醇(HDL-C)	30～75mg/dL
低密度脂蛋白胆固醇(LDL-C)	<130mg/dL 是理想的
甘油三酯(男性)	40～170mg/dL
甘油三酯(女性)	35～135mg/dL

表 A.7　尿常规

比重	1.003～1.040
pH 值	4.6～8.0
Na	10～40mEq/L
K	<8mEq/L
Cl	<8mEq/L
渗透量	80～1300mOsm/L
葡萄糖	≥180mg/dL

表 A.8　脑脊液

渗透量	290～298mOsm/L
压力	70～180mmH$_2$O

表 A.9　血液动力学指标

心脏指数(cardiac index)	2.5～4.2(L/min)/m^2
心输出量(cardiac output)	4～8L/min

续表

每搏输出量(stroke volume)	60～100mL
收缩压	90～140mmHg
舒张压	60～90mmHg
中心静脉压	2～6mmHg
射血分数	60%～75%
左心房压力	4～12mmHg
右心房压力	4～6mmHg
肺动脉收缩压	15～30mmHg
肺动脉舒张压	5～15mmHg
肺动脉平均压	10～20mmHg
肺动脉楔压	4～12mmHg
肺动脉舒张末期压力	8～10mmHg
右心室舒张末期压力	0～8mmHg

表 A.10　神经指标

颅内压	5～15mmHg

表 A.11　动脉血指标

pH 值	7.35～7.45
二氧化碳分压($PaCO_2$)	35～45mmHg
碳酸氢根(HCO_3)	22～26mEq/L
氧饱和度	96%～100%
氧分压(PaO_2)	85～100mmHg

表 A.12　静脉血指标

pH 值	7.31～7.41
二氧化碳分压($PaCO_2$)	41～51mmHg
碳酸氢根(HCO_3)	22～29mEq/L
氧饱和度	60%～85%
氧分压(PaO_2)	30～40mmHg

人体生理指标术语的解释

胆红素(bilirubin)：是红细胞的代谢产物，通常由肝脏分解。该指标偏高可能表示肝脏有问题。体内高浓度的胆红素会导致皮肤变黄(黄疸)。

BUN：血尿素氮。

心脏指数(cardiac index)：是心脏每单位时间泵出的血容量除以体表面积得到的数值，其常用单位为 $(L/min)/m^2$。

心输出量(cardiac output)：每单位时间流过心脏的血容量，单位为 L/min。

中心静脉压(central venous pressure)：进入右心房时静脉的血压，通常是指腔静脉的血压。

脑脊液(cerebrospinal fluid)：含有少量葡萄糖和蛋白质的一种无色透明液体，充盈于脑室、脑组织与脑膜之间的空隙以及脊髓的中央管内。它具有减震的作用，并含有参与免疫反应的营养物质。

胆固醇(cholesterol)：常见于动物脂肪、油、胆汁、血液、脑组织、牛奶、蛋黄、神经纤维的髓鞘、肝脏、肾脏和肾上腺中的看似像脂肪的物质。它是大多数胆结石的主要成分，并可能造成动脉的粥样硬化(动脉硬化)。

舒张压(diastolic arterial pressure)：心脏舒张末期，紧靠心脏的动脉(如升主动脉和降主动脉)内的最低血压值。

射血分数(ejection fraction)：是衡量心室收缩能力的指标。

碳酸氢盐(HCO_3)：是红细胞的代谢产物，与氯化物交换后释放出来，然后由肾脏排泄。

高密度脂蛋白(HDL)：是一种有益的脂蛋白。

血红蛋白(hemoglobin，HGB)：是血液中运载氧的一种蛋白质分子，它含有铁原子。

血细胞压积(hematocrit，HCT)：红细胞占全血的容积比。

颅内压(intracranial pressure)：颅骨内由脑脊液产生的压力。

氧饱和度：血液实际携带的氧含量与理论上估计的最大值之比，用百分比表示。

渗透量(osmolality)：每千克溶剂中包含的具有渗透活性的微粒浓度。

$PaCO_2$：血液的二氧化碳分压。

PaO_2：血液的氧分压。

pH 值：溶液中氢离子活度的对数测量值，可表示相对酸性和碱性。pH 取值 7 时为中性，pH 取值 0 时为极端酸性，pH 取值 14 时为极端碱性。

肺动脉楔压(pulmonary artery wedge pressure)：当肺动脉中的血流被插入的导管顶端的小气囊阻塞时，导管上压力传感器测得的肺动脉中的血压。

比重(specific gravity)：与水相比的溶液密度。纯水的比重为 1。

每搏输出量(stroke volume)：一次心脏收缩时从一侧心室射出的血容量。

收缩压(systolic arterial pressure)：心脏收缩时，紧靠心脏的动脉(如升主动脉和降主动脉)内的最高血压值。

甘油三酯(triglycerides)：是由甘油分子连接 3 个脂肪酸分子后形成的甘油酯。它是植物油和动物脂肪的主要成分。

附录 B 生物医学工程协会

下面仅列出某些生物医学工程协会组织的名称和网址。在撰写此第三版时，作者已尽可能检查过如下信息。如果读者发现信息有误，或者有补充和更新等信息，请与作者联系，以便在后续版本中更新。

1. 美国
亚利桑那州（Arizona）

Arizona Bioindustry Association（亚利桑那生物工业协会）

http://www.azbio.org/

阿肯色州（Arkansas）

Arkansas Association for Healthcare Engineering（阿肯色医疗工程协会）

http://aahe-online.org/

加利福尼亚州（California）

California Medical Instrumentation Association（加利福尼亚医疗器械协会）

http://cmia.org/

加利福尼亚州橙县（California—Orange County）

Orange County BMET Society（橙县生物医学工程技术协会）

http://www.ocbmets.com/

科罗拉多州（Colorado）

Colorado Association of Biomedical Technicians（科罗拉多生物医学技术协会）

http://www.cabmet.org/

康涅狄格州（Connecticut）

New England Society of Clinical Engineering（新英格兰临床工程学会）

http://www.nesce.org./nesce.htm

佛罗里达州（Florida）

Florida Biomedical Society（佛罗里达生物医学协会）

http://www.fbsonline.net/

Gulf Coast Biomedical Society（海湾沿岸生物医学协会）

http://www.gcbsonline.com/

佐治亚州（Georgia）

Georgia Biomedical Instrumentation Society（佐治亚生物医学仪器协会）

http://www.gbisonline.org/

印第安纳州（Indiana）

Indiana Biomedical Society（印第安纳生物医学协会）

http://www.indianabiomedical.com/

马里兰州（Maryland）

Baltimore Medical Engineers and Technicians Society（巴尔的摩医学工程师和技术员协会）

http://www.bmets.org/

明尼苏达州（Minnesota）及周边地区

North Central Biomedical Association（中北部生物医学协会）

http://www.ncbiomed.org/

密苏里州圣路易斯地区（MissouriSt. Louis area）

Gateway Biomedical Society（西进之门生物医学协会）

http://gatewaybiomedicalsociety.camp9.org

内布拉斯加州（Nebraska）及周边地区

Heartland Biomedical Association（中部生物医学协会）

http://www.heartlandbiomed.org/

北卡罗来纳州（North Carolina）

North Carolina Biomedical Association（北卡生物医学协会）

http://www.ncbiomedassoc.com/

宾夕法尼亚州（**Pennsylvania**）

Philadelphia Area Medical Instrumentation Association（宾州地区医学仪器协会）

http://www.pamia.org/

田纳西州（**Tennessee**）

East Tennessee Biomedical Association（东田纳西生物医学协会）

http://www.etbiomed.org/index.shtml

Middle Tennessee Biomedical Association（中田纳西生物医学协会）

http://www.geocities.ws/midtenbiomed/index-2.html

得克萨斯州（**Texas**）

North Texas Biomedical Association（北得克萨斯州生物医学协会）

http://www.ntba.org/

弗吉尼亚州（**Virginia**）

Virginia Biomedical Association（弗吉尼亚生物医学协会）

http://www.vabiomed.org/

华盛顿州（**Washington State**）

Washington State Biomedical Association（华盛顿州生物医学协会）

https://wsba21.wildapricot.org/

威斯康星州（**Wisconsin**）

Biomedical Associations of Wisconsin（威斯康星生物医学协会）

http://www.baw.org/

Biomedical Electronics Technicians Association of Wisconsin（威斯康星生物医学电子技术员协会）

http://baw.org/

美国军队（**US Armed Forces**）

http://www.afbiomedsociety.org/

2. 加拿大

The Canadian Medical and Biological Engineering Society(加拿大医学和生物工程学会)

http://www.cmbes.ca/

安大略州(Ontario)

The Clinical Engineering Society of Ontario(安大略省临床工程学会)

http://www.ceso.on.ca/

魁北克(Quebec)

L'association des physiciens et ingénieurs biomédicaux du Québec(魁北克物理学家和生物医学工程师协会)

http://www.apibq.ca/_accueil

3. 国际组织

International Federation for Medical and Biological Engineering(国际医学与生物工程学联合会)

http://www.ifmbe.org/

阿根廷(Argentina)

Sociedad Argentina de Bioingeniera(阿根廷生物工程学会)

http://www.sabi.org.ar/

澳大利亚(Australia)

Australian Federation for Medical & Biological Engineering(澳大利亚医学与生物工程联合会)

http://www.smbe.asn.au/index.htm

巴西(Brazil)

Sociedad Brasileira de Engenharia Biomédica(巴西生物医学工程学会)

http://www.sbeb.org.br

加拿大(Canada)

Canadian Medical & Biological Engineering Society(加拿大医学与生物工程学会)

http://www.cmbes.ca

中国（China）

Chinese Society for Biomedical Engineering（中国生物医学工程学会）

http://www.csbme.org/

古巴（Cuba）

Sociedad Cubane de Bioingenieria（古巴生物工程学会）

www.socbio.sld.cu

欧洲（Europe）

此处不逐一列出欧洲的各个学会，仅给出医学、生物工程与科学的欧洲联盟（European Alliance for Medical and Biological Engineering and Science）的网址：http://www.eambes.org/。该网页上有欧洲各个国家的有关组织的链接。

日本（Japan）

Japan Society of Medical & Biological Engineering（日本医学与生物工程学会）

http://jsmbe.org/index-en.html

韩国（Korea）

Korean Society of Medical & Biological Engineering（韩国医学与生物工程学会）

http://www.kosombe.or.kr

墨西哥（Mexico）

Sociedad Mexicana d Ingeniería Biomédica（墨西哥生物医学工程学会）

http://www.somib.org.mx

尼日利亚（Nigeria）

Nigerian Institute for Biomedical Engineering（尼日利亚生物医学工程学会）

http://www.nigerianbme.org/

新加坡（Singapore）

Biomedical Engineering Society（Singapore）（新加坡生物医学工程学会）

http://www.bes.org.sg

美国（**United States**）

American Institute for Medical & Biological Engineering（美国医学与生物工程学会）

http://www.aimbe.org

IEEE Engineering in Medicine and Biology Society（IEEE 医学与生物工程学会）

http://www.embs.org

附录 C 测试设备生产厂家

美国 BC 集团

网址是：http://www.bcgroupintl.com/BC_Biomedical_main.htm。

BC 集团以"BC 生物医学"的名义开发了全系列的生物医学测试设备。

美国 Clinical Dynamics 公司

网址是：http://www.clinicaldynamics.com/。

Clinical Dynamics 公司设计、制造和销售用于患者监护仪测试的无创血压 (NIBP) 和血氧饱和度 (SpO_2) 分析仪。他们的客户包括患者监护仪生产厂家、医院生物医学工程部门以及独立的技术服务机构。

Datrend Systems 公司

网址是：http://www.datrend.com/。

Datrend Systems 公司是一家加拿大生物医学工程公司。创建于 1991 年，其设计团队致力于为医院、诊所和医疗设备生产厂家，开发和制造先进的生物医学仪器和设备。他们已经将市场扩展到全球，基于创新产品为众多客户服务。

Dale 技术

见下面的 Fluke Biomedical 公司。

Fluke Biomedical 公司

网址是：http://www.flukebiomedical.com。

福禄克 (Fluke) 公司生物医学部在生物医学测试仪器和模拟仪器的制造上处于世界领先地位，其产品包括电气安全测试仪、患者生理信号模拟器、各种仪器性能分析仪以及全集成和全自动测试与存档系统。该公司还提供一些最可靠和精确的诊断成像、辐射安全和肿瘤性质的评估方案，以便遵循标准。

Metron 生物医学

见前面的 Fluke Biomedical 公司。

Netech 公司

网址是：http://www.netechcorp.us/。

Netech 公司自 1987 年以来一直是生产高品质生物医学和工业测试仪器的领头企业。他们的产品在质量、可靠性和价值等方面享有很高的声誉。

TSI 公司

网址是：http://www.tsi.com/Default.aspx。

TSI 公司通过调查、识别和解决测量方面的问题为全球市场服务。作为精密测量仪器设计和生产的领头企业，TSI 与世界各地的研究机构和客户合作，为气溶胶、气流、室内空气质量、流体动力学和生物危害物等方面的测量制定标准。

附录 D 网络参考资源

下面列出的是撰写本书时用到的网络链接，按主题分组。

麻醉与呼吸：

http://www.anesthesiology.org/

解剖学：

http://www.adameducation.com/

生物医学工程：

http://www.biomedical-engineering-online.com/home

http://www.aami.org/index.aspx

血液：

http://www.nlm.nih.gov/medlineplus/ency/article/003468.htm

心脏病学：

http://www.anaesthetist.com/icu/organs/heart/rhythm/Findex.htm#arhythm.htm

http://www.medtronic.com/physician/tachy/icd/virtuoso.html

http://www.nlm.nih.gov/medlineplus/arrhythmia.html

http://www.ecglibrary.com/ecghist.html

http://www.americanheart.org/

http://www.acc.org/

http://www.hrsonline.org/

http://www.emedicine.com/med/topic2968.htm

http://www.hoise.com/vmw/99/articles/vmw/LV-VM-01-99-26.html

http://www.physionet.org/physiotools/edr/cic85/

脑电图（EEG）与脑：

http://www.epilepsyfoundation.org/answerplace/Medical/treatment/eeg.cfm

http://www.pubmedcentral.nih.gov/articlerender.fcgi?artid=1413969

眼睛：

http://www.prk.com/cataracts/history_of_lens_implants.html

通用设备：

http://www.meditec.com/normal-lab-values.html
http://www.zeiss.com/meditec-ag/en_de/home.html
http://www.ecri.org/

硬件：

http://www.powerstream.com/BatteryFAQ.html
http://www.mpoweruk.com/performance.htm
http://www.nano.com/

历史与发明：

http://inventors.about.com/library/inventors/blmedical.htm
http://www.ecglibrary.com/ecghist.html

成像：

http://www.resonancepub.com/wroentgen.htm

肾脏：

http://www.courseweb.uottawa.ca/medicine-histology/English/Renal/Default.htm
http://www.emedicine.com/med/topic3024.htm

外科手术：

http://www.hifu.ca/patient/about_ablatherm.php

彩　图

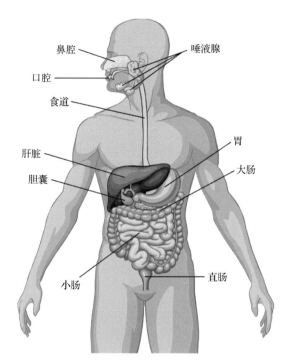

彩图 1　消化系统

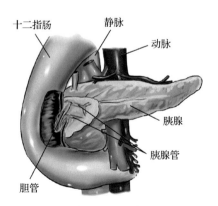

彩图 2　胰腺

注意，来自胰腺管和肝脏胆管的排出物都在同一部位进入十二指肠。

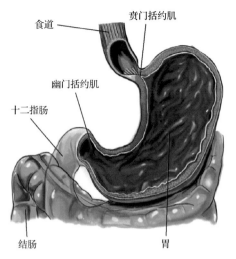

彩图 3　胃的断面结构

食物从食道进入胃，再进入十二指肠。贲门括约肌和幽门括约肌的作用是使食物能够在胃内停留，以完成部分消化。

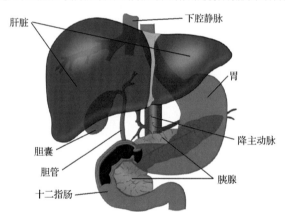

彩图 4　肝脏及相关器官的解剖结构示意图

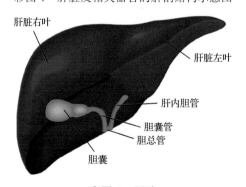

彩图 5　肝脏

通过肝总管及其小分支从整个肝脏收集的胆汁，要么经过胆囊管储存在
胆囊内备用，要么经过胆总管直接排入十二指肠。

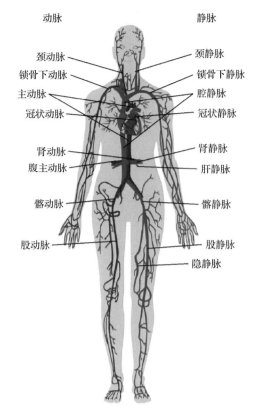

动脉　　　　　　　　静脉

颈动脉　　　　　　　颈静脉
锁骨下动脉　　　　　锁骨下静脉
主动脉　　　　　　　腔静脉
冠状动脉　　　　　　冠状静脉

肾动脉　　　　　　　肾静脉
腹主动脉　　　　　　肝静脉

髂动脉　　　　　　　髂静脉

股动脉　　　　　　　股静脉
　　　　　　　　　　隐静脉

彩图 6　循环系统的主要动脉和静脉

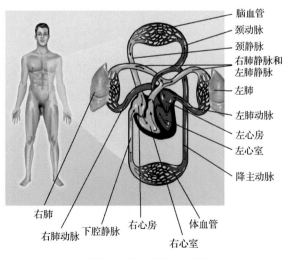

脑血管
颈动脉
颈静脉
右肺静脉和
左肺静脉
左肺
左肺动脉
左心房
左心室
降主动脉

右肺
右肺动脉　　下腔静脉　　右心房　　体血管
　　　　　　　　　　　右心室

彩图 7　循环系统示意图

心脏搏动时，血液从右心房进入右心室，再从右心室进入肺脏。在肺中，血液里多余的二氧化碳被去除，新鲜的氧气被吸收。从肺脏返回的血液依次流过左心房、左心室后，分布到全身的其他部位(包括心脏本身)。从全身各处流回的血液重新回到右心房。

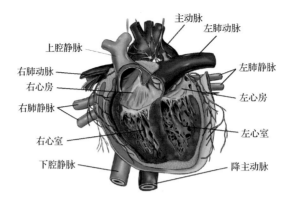

彩图 8　心脏的断面结构

心室内部由腱索构成，用于支撑三尖瓣和二尖瓣，以防这些瓣膜在心脏收缩泵血期间塌陷。

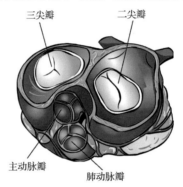

彩图 9　心脏的瓣膜

其中，二尖瓣(bicuspid valve)也称为僧帽瓣(mitral valve)；主动脉瓣和肺动脉瓣有时也称为半月瓣(semilunar valve)。

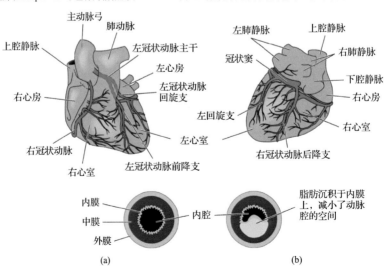

彩图 10　心脏外表面上的冠状动脉(上图)以及冠状动脉横断面示意图(下图)

下图中：(a)正常冠状动脉；(b)动脉腔缩窄的冠状动脉。

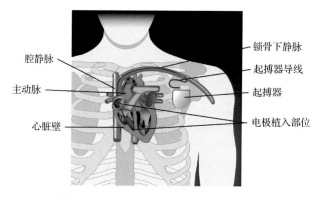

彩图 11　内置式心脏起搏器的植入示意图

锁骨下静脉
起搏器导线
起搏器
电极植入部位

腔静脉
主动脉
心脏壁

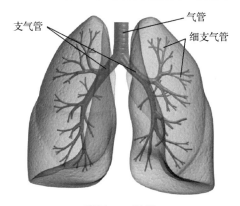

气管
细支气管
支气管

彩图 12　肺脏

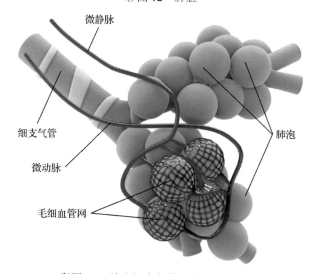

微静脉
细支气管
微动脉
肺泡
毛细血管网

彩图 13　肺内细支气管和肺泡的示意图

来自心脏的血液流过逐渐变细的血管分支，直到流入包围着肺泡的毛细血管网。O_2 从肺泡内的吸入空气中进入血液，CO_2 则从血液中释放到肺泡中，进而在呼气时排出体外。

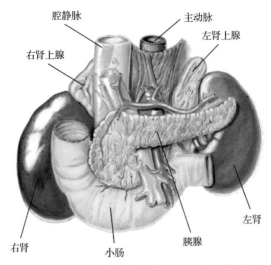

腔静脉　　　　　　　　主动脉

右肾上腺　　　　　　　　　左肾上腺

左肾

右肾　　　小肠　　　胰腺

彩图 14　腹腔内的胰腺、肾脏和肾上腺等结构

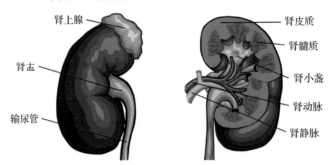

肾上腺　　　　　　　　　肾皮质

肾盂　　　　　　　　　　肾髓质

肾小盏

输尿管　　　　　　　　肾动脉

肾静脉

彩图 15　肾脏和肾上腺(左图)以及肾脏断面(右图)

肾上腺产生参与人体新陈代谢的各种内分泌激素。肾脏排出多余的盐、尿素和铵等废物，它对于维持体液平衡也具有重要作用。肾小盏、肾盂、输尿管和膀胱内都可能形成结石。

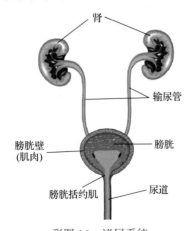

肾

输尿管

膀胱壁　　　　　　　　膀胱
(肌肉)

膀胱括约肌　　　　　尿道

彩图 16　泌尿系统

肾脏产生的尿液经过输尿管排入膀胱并暂时储存，最后通过尿道排出体外。

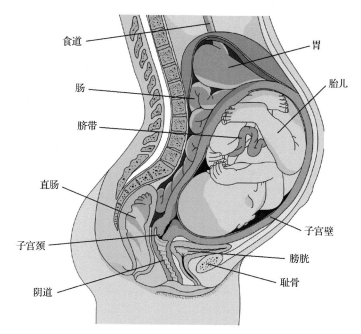

彩图 17　妊娠期腹腔的解剖结构

食道

胃

肠

胎儿

脐带

直肠

子宫壁

子宫颈

膀胱

阴道

耻骨

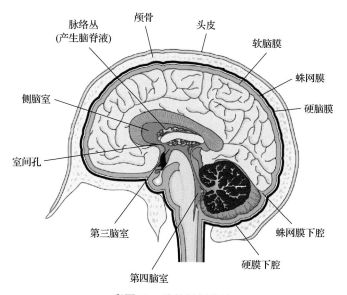

彩图 18　脑的解剖结构

脉络丛
(产生脑脊液)

颅骨

头皮

软脑膜

蛛网膜

硬脑膜

侧脑室

室间孔

第三脑室

第四脑室

蛛网膜下腔

硬膜下腔

软脑膜、蛛网膜和硬脑膜是包裹并保护颅骨内脑组织的三层膜。脑脊液在蛛网膜下腔和各个脑室之间循环流动，进一步提供缓冲作用。包含许多沟回的脑组织的主要部分是大脑，它产生感知和思维。图中右下方红色区域是小脑，它调控人体的平衡和肢体的协调。位于脊髓顶端的脑干调控呼吸和心率等基本生理功能。

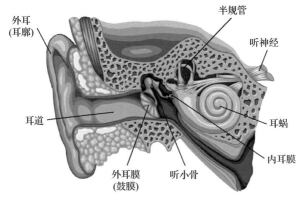

外耳
(耳廓)

半规管

听神经

耳道

外耳膜
(鼓膜)

听小骨

耳蜗

内耳膜

彩图 19　耳朵

外界的声音被外耳收集并由耳道传入后，会引起鼓膜的振动。这种振动再由听小骨放大和调节。(听小骨包括砧骨、锤骨和镫骨三块小骨。)然后，声音的振动被传递到内耳膜，由此进入耳蜗，再转换成对应于不同频率和幅度的声音的神经信号。半规管虽然是内耳结构的一部分，但它不参与听觉，只参与平衡和空间定向。

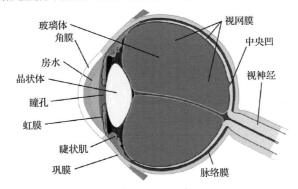

玻璃体

角膜

房水

晶状体

瞳孔

虹膜

睫状肌

巩膜

视网膜

中央凹

视神经

脉络膜

彩图 20　眼睛

光线穿过角膜进入眼睛。角膜是眼睛的重要组成部分，同时它对于光线产生最初的聚焦作用。虹膜收缩或扩张时可以改变瞳孔的大小，从而控制进入眼睛的光线量。晶状体进一步聚焦光线，它的形状变化由睫状肌调控，决定了眼睛的焦距。聚焦的光线投射到视网膜上，其中的视杆细胞和视锥细胞将光转换成对应于不同颜色和强度光的神经信号。这些信号由视神经收集并传递到大脑。巩膜、房水和玻璃体等支撑眼睛的物理结构。

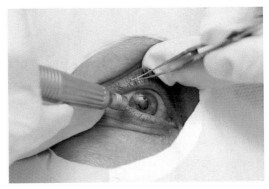

彩图 21　医生正在植入人工晶状体

患白内障等眼疾时，可以去除眼睛原本的晶状体，然后植入人工晶状体。